U0283610

中国孕妇
维生素 A、E 水平与妊娠期疾病

主　　编　阴赪宏

副 主 编　申　南　金春华　杨振宇　杜子芳

指导单位　国家卫生健康委医药卫生科技发展研究中心

人民卫生出版社
·北 京·

图书在版编目（CIP）数据

中国孕妇维生素 A、E 水平与妊娠期疾病 / 阴赪宏
主编 . —北京：人民卫生出版社，2022.8（2023.11重印）
ISBN 978-7-117-33264-4

Ⅰ. ①中… Ⅱ. ①阴… Ⅲ. ①孕妇 – 营养卫生 – 研究
②妊娠病 – 研究 Ⅳ. ①R153.1②R714.25

中国版本图书馆 CIP 数据核字（2022）第 109064 号

人卫智网	www.ipmph.com	医学教育、学术、考试、健康，
		购书智慧智能综合服务平台
人卫官网	www.pmph.com	人卫官方资讯发布平台

本书地图审图号：GS（2022）709 号

中国孕妇维生素 A、E 水平与妊娠期疾病
Zhongguo Yunfu Weishengsu A、E Shuiping yu
Renshenqi Jibing

主　　编：阴赪宏
出版发行：人民卫生出版社（中继线 010-59780011）
地　　址：北京市朝阳区潘家园南里 19 号
邮　　编：100021
E - mail：pmph @ pmph.com
购书热线：010-59787592　010-59787584　010-65264830
印　　刷：保定市中画美凯印刷有限公司
经　　销：新华书店
开　　本：889×1194　1/16　印张：24
字　　数：569 千字
版　　次：2022 年 8 月第 1 版
印　　次：2023 年 11 月第 2 次印刷
标准书号：ISBN 978-7-117-33264-4
定　　价：136.00 元
打击盗版举报电话：010-59787491　E-mail：WQ @ pmph.com
质量问题联系电话：010-59787234　E-mail：zhiliang @ pmph.com
数字融合服务电话：4001118166　E-mail：zengzhi @ pmph.com

编委名单 （以姓氏汉语拼音为序）

蔡　雁　哈尔滨医科大学附属第四医院

陈　玲　中国科学技术大学附属第一医院（安徽省立医院）

崔世红　郑州大学第三附属医院

邓　洋　太原市妇幼保健院

杜子芳　中国人民大学统计学院

韩　璐　大连市妇幼保健院

何　津　吉林大学第一医院

金春华　首都儿科研究所

李　玮　北京和合医学诊断技术股份有限公司

李仲均　东莞市人民医院

梁旭霞　广西壮族自治区人民医院

刘　丽　哈尔滨市红十字中心医院

刘亚文　对外经济贸易大学

罗　丹　成都市妇女儿童中心医院

马文博　中国人民大学统计学院

马玉燕　山东大学齐鲁医院

米　阳　西北妇女儿童医院

牛兆仪　昆明市延安医院

申　南　首都医科大学附属北京妇产医院

石　琪　川北医学院附属医院

孙　晓　沈阳市妇婴医院

孙丽洲　江苏省人民医院

王利权　浙江大学医学院附属第二医院

辛　虹　河北医科大学第二医院

杨立伟　浙江省人民医院

杨振宇　中国疾病预防控制中心营养与健康所

姚　穗　湖南省人民医院

阴赪宏　首都医科大学附属北京妇产医院

阴春霞　长春市妇产医院

张　庆　郑州大学第二附属医院

张艺馨　中国人民大学统计学院

甄以惠　内蒙古自治区人民医院

钟　梅　南方医科大学南方医院

周　莉　首都医科大学附属北京妇产医院

邹余粮　西安交通大学第一附属医院

序一

关注和改善孕妇的营养与健康状况,是预防不良出生结局、新生儿及婴儿营养不良较为经济、简单而有效的措施,也是使我国人口综合素质改善进入良性循环的重要措施之一,对提高国民身体素质和国家可持续发展的人才储备具有重要战略意义。

维生素是维持动物和人类正常生理功能所必需的物质,维生素缺乏或过量可影响机体的多个器官、系统的功能。孕妇维生素营养状况不仅关系到其自身健康状况,还影响胎儿发育成熟、新生儿健康状况,甚至子代成年期疾病的易感性;孕期某些营养素缺乏或过量还会导致胚胎畸形,增加出生缺陷发生率。孕妇维生素 A、维生素 E 水平下降会增加贫血、感染、妊娠合并症等发生风险;孕期维生素 A 缺乏或过量可增加胎儿不同器官发生先天畸形风险;孕妇血清维生素 A、维生素 E 水平失调与子痫前期及其他妊娠期疾病存在关联。但是,目前尚缺乏系统的维生素失调与孕期健康和疾病相关性的流行病学数据。

既往由于检测技术等因素的限制,在临床工作中精准判断脂溶性维生素水平存在一定困难,不利于相关工作开展,导致孕期脂溶性维生素 A、维生素 E 等的临床大数据研究缺乏。质谱技术在脂溶性维生素检测方面的应用及推广,有助于临床医生对微量营养素水平的识别,促进了相关临床研究的开展。

在国家卫生健康委医药卫生科技发展研究中心组织开展的"维生素 A、E 水平与儿童呼吸道感染及孕期子痫前期相关性研究"课题的基础上,由北京妇产医院院长阴赪宏教授主编的《中国孕妇维生素 A、E 水平与妊娠期疾病》收集、整理了大量的临床资料和检验数据,分析了维生素 A、维生素 E 各水平下的子痫前期患病率,并建立了子痫前期对体重、孕周、维生素 A、维生素 E 等变量的逻辑回归模型,考察其相关关系及可能影响子痫前期的因素,还介绍了糖尿病合并妊娠、贫血、先兆流产、肝内胆汁淤积症等其他妊娠期疾病与血清维生素 A、维生素 E 水平的相关关系。本书所呈现的数据分析结果,是目前同类型文献中数据量最大、内容最丰富的,具有前瞻性和指导性,为临床工作中预防和治疗子痫前期及其他妊娠期疾病提供了新的思路和循证依据,也为卫生管理部门进一步改善孕妇及儿童微量营养素状况制定相关政策提供了数据支撑。

　　本书由国家卫生健康委医药卫生科技发展研究中心作为指导单位,课题牵头单位为首都医科大学附属北京妇产医院,有关单位组织相关专家,结合自身的临床实践经验,全方位地将孕妇维生素 A、维生素 E 水平检测数据进行系统分析与总结。本书的出版发行对于产科临床及孕期保健工作人员具有较高的参考价值和指导意义,可推动妇儿健康,提高国民身体素质。

中国科学院院士

首都医科大学副校长

2022 年 8 月

序二

妇女儿童是亿万家庭的重要成员,是共建共享美好生活、全面建设社会主义现代化国家的重要力量。儿童健康不仅关系着个人的健康成长和幸福生活,更关系着整个民族的素质和国家的未来。党和国家高度重视妇女儿童工作,国务院对外发布《中国妇女发展纲要(2021—2030年)》,进一步推动妇女儿童事业与经济社会协调发展。健康的基石是营养,营养是人类维持生命、生长发育和健康的重要物质基础,国民营养事关国民素质提高和经济社会发展。

近年来随着生活水平、物质水平的提升,妇女儿童的合理膳食与营养均衡问题成为社会关注的热点,预防和治疗营养不良、贫血等营养性疾病亦是促进我国妇女儿童健康发展的主要工作之一。维生素A、维生素E作为促进人体代谢、维持正常生理机能的重要微量营养素,对孕妇的免疫功能有一定影响。目前,国内缺乏相关大样本统计分析。如何改善孕妇的维生素营养状况,业已引起公共卫生领域的广泛关注。

因此,我中心组织开展了"维生素A、E水平与儿童呼吸道感染及孕期子痫前期相关性研究",基于大量的检验数据与临床数据,从统计学角度分析了我国孕妇血清维生素A、维生素E水平现状,并阐述了孕妇血清维生素A、维生素E水平分布与子痫前期等妊娠期疾病间的相关性。期望对相关临床预防和治疗提出新的思路和循证依据,对开展相关工作提供一定的指导作用。

邓忠伟

国家卫生健康委医药卫生科技发展研究中心主任

2022年8月

前言

维生素 A、维生素 E 作为促进人体代谢、维持正常生理机能的重要微量营养素,对孕妇的免疫功能影响尤甚。流行病学统计数据显示,同儿童一样,孕妇也是维生素 A、维生素 E 失衡的主要人群。如何改善孕妇的维生素营养状况业已引起公共卫生领域的广泛关注。

子痫前期是孕妇妊娠期特有的常见疾病,是导致孕产妇和围产儿患病率及死亡率增加的主要原因之一。据报道,全球每年死于子痫前期和子痫的妊娠妇女有 6 万名之多,在那些低收入国家中子痫前期死亡率更是高达 15%。近年来国内外关于血清维生素 A、维生素 E 水平与子痫前期的相关关系研究开始引起人们的重视,虽然目前的研究结果尚不明确。

本报告旨在从统计学角度探讨中国孕妇血清维生素 A、维生素 E 水平及与子痫前期等疾病之间的关联。

本报告作为国家卫生健康委医药卫生科技发展研究中心 2015 年立项的"维生素 A、E 水平与孕期子痫前期相关性研究"课题(首都医科大学附属北京妇产医院范玲主任为牵头负责人)研究结果的延伸,增加了对课题相关数据进行统计分析的内容。中国人民大学统计学院杜子芳教授课题组负责数据分析和报告撰写。报告主要包括以下三项内容:

(1) 根据样本数据推算中国孕妇血清维生素 A、维生素 E 水平总体分布。

(2) 根据样本数据推算中国孕妇血清维生素 A、维生素 E 以空间特征、人口学特征、机体特征和医院特征为维度的条件分布。为了对比健康孕妇和非健康孕妇血清维生素 A、维生素 E 水平分布的差异,本报告还将分别描述两组孕妇的维生素水平,分析维度同全国孕妇一致。这将有助于准确把握我国孕妇血清维生素 A、维生素 E 的营养现状。

(3) 探讨药物补充维生素 A、维生素 E 以及膳食对孕妇血清维生素水平的影响。为健康管理相关部门实施有效干预并改善孕妇血清维生素 A、维生素 E 缺乏现象从而减轻或降低子痫前期患病风险提供坚实的支撑性依据。

数据来源于全国 24 个省、市、自治区的 317 家医院,覆盖了大城市(83 家)、中小城市(190 家)、普通农村(34 家)和贫困农村(10 家);城市等级来自《第一财经周刊》的"2018 年中国城市分级完整名单(包含 338 个地级以上城市)"。数据有很强的代表性,入组孕妇可以视为对全国孕妇的随机抽样样本。调查时间主要集中在 2015 年至 2018 年,经清洗后共有 717 139 个案例。其中,46% 的孕妇年龄处于 25~30 岁,84% 的孕妇为城镇常住孕妇,孕妇血清维生素 A、维生素 E 的平均水平（± 标准差）分别为 0.42（±0.12）mg/L 和 13.62（±4.15）mg/L。其数据项涵盖：入组孕妇的孕早中晚期基本情况、血压等与妊娠期相关疾病有关系的孕检相关指标的检查情况，近 1 个月服用含维生素 A、维生素 E 药物情况以及饮食情况。数据存储于"维生素 A、E 水平与孕期子痫前期相关性研究"课题合作单位北京和合医学工程技术研究院的 LIS 系统。

本报告将样品获取过程归入分层抽样框架并据此进行统计推断。将中国孕妇总体看作两层，一层为具有子痫前期症状的孕妇，一层为没有子痫前期症状的孕妇。由于每层的样本量都足够大且孕妇围产保健十分普遍，各地各阶层之间并无明显的差异，所以分析时将课题组中没有子痫前期症状的孕妇看作全国非子痫前期孕妇群体的随机样本，而将课题组中子痫前期孕妇作为全国子痫前期孕妇群体的随机样本。利用分层随机抽样理论，将两个独立随机样本的分布及其分布特征按各层的总体层权进行加权计算获得总样本的分布及其分布特征。鉴于大部分研究结果显示我国孕妇子痫前期发病率为 3.2%，遂将具有子痫前期层的总体层权设定为 3.2%，相应的非子痫前期层的总体层权设定为 96.8%，其他产科疾病则完全未曾纳入考虑范围内。至于推断时使用的其他辅助变量的数据，取自于国家统计局和国家卫生健康委员会等相关官方机构。

特别值得一提的是，在课题组的 717 139 个案例中，对同时进行孕早、中、晚期血清维生素 A、维生素 E 水平监测的健康孕妇进行了妊娠结局的随访，收集随访新生儿至 1 岁共 1 138 名，将对他们的营养、生长、神经行为发育水平等方面进行评估。以期建立中国正常孕妇孕早、中、晚期的血清维生素 A、维生素 E 水平生物参考区间，为后续的研究提供参考和依据。

2022 年 8 月

目录

术语与指标定义

1. 总体：中华人民共和国境内(不包含香港特别行政区、澳门特别行政区和中国台湾地区的数据)孕妇构成的集合。

2. 样本：从上述总体中以随机或视同随机的方式抽出的孕妇集合。

3. 样本分布：抽样调查获得的所有变量值(或组)与其对应频率的一揽子表示。

4. 总体分布：全面调查获得的所有变量值(或组)与其对应频率的一揽子表示。

5. 置信区间：在区间估计中,由样本估计量构造出的总体参数在一定置信水平下的估计区间。

6. 置信水平：如果将构造置信区间的步骤重复多次,置信区间中包含总体参数真值的次数所占的比例称为置信水平或置信度。

7. 估计：通过样本数据得到总体分布或分布特征的过程。

8. 常住人口：指经常居住在某一地区的人,包括常住该地而临时外出的居民,不包括临时寄住的居民,判定"经常"的时间标准为居住半年以上。

9. 城镇常住人口：指居住在城市范围内的全部常住人口,隶属于居委会管辖。

10. 农村常住人口：指居住在农村范围内的全部常住人口,隶属于村委会管辖。

11. 流动人口：指一个地区的非常住人口。包括寄居人口、暂住人口、旅客登记人口和在途人口。

12. 子痫前期：妊娠 20 周后出现收缩压≥140mmHg 和 / 或舒张压≥90mmHg,且伴有下列任一项。尿蛋白≥0.3g/24h,或尿蛋白 / 肌酐比值≥0.3,或随机尿蛋白≥(+)(无法进行尿蛋白定量时的检查方法);无蛋白尿但伴有以下任何一种器官或系统受累:心、肺、肝、肾等重要器官,或血液系统、消化系统、神经系统的异常改变,胎盘 - 胎儿受到累及等。

13. 健康孕妇：无高血压糖尿病等病史和遗传病史;怀孕孕周为 4~42 周;空腹血糖值(早孕期血糖值 <6.1mmol/L、孕中期和孕晚期血糖值 <4.4mmol/L);血红蛋白值为110~150g/L;无子痫前期、妊娠期高血压和妊娠期糖尿病等患病特征的孕妇。

14. 非健康孕妇：不满足健康孕妇条件的孕妇。

15. 质量控制：通过检测质控品(已知水平的样品)来实行。根据统计量来判断检验结果的质量,是否需要做系统的纠正,孕妇检验结果是否可接受。

16. 血清维生素水平：指受检孕妇血清维生素的浓度,单位为 mg/L。

17. 血清维生素 A 划分标准：参照中华人民共和国卫生行业标准《人群维生素 A 缺乏筛查方法》对于维生素 A 的划分标准:血清维生素 A<0.7μmol/L(0.20mg/L) 为缺乏,

0.7μmol/L（0.20mg/L）≤血清维生素 A＜1.05μmol/L（0.30mg/L）为边缘型缺乏。结合上述行业标准的划分，同时参照国外研究（MDI Limbach BERLIN）将 1.05μmol/L（0.30mg/L）≤血清维生素 A≤2.45μmol/L（0.70mg/L）划为正常范围，将 1.05μmol/L（0.30mg/L）≤血清维生素 A≤2.45μmol/L（0.70mg/L）作为本文正常范围进行分层分析，同时将高于此范围上限，即血清维生素 A＞2.45μmol/L（0.70mg/L）也单独予以分层分析。

18. 血清维生素 E 划分标准：参照《诸福棠实用儿科学》（第 8 版）对于血清维生素 E 的划分标准。血清维生素 E＜12μmol/L（5mg/L）为缺乏，12μmol/L（5mg/L）≤血清维生素 E＜16.8μmol/L（7mg/L）为不足，血清维生素 E≥16.8μmol/L（7mg/L）为正常范围。结合《诸福棠实用儿科学》（第 8 版）的划分标准，同时参照国外研究（MDI Limbach BERLIN）将 16.8μmol/L（7mg/L）≤血清维生素 E≤48μmol/L（20mg/L）划为正常范围。将 16.8μmol/L（7mg/L）≤血清维生素 E≤48μmol/L（20mg/L）作为本文正常范围进行分层分析，同时将高于此范围上限，即血清维生素 E＞48μmol/L（20mg/L）也单独予以分层分析。

19. 地区划分标准：参照中国自然地理区划方面众多权威专家多年的科研成果，全国高校地理专业师生普遍使用的《中国自然地理》教材，及长期以来中学地理教材《中国地理》编写中形成的共识，对西北、北部、东北、东部、中部、西南、南部的地区划分为西北地区（新疆、青海、甘肃、宁夏、陕西），华北地区（内蒙古、山西、河北、北京、天津），东北地区（辽宁、吉林、黑龙江），华东地区（上海、山东、江苏、安徽、江西、浙江、福建），华中地区（河南、湖北、湖南），西南地区（西藏、四川、云南、贵州、重庆），华南地区（广东、广西、海南）。

20. 累积分布差异度：衡量两个分布之间的差异程度。为行文方便，出于统计学考虑特做如下约定：累计分布差异度低于 5%，称为差异较小；5%~＜10%，称为差异不大；10%~＜15%，称为差异较大；15%~＜20%，称为差异很大；20% 以上，称为差异极大。

21. 1st Qu.：四分位数中的第一个，取左侧概率等于 25%。

22. 3rd Qu.：四分位数中的第三个，取左侧概率等于 75%。

23. *OR* 值（优势比）：指某种推测为真的概率与该推测为假的概率的比值；在病例 - 对照研究中，指病例组暴露人数与非暴露组人数的比值除以对照组暴露人数与非暴露人数的比值。

24. 差异程度设定：缺乏率和超高率以最小值为基准，当高出最小值 20% 以内时称为差异较小；高出 20%~50% 时称为差异不大；高出 50%~200% 时称为差异较大；高出 200%~300% 时为差异很大；高出 300% 以上称为差异极大。这种约定不严格代表临床意义上的差异和严重程度，实际差异要根据专业进行判断。

主要分析结论

一、中国孕妇血清维生素 A 和维生素 E 的水平

基于课题样本数据推断,中国孕妇各孕期血清维生素 A 和维生素 E 水平的整体状况良好,其位于正常范围的比例(简称"正常率")均不低于 80%。

透过数据,可以观察到一些明显的规律。

1. 孕晚期孕妇的血清维生素 A 和维生素 E 缺乏比例(简称"缺乏率")均明显高于孕早期和孕中期,其中维生素 A 的缺乏率(<0.20mg/L,维生素 A、维生素 E 的计量单位均为 mg/L,下同)达 2.05%,维生素 E 的缺乏率(<5mg/L)为 0.33%。

2. 孕妇血清维生素 E 异常以过高为主。在进行药物补充维生素 E 的孕妇中,血清维生素 E 超高率达 7.35%;未进行药物补充维生素 E 的孕妇中,血清维生素 E 超高率为 6.88%。这种过高现象相对于维生素 A 缺乏来讲更为突出。

3. 孕妇的血清维生素水平正常与否明显与孕妇的空间分布、人口学特征、机体特征和就诊医院特征存在统计学意义上的相关,但其中以农村/城镇、地区、孕期、年龄、学历等为高。

(一)中国孕妇血清维生素 A 水平的状况

数据推断发现,中国孕妇孕早期和孕中期的血清维生素 A 水平的正常率都超过 90%,正常范围为 0.30~0.70mg/L,超过 0.70mg/L 视为超高。孕晚期的正常率虽然稍低,但也超过 80%。而各期的超高率都在 1.07%~1.33%,差异不大。我们基于 717 139 例数据对孕妇血清维生素 A 水平进行各个维度的统计描述,见表 1。

表 1 各孕期孕妇血清维生素 A 水平的分布

孕期	缺乏率 /%	边缘缺乏率 /%	正常率 /%	超高率 /%
孕早期	0.73	7.98	90.21	1.07
孕中期	0.79	7.53	90.34	1.33
孕晚期	2.05	14.50	82.24	1.21

1. 中国孕妇血清维生素 A 水平的空间差异明显

孕妇生活的空间差异融合了自然人文环境以及经济社会发展程度等诸多因素的综合效

应,一定程度上会对孕妇血清维生素 A 水平产生直接或间接的影响。

(1) 中国孕妇血清维生素 A 水平的城乡差异很大。

来自大城市医院的孕妇维生素 A 整体状况最佳,其血清维生素 A 的缺乏率和超高率都相对较低。相比之下,来自贫困农村医院的孕妇整体稍差,其缺乏率高达 2.82%(高出大城市的 3 倍之多),但其超高率仅为 0.80%,好于超高率最高的普通农村地区(1.46%)。

(2) 中国孕妇血清维生素 A 缺乏率与孕妇所在的城市等级成反比。

家住一线城市的孕妇其血清维生素 A 缺乏率最低,为 0.27%;家住五线城市的缺乏率最高,达 1.93%。相比之下,各城市孕妇血清维生素 A 的超高率则差异不大,最高的是五线城市(1.30%),最低的是二线城市(0.96%)。

(3) 中国孕妇血清维生素 A 缺乏率的地区差异较大。

按照地理位置将全国划分为 7 个大区,东北和华中两个地区情况较差,华南地区情况较好。东北地区的情况最差,其正常率最低(84.60%),缺乏率、边缘缺乏率最高(分别为 1.76% 和 12.19%),同时其超高率也较高(1.46%)。华中地区的缺乏率、边缘缺乏率均为次高(分别为 1.59% 和 11.64%),超高率最高(1.51%)。华南地区的缺乏率、边缘缺乏率和超高率均属最低(分别为 0.16%、4.88% 和 0.37%)。见表 2。

表 2　各地区孕妇血清维生素 A 水平的分布

地区	缺乏率 /%	边缘缺乏率 /%	正常率 /%	超高率 /%
东北	1.76	12.19	84.60	1.46
华中	1.59	11.64	85.26	1.51
西北	1.04	8.51	89.25	1.21
西南	1.03	8.27	89.60	1.10
华北	0.72	7.66	90.48	1.14
华东	0.71	8.55	89.37	1.36
华南	0.16	4.88	94.59	0.37

(4) 属于流动人口的孕妇血清维生素 A 的整体状况最好。

与属于农村常住人口的孕妇相比,流动到城市的孕妇其血清维生素 A 缺乏率、超高率均最低(分别为 0.76% 和 1.03%),而农村常住人口的缺乏率与超高率均属最高(分别为 1.15% 和 1.26%)。

2. 具有不同人口学特征的孕妇血清维生素 A 水平差异明显

孕妇的人口学背景反映了自身天赋或后天所得并已融为一体的诸多特性,这些特性与其血清维生素 A 水平的关联是公认的。事实上,数据分析发现,在人口学特征各个维度的不同水平上,中国孕妇血清维生素 A 的分布明显不同。

(1) 孕妇血清维生素 A 缺乏率与年龄大致成反比,而超高率则与年龄成正比。

(2) 孕妇的学历越高,其血清维生素 A 的缺乏率和超高率越低。研究生学历的孕妇血清维生素 A 缺乏率和超高率最低(分别为 0.57% 和 0.93%),高中学历的缺乏率和超高率最高

（分别为 1.12% 和 1.25%）。

（3）体力劳动孕妇的血清维生素 A 缺乏率和超高率更高,分别是 1.13% 和 1.25%;脑力劳动者缺乏率最低(0.71%)。

3. 不同情况下的孕妇血清维生素 A 水平差异很大

（1）孕妇中不补充维生素 A 者其血清维生素 A 缺乏率更高,达 1.07%,是补充者(0.28%)的 3.8 倍;两者超高率基本一致,分别为 1.22% 和 1.20%,说明除少数家庭外,目前医疗界与公众对补充维生素 A 的意识是基本适度的。

（2）孕妇血清维生素 A 水平随体质指数(BMI)的增加而升高,超高率也随之增加,缺乏率差异不大。BMI≥28.0kg/m² 的孕妇血清维生素 A 的超高率最高,达 1.80%,是 BMI<18.5kg/m² 的超高率的两倍左右。

（3）人工辅助受孕孕妇的血清维生素 A 超高率(2.36%)是自然受孕者的两倍左右,而两者的缺乏率基本相当。

（4）双胎孕妇的血清维生素 A 缺乏率(2.44%)比单胎者高出一倍左右,两者的超高率差异不大。

（5）孕晚期孕妇的血清维生素 A 缺乏率最高,不同孕期的超高率则差异不大。

4. 来自不同医院的孕妇血清维生素 A 水平差异较大

就诊医院的不同,可能涉及孕妇及其家人的主观选择,也受客观条件如距离远近、交通便利、人际关系的生疏度和保障制度等的影响,当然还包括身体健康状况以及对此的判断等因素。

（1）孕妇的血清维生素 A 与医院等级两者并无一致的趋势性关系。

研究发现,虽然就诊医院等级高的孕妇血清维生素 A 缺乏率和超高率均相对较高,等级低的相对较低,但并无一致的趋势性关系。来自三级甲等医院的孕妇血清维生素 A 缺乏率最高(1.20%),其次是二级乙等医院(1.10%),而二级甲等医院的缺乏率最低(0.55%)。来自三级医院的孕妇血清维生素 A 超高率最高(1.72%),其次是二级医院(1.45%),而二级乙等医院的超高率最低(0.74%)。见表 3。

表 3　在各级医院就诊的孕妇血清维生素 A 水平的分布

医院等级	缺乏率 /%	边缘缺乏率 /%	正常率 /%	超高率 /%
三级甲等	1.20	8.67	88.97	1.16
三级乙等	0.93	9.94	88.06	1.07
三级	0.82	8.43	89.03	1.72
二级甲等	0.55	8.20	90.11	1.14
二级乙等	1.10	10.85	87.31	0.74
二级	0.93	7.65	89.98	1.45
一级甲等	0.76	8.51	89.93	0.79
未定级	0.60	8.81	89.65	0.94

（2）来自不同类型医院的孕妇血清维生素 A 水平差异较大。

数据分析结果表明,来自综合医院的孕妇血清维生素 A 情况较差,缺乏率(1.21%)和超高率(1.33%)分别明显高于妇幼保健院的孕妇(分别为 0.65% 和 1.03%)。

（二）中国孕妇血清维生素 E 水平的状况

各孕期孕妇的血清维生素 E 正常率都在 90% 左右(正常范围为 7~20mg/L,低于 5mg/L 视为缺乏,超过 20mg/L 视为超高)。孕中期孕妇正常率最高(92.85%),缺乏率最低(0.19%);孕晚期孕妇正常率(87.43%)略低,但超高率最高(达 9.99%)。正常成人无参考区间,德国的正常区间是 5~20mg/L,本处为中国儿童参考水平。

我们基于规模为 717 139 例的样本对血清维生素 E 水平进行各个维度的描述,见表 4。

表 4　各孕期血清维生素 E 水平的分布

孕期	缺乏率 /%	边缘缺乏率 /%	正常率 /%	超高率 /%
孕早期	0.29	1.68	89.25	8.78
孕中期	0.19	1.19	92.85	5.76
孕晚期	0.33	2.25	87.43	9.99

1. 孕妇血清维生素 E 水平的空间差异也明显

以下按照孕妇所在的空间属性(农村 / 城镇、城市等级、地区和孕妇居住现状)分别统计各组孕妇血清维生素 E 水平的分布。

（1）孕妇血清维生素 E 水平的城乡差异较大,超高率与城市大小成反比。

来自贫困农村医院的孕妇血清维生素 E 超高率最高(10.62%),来自大城市医院的超高率最低(6.71%),而前者的缺乏率最低(0.08%)。来自普通农村医院的孕妇情况最差,缺乏率最高(0.66%),超高率次高(8.96%)。

（2）来自不同等级城市的孕妇,血清维生素 E 缺乏率相差较大。

新一线城市情况最好,血清维生素 E 的缺乏率与超高率均最低(分别为 0.09% 和 5.67%);三线城市最差,缺乏率最高(达 0.49%),超高率次高(达 8.03%);五线城市超高率最高(8.16%)。

（3）中国孕妇血清维生素 E 水平的地区差异较大。

同维生素 A 一样,华南地区情况最好,血清维生素 E 的缺乏率与超高率均最低(分别为 0.06% 和 2.63%);东北地区情况最差,缺乏率最高(1.36%),边缘缺乏率最高(4.87%),超高率也较高(6.20%)。见表 5。

表 5　各地区孕妇血清维生素 E 水平的分布

地区	缺乏率 /%	边缘缺乏率 /%	正常率 /%	超高率 /%
东北	1.36	4.87	87.57	6.20
华北	0.30	2.06	90.17	7.47
西南	0.21	1.14	90.90	7.76
西北	0.13	1.08	92.75	6.04

续表

地区	缺乏率 /%	边缘缺乏率 /%	正常率 /%	超高率 /%
华中	0.12	0.94	91.44	7.50
华东	0.10	1.25	92.51	6.14
华南	0.06	1.76	95.55	2.63

（4）整体来看，属于常住人口的孕妇血清维生素 E 水平与属于流动人口的孕妇差异不大。

属于城镇常住的孕妇其维生素 E 的缺乏率与超高率均最高（分别为 0.31% 和 7.07%）。同维生素 A 一样，属于流动人口的孕妇其血清维生素 E 的缺乏率与超高率均是最低的（分别为 0.15%，5.66%）。

2. 具有不同人口学特征的孕妇血清维生素 E 水平参差不齐

以下按照孕妇年龄、文化程度和工作性质等维度分别统计各组孕妇血清维生素 E 的分布。

（1）孕妇血清维生素 E 水平各年龄段的缺乏率差异不大，而超高率则与年龄成正比。

（2）孕妇学历高者，血清维生素 E 缺乏率较低。高中学历孕妇的血清维生素 E 缺乏率最高（0.34%），研究生学历的缺乏率最低（0.18%）；其超高率接近，分别为 7.21%、7.18%。

（3）不同工作性质的孕妇，其血清维生素 E 的状况差异不大。相对来说，从事体力劳动的孕妇血清维生素 E 正常率略低（90.76%），缺乏率和超高率更高（分别是 0.33% 和 7.27%）；体力和脑力劳动兼顾的孕妇正常率最高（91.97%），缺乏率最低（0.16%）；单纯从事脑力劳动者，超高率最低（6.48%）。

3. 不同情况下的孕妇血清维生素 E 水平差异很大

以下按照孕妇是否补充维生素 E、体质指数（BMI）、受孕方式、胎数、孕周期分别统计各组孕妇血清维生素 E 的分布。

（1）与维生素 A 的情况相反，补充维生素 E 的孕妇缺乏率和超高率均更高，分别为 0.40% 和 7.35%；未补充者缺乏率和超高率分别为 0.27% 和 6.88%。

（2）孕妇血清维生素 E 水平随体质指数（BMI）的增加而升高，超高率也随之增加（但差异较小），缺乏率差异较大。BMI≥28.0kg/m^2 的孕妇缺乏率为 0.68%，BMI<18.5kg/m^2 的缺乏率为 0.21%。

（3）人工辅助受孕孕妇的血清维生素 E 缺乏率和超高率均高于自然受孕者，且前者的超高率（10.32%）约为后者（6.92%）的 1.5 倍。

（4）双胎孕妇的血清维生素 E 缺乏率与超高率均更高，分别为 1.25% 和 10.05%，其中双胎孕妇的缺乏率约为单胎孕妇（0.29%）的 4.3 倍。

（5）与维生素 A 的情况不同，各孕期孕妇的血清维生素 E 缺乏率差异不大，超高率和平均水平随孕期递增。孕早期孕妇的超高率最低，为 3.94%；孕晚期最高，达 14.80%。

4. 来自不同医院的孕妇血清维生素 E 水平差异不大

（1）孕妇就诊医院的等级与其血清维生素 E 的缺乏率及超高率之间并无明显趋势和规律。

来自二级甲等医院的孕妇血清维生素 E 缺乏率最高(0.57%),但超高率最低(5.82%);二级乙等医院的孕妇缺乏率最低(0.05%);二级普通医院的超高率最高(8.70%)。见表6。

表6　在各级医院就诊的孕妇血清维生素 E 水平的分布

医院等级	缺乏率 /%	边缘缺乏率 /%	正常率 /%	超高率 /%
三级甲等	0.21	1.54	90.90	7.35
三级乙等	0.15	0.87	90.80	8.18
三级	0.24	2.70	91.22	5.84
二级甲等	0.57	1.91	91.69	5.82
二级乙等	0.05	1.45	91.26	7.24
二级	0.17	1.41	89.72	8.70
一级甲等	0.15	1.62	90.53	7.69
未定级	0.10	1.08	92.88	5.95

(2) 不同就诊医院类型,孕妇的血清维生素 E 水平差异很小。

来自综合医院与妇幼保健院的孕妇,前者其血清维生素 E 的缺乏率与超高率分别为 0.27%、7.62%;后者的分别为 0.31%、5.96%。

二、健康孕妇血清维生素 A 和维生素 E 的水平

为了对比健康孕妇和非健康孕妇血清维生素 A、维生素 E 分布差异情况,本报告按照健康孕妇的标准(具体标准详见"术语与指标定义")将样本划分为健康孕妇和非健康孕妇,分别对其进行数据分析。

同全国孕妇的整体状况一致,健康孕妇的血清维生素 A 水平整体状况良好,而血清维生素 E 的情况相对更好。样本中健康孕妇共计 279 457 例,血清维生素 A 的缺乏率为 0.82%,血清维生素 E 的缺乏率仅为 0.18%。

通过分析,发现数据呈现出一些明显的规律。

1. 孕晚期健康孕妇的血清维生素 A、维生素 E 缺乏率较高。无论血清维生素 A 还是血清维生素 E,孕晚期缺乏率均明显高于孕早期和孕中期。孕晚期孕妇维生素 A 的缺乏率达 2.96%,维生素 E 的缺乏率达 0.28%。

2. 血清维生素 E 的缺乏程度好于维生素 A。维生素 E 的缺乏比例普遍低于维生素 A 的缺乏率,而血清维生素 E 的超高率约高于血清维生素 A 的 3 倍。

3. 孕妇的血清维生素水平正常与否明显与孕妇的空间分布、人口学特征、机体特征和就诊医院特征存在统计学意义上的相关。

(一) 健康孕妇血清维生素 A 水平的状况

健康孕妇中,孕早期和孕中期孕妇的维生素 A 正常率都超过90%,而孕晚期情况较差,

正常率仅为 79.48%, 边缘缺乏率高达 16.33%。各孕期的超高率差异不大。见表 7。

表 7　各孕期孕妇血清维生素 A 水平的分布

孕期	缺乏率 /%	边缘缺乏率 /%	正常率 /%	超高率 /%
孕早期	0.75	7.60	90.46	1.18
孕中期	0.65	6.38	91.51	1.45
孕晚期	2.96	16.33	79.48	1.22

1. 健康孕妇血清维生素 A 水平的空间差异明显

以下按照孕妇所在的空间属性(农村 / 城镇、城市等级、地区和孕妇居住现状)分别统计各组孕妇血清维生素 A 水平的分布。

(1) 健康孕妇血清维生素 A 水平的城乡差异很大。

来自贫困农村医院的孕妇维生素 A 缺乏率最高(达 2.56%),高出大城市的 3 倍之多。来自普通农村医院的孕妇超高率最低,仅为 0.69%,比超高率最高的中小城市地区(1.47%)低 50% 左右。

(2) 血清维生素 A 的缺乏率与孕妇所在的城市等级大致成反比。

五线城市孕妇的缺乏率最高,达 1.42%;一线城市的缺乏率为 0.20%。新一线城市的超高率最高,达 2.46%,五线城市的次高(1.72%),二线城市最低(0.89%)。

(3) 健康孕妇血清维生素 A 的地区差异较大。

7 个大区中仍属华南地区情况最好,缺乏率与超高率均属最低(分别为 0.15% 和 0.35%);东北地区的情况最差,其缺乏率、边缘缺乏率和超高率均最高(分别为 1.64%、11.51% 和 1.91%)。见表 8。

表 8　各地区孕妇血清维生素 A 水平的分布

地区	缺乏率 /%	边缘缺乏率 /%	正常率 /%	超高率 /%
东北	1.64	11.51	84.94	1.91
华中	1.42	8.50	89.39	0.70
西南	1.04	7.43	90.49	1.03
西北	0.93	7.57	90.28	1.22
华东	0.54	7.71	89.86	1.89
华北	0.43	6.06	92.45	1.06
华南	0.15	4.11	95.39	0.35

(4) 属于常住人口与流动人口的孕妇,其血清维生素 A 水平呈两极分化。

属于常住人口的孕妇其血清维生素 A 的缺乏率与超高率均更高,分别为 0.86% 和 1.32%,其中农村常住人口缺乏率最高,城市常住人口超高率最高;而流动人口的血清维生素 A 缺乏率、超高率均更低(分别为 0.34% 和 0.83%)。

2. 具有不同人口学特征的健康孕妇血清维生素 A 水平差异较大

以下按照孕妇年龄、文化程度和工作性质等维度分别统计各组孕妇血清维生素 A 水平的分布。

（1）健康孕妇血清维生素 A 缺乏率与年龄大致成反比，而超高率则与年龄成正比。

（2）同全国孕妇的规律一致，学历越高，健康孕妇血清维生素 A 的缺乏率和超高率越低。研究生学历的孕妇血清维生素 A 缺乏率和超高率最低（分别为 0.36% 和 1.09%），高中学历的缺乏率和超高率最高（分别为 1.02% 和 1.34%）。

（3）同时，从事体力和脑力劳动的孕妇的血清维生素 A 情况相对最好，缺乏率和超高率都较低（分别为 0.55% 和 1.00%）；体力劳动孕妇的情况相对最差，缺乏率和超高率分别为 1.00% 和 1.32%；脑力劳动孕妇的缺乏率最低（0.44%），但超高率最高（1.39%）。

3. 不同情况下的健康孕妇血清维生素 A 水平差异很大

以下按照孕妇是否补充维生素 A、体质指数（BMI）、受孕方式、胎数、孕期分别统计各组孕妇血清维生素 A 水平的分布。

（1）不补充维生素 A 的孕妇血清维生素 A 缺乏率更高（0.90%），约为补充者（0.19%）的 4.7 倍；两者超高率差别不大，分别为 1.31% 和 1.14%。

（2）孕妇血清维生素 A 水平随体质指数（BMI）的增加而升高，超高率也随之增高，而缺乏率则随之降低。BMI<18.5kg/m² 孕妇的缺乏率最高（1.06%），超高率最低（1.00%）；而 BMI≥28.0kg/m² 的孕妇缺乏率最低（0.51%），超高率最高（2.05%）。

（3）人工辅助受孕孕妇的血清维生素 A 缺乏率（0.11%）远低于自然受孕者（0.82%），但人工辅助受孕孕妇的超高率更高（1.79%），略高于自然受孕者的（1.29%）。

（4）单胎和双胎孕妇的血清维生素 A 缺乏率与超高率差别均不大。

（5）孕晚期孕妇血清维生素 A 的缺乏率高达 2.96%，是孕早期和孕中期的 4 倍左右，且孕晚期孕妇血清维生素 A 的平均水平最低。超高率则相差不大。

4. 来自不同医院的健康孕妇血清维生素 A 水平差异很大

以下按照孕妇就诊医院的等级和性质分别统计各组孕妇血清维生素 A 水平的分布。

（1）来自不同级别医院的孕妇血清维生素 A 水平差异很大。

来自二级医院的孕妇血清维生素 A 缺乏率最高（达 1.48%），二级乙等医院的缺乏率最低（0.30%）；三级医院的孕妇血清维生素 A 超高率最高（2.87%），二级乙等的超高率最低（0.79%）。见表 9。

表 9　在各级医院就诊的孕妇血清维生素 A 水平的分布

医院等级	缺乏率 /%	边缘缺乏率 /%	正常率 /%	超高率 /%
三级甲等	0.97	7.66	90.28	1.09
三级乙等	1.00	8.61	89.24	1.15
三级	0.73	8.1	88.30	2.87
二级甲等	0.44	6.72	91.60	1.24
二级乙等	0.30	8.48	90.43	0.79

续表

医院等级	缺乏率 /%	边缘缺乏率 /%	正常率 /%	超高率 /%
二级	1.48	8.81	88.25	1.46
一级甲等	0.99	8.95	89.27	0.80
未定级	0.69	5.85	91.22	2.23

（2）不同类型医院就诊的孕妇血清维生素 A 水平差异不大。

就诊于综合医院的孕妇血清维生素 A 缺乏率（1.04%）和超高率（1.41%）分别高于就诊于妇幼保健院的孕妇的（分别为 0.52%，1.14%）。

（二）健康孕妇血清维生素 E 水平的状况

在健康孕妇中，处于孕早期和孕中期的孕妇其血清维生素 E 水平要优于全国的平均水平，其正常率均更高，而缺乏率和超高率均更低；但孕晚期的健康孕妇其血清维生素 E 水平却相对更差，正常率仅为 83.89%，超高率却高达 15.46%，缺乏率最高，但边缘缺乏率最低。见表 10。

表 10　各孕期孕妇血清维生素 E 水平的分布

孕期	缺乏率 /%	边缘缺乏率 /%	正常率 /%	超高率 /%
孕早期	0.18	2.43	92.97	4.41
孕中期	0.17	1.17	94.26	4.40
孕晚期	0.28	0.37	83.89	15.46

1. 健康孕妇的血清维生素 E 水平的空间差异明显

以下按照孕妇所在的空间属性（农村 / 城镇、城市等级、地区和孕妇居住现状）分别统计各组孕妇血清维生素 E 水平的分布。

（1）健康孕妇的血清维生素 E 水平城乡差异很大。

来自普通农村的孕妇血清维生素 E 的缺乏率和超高率均属最高（分别为 0.84% 和 11.19%）。来自大城市医院的缺乏率为 0.21%，中小城市的为 0.14%；大城市的超高率为 4.23%，中小城市的为 5.04%。

（2）健康孕妇血清维生素 E 正常率与孕妇所在的城市等级成正比。

一线城市孕妇的维生素 E 正常率最高（达 94.64%），新一线城市次高（94.15%），三线以下城市稍低（<93%）。

（3）健康孕妇血清维生素 E 水平的地区差异较大。

7 个大区中华南地区的情况相对最好，缺乏率与超高率均较低（分别为 0.07% 和 2.40%）；东北地区相对最差，缺乏率最高（达 0.38%），超高率也较高（6.32%）。华中地区的缺乏率最低（0.02%），但超高率最高（8.00%）。见表 11。

表 11　各地区孕妇血清维生素 E 水平的分布

地区	缺乏率 /%	边缘缺乏率 /%	正常率 /%	超高率 /%
东北	0.38	4.23	89.08	6.32
华北	0.23	2.28	94.08	3.42
西南	0.21	1.39	93.29	5.11
西北	0.14	1.33	94.24	4.29
华南	0.07	2.45	95.07	2.40
华东	0.06	0.87	92.74	6.33
华中	0.02	0.91	91.07	8.00

(4) 属于流动人口的健康孕妇血清维生素 E 水平正常率最高。

属于流动人口的健康孕妇血清维生素 E 正常率为 93.45%,缺乏率仅为 0.06%。而农村常住人口的缺乏率最高(0.24%),是流动人口的 4 倍。城市常住人口的血清维生素 E 水平超高率最高,达 5.07%。

2. 不同人口学特征的健康孕妇血清维生素 E 水平差异程度不一

以下按照孕妇年龄、文化程度和工作性质等维度分别统计各组孕妇血清维生素 E 水平的分布。

(1) 孕妇血清维生素 E 的缺乏率大致与年龄成反比,而超高率则与年龄成正比。

(2) 不同学历孕妇的血清维生素 E 缺乏率和超高率差异不大。研究生学历孕妇的缺乏率最低(0.15%),超高率次低(4.41%)。本科学历孕妇的缺乏率最高(0.23%),但超高率最低(4.11%);高中学历孕妇的超高率最高(5.56%)。

(3) 从事不同工作性质的孕妇血清维生素 E 缺乏率差异不大。脑力劳动孕妇的缺乏率最高,达 0.25%;体力劳动超高率最高,达 5.45%;两者兼顾孕妇的缺乏率最低为 0.16%。

3. 不同情况下的健康孕妇血清维生素 E 水平差异很大

以下按照孕妇是否补充维生素 E、体质指数(BMI)、受孕方式、胎数、孕周期分别统计各组孕妇血清维生素 E 水平的分布。

(1) 补充维生素 E 的孕妇群体缺乏率和正常率均更高,分别为 0.31% 和 93.90%;未补充的群体缺乏率更低(0.17%),但超高率更高,达 5.13%。

(2) 孕妇的血清维生素 E 水平随体质指数(BMI)的变化差异明显但超高率差异不大。其中,BMI≥28.0kg/m² 的孕妇血清维生素 E 的缺乏率最高为 3.60%,平均水平最低为 12.51mg/L;BMI 介于 18.5~<23.9kg/m² 的孕妇血清维生素 E 的缺乏率最低为 0.17%;BMI 介于 18.5~<23.9kg/m² 的孕妇血清维生素 E 的超高率最高为 5.03%。

(3) 人工辅助受孕孕妇血清维生素 E 的缺乏率和超高率都比自然受孕者的略高,但整体来说两者差异均不大。

(4) 单胎的缺乏率与超高率分别为 0.18% 和 4.96%。相比于单胎,双胎孕妇的血清维生素 E 缺乏率与超高率均更高,分别为 0.91% 和 7.29%。

(5) 孕晚期孕妇血清维生素 E 的缺乏率和超高率均最高,分别为 0.28% 和 15.46%;孕早与孕中期的缺乏率、超高率基本无差异。血清维生素 E 的平均水平随孕期递增。

4. 健康孕妇的血清维生素 E 水平与就诊医院等级两者并无一致的趋势性关系

以下按照孕妇就诊医院的等级和性质分别统计各组孕妇血清维生素 E 水平的分布。

（1）孕妇血清维生素 E 的缺乏率和超高率与就诊医院的等级无明显关系，但各组的差异较大。

就诊于三级医院的孕妇血清维生素 E 缺乏率最高（0.31%），二级医院的缺乏率最低（0.02%）；二级医院的孕妇血清维生素 E 超高率最高（12.88%），未定级的超高率最低（3.16%）。见表 12。

表 12　在各级医院就诊的孕妇血清维生素 E 水平的分布

医院等级	缺乏率 /%	边缘缺乏率 /%	正常率 /%	超高率 /%
三级甲等	0.15	1.32	93.01	5.52
三级乙等	0.24	1.57	93.72	4.47
三级	0.31	4.18	91.26	4.25
二级甲等	0.22	2.21	94.21	3.36
二级乙等	0.10	3.45	91.42	5.03
二级	0.02	0.29	86.81	12.88
一级甲等	0.13	2.34	90.25	7.27
未定级	0.23	2.46	94.15	3.16

（2）来自综合医院和妇幼保健院的健康孕妇其血清维生素 E 水平差异较大。

与妇幼保健院产检的孕妇相比，来自综合医院的孕妇其维生素 E 的缺乏率、边缘缺乏率和超高率均更高（分别为 0.13%、0.22%，1.72%、1.89%，3.83%、5.81%）。

三、非健康孕妇血清维生素 A 和维生素 E 的水平

样本数据中非健康孕妇共计 437 682 例。非健康孕妇的血清维生素 A、维生素 E 水平整体情况也不错，其血清维生素 A 缺乏率为 1.08%，血清维生素 E 缺乏率为 0.35%。但相对来说，仍比健康孕妇的情况稍差。

通过分析发现，数据呈现出一些明显的规律。

1. 孕晚期非健康孕妇的血清维生素 A 缺乏率明显高于孕早期和孕中期的，其血清维生素 A 的缺乏率达 1.82%；孕早期非健康孕妇血清维生素 E 的缺乏率最高为 0.82%。

2. 非健康孕妇的血清维生素 E 的情况比血清维生素 A 情况好，不仅正常率很高，而且各分组人群血清维生素 E 缺乏率也普遍低于维生素 A 的缺乏率。补充维生素 E 的孕妇超高率略高于未补充维生素 E 的孕妇超高率，应警惕过度补充维生素 E 的现象。

3. 非健康孕妇的血清维生素水平正常与否明显与孕妇的空间分布、人口学特征、机体特征和就诊医院特征存在统计学意义上的相关。

（一）非健康孕妇血清维生素 A 水平的状况

在非健康孕妇中，处于孕早期和孕中期孕妇的正常率都超过 90%，孕晚期虽然正常率也超过了 80%，但缺乏率最高（达 1.82%），边缘缺乏率为 13.91%。各孕期孕妇血清维生素 A 的超高率差异不大。见表 13。

表 13　各孕期孕妇血清维生素 A 水平的分布

孕期	缺乏率 /%	边缘缺乏率 /%	正常率 /%	超高率 /%
孕早期	0.64	8.04	90.51	0.81
孕中期	0.85	7.45	90.45	1.26
孕晚期	1.82	13.91	83.12	1.15

1. 非健康孕妇血清维生素 A 缺乏率的空间差异极大

以下按照孕妇所在的空间属性（农村 / 城镇、城市等级、地区和孕妇居住现状）分别统计各组孕妇血清维生素 A 水平的分布。

（1）非健康孕妇血清维生素 A 水平的城乡差异极大，比健康孕妇的城乡差异更大。

来自贫困农村医院的孕妇缺乏率高达 3.06%，而来自大城市的缺乏率为 0.73%。来自普通农村医院的超高率最高（1.68%）。

（2）非健康孕妇血清维生素 A 的缺乏率与孕妇所在的城市等级大致成反比。

五线城市孕妇的血清维生素 A 缺乏率最高，达 2.32%；一线城市的缺乏率最低约为 0.32%。正常率则与城市等级大致成正比。超高率无明显规律，一线城市最高为 1.36%，新一线城市最低为 0.78%。

（3）非健康孕妇血清维生素 A 缺乏率的地区差异较大。

7 个大区中华南地区情况仍然是最好的，其缺乏率、边缘缺乏率和超高率均属最低（分别为 0.16%、5.24% 和 0.38%）。华中地区的情况相对最差，其正常率最低，而超高率最高（2.04%），缺乏率次高（1.70%），边缘缺乏率最高（13.70%）；东北地区与华中地区大抵相似，只是超高率较低。见表 14。

表 14　各地区孕妇血清维生素 A 水平的分布

地区	缺乏率 /%	边缘缺乏率 /%	正常率 /%	超高率 /%
东北	1.87	12.87	84.24	1.01
华中	1.70	13.70	82.57	2.04
西北	1.09	9.06	88.65	1.20
西南	1.03	8.59	89.25	1.13
华北	0.93	8.82	89.04	1.21
华东	0.90	9.44	88.85	0.81
华南	0.16	5.24	94.21	0.38

（4）属于农村常住人口的非健康孕妇血清维生素 A 的整体状况最差。

属于农村常住人口的孕妇血清维生素 A 的缺乏率和超高率均最高，分别为 1.24% 和 1.30%；而流动人口的缺乏率和超高率均最低（分别为 0.88% 和 1.09%）。

2. 不同人口学特征的非健康孕妇血清维生素 A 水平之间差异有大有小

以下按照孕妇年龄、文化程度和工作性质等维度分别统计各组孕妇血清维生素 A 水平的分布。

（1）非健康孕妇血清维生素 A 的缺乏率与年龄大致成反比，而超高率与年龄成正比。

（2）非健康孕妇血清维生素 A 的缺乏率与文化程度成反比。高中学历的孕妇血清维生素 A 的缺乏率最高，为 1.20%；研究生学历孕妇的血清维生素 A 缺乏率最低，为 0.66%；而两者的超高率差异不大。

（3）不同工作性质的非健康孕妇血清维生素 A 缺乏率和超高率差别均不大。

3. 不同情况下的非健康孕妇血清维生素 A 水平的差异很大

以下按照孕妇是否补充维生素 A、体质指数（BMI）、受孕方式、胎数、孕周期分别统计各组非健康孕妇血清维生素 A 水平的分布。

（1）孕妇中不补充维生素 A 者其缺乏率更高（1.17%），约为补充者缺乏率（0.34%）的 3.4 倍；两者超高率差别不大，分别为 1.13% 和 1.26%。

（2）非健康孕妇血清维生素 A 平均水平随体质指数（BMI）的增加而升高，超高率也随之增加。各 BMI 区间对应的缺乏率差异很小，均在 1.06%~1.19%，且无固定趋势；其中 BMI≥28.0kg/m² 的非健康孕妇血清维生素 A 的缺乏率和超高率均最高（分别为 1.19% 和 1.7%）。

（3）与健康孕妇不同，非健康孕妇中自然受孕和人工辅助受孕孕妇的维生素 A 缺乏率差异不大，分别为 1.07% 和 0.82%；但人工辅助受孕孕妇的超高率达 2.53%，是自然受孕孕妇的两倍多。

（4）相比于单胎，非健康双胎孕妇的维生素 A 缺乏率与超高率更高，分别为 2.79% 和 1.47%；而单胎孕妇的分别为 1.07% 和 1.15%。

（5）各孕周期的非健康孕妇血清维生素 A 超高率相差不大，但缺乏率存在较大差异，以孕晚期为最高，达 1.82%。

4. 来自不同医院的非健康孕妇血清维生素 A 水平差异明显

以下按照孕妇就诊医院的等级和性质分别统计各组非健康孕妇血清维生素 A 水平的分布。

（1）来自不同等级医院的非健康孕妇其血清维生素 A 水平差异较大。

来自三级甲等和二级乙等医院的非健康孕妇维生素 A 缺乏率最高（达 1.35%），一级甲等医院的缺乏率最低（0.46%）；三级甲等医院的孕妇超高率最高（1.20%），未定级医院的超高率最低（0.51%）。见表 15。

表 15　在各级医院就诊的非健康孕妇血清维生素 A 水平的分布

医院等级	缺乏率 /%	边缘缺乏率 /%	正常率 /%	超高率 /%
三级甲等	1.35	9.38	88.07	1.20

医院等级	缺乏率 /%	边缘缺乏率 /%	正常率 /%	超高率 /%
三级乙等	0.92	10.42	87.63	1.04
三级	0.86	8.60	89.40	1.14
二级甲等	0.63	9.29	89.02	1.07
二级乙等	1.35	11.57	86.36	0.72
二级	0.78	7.32	90.46	1.44
一级甲等	0.46	7.91	90.84	0.79
未定级	0.57	9.80	89.12	0.51

（2）来自综合医院的非健康孕妇血清维生素 A 缺乏率和超高率（分别为 1.30% 和 1.28%）分别高于妇幼保健院非健康孕妇的缺乏率和超高率（0.73%，0.95%）。

（二）非健康孕妇血清维生素 E 水平的状况

非健康的孕妇中，孕早期和孕中期血清维生素 E 正常率低于同孕期的健康孕妇，孕晚期的正常率（84.01%）略高于同孕期的健康孕妇（83.89%）。见表 16。

表 16　各孕期非健康孕妇血清维生素 E 水平的分布

孕期	缺乏率 /%	边缘缺乏率 /%	正常率 /%	超高率 /%
孕早期	0.82	3.34	92.84	3.00
孕中期	0.24	1.35	91.72	6.69
孕晚期	0.28	0.99	84.01	14.72

1. 非健康孕妇血清维生素 E 的空间差异明显

以下按照孕妇所在的空间属性（农村 / 城镇、城市等级、地区和孕妇居住现状）分别统计各组孕妇血清维生素 E 水平的分布。

（1）非健康孕妇血清维生素 E 的城乡差异很大。

于贫困农村就诊的孕妇正常率最低（85.31%），超高率最高，达 13.62%，其平均水平也最高；于普通农村就诊的孕妇其血清维生素 E 的缺乏率最高，达 0.61%；于中小城市就诊的正常率最高（90.39%），超高率最低（7.93%）；于大城市就诊的缺乏率为 0.32%，超高率为 8.48%。

（2）不同等级的城市之间非健康孕妇血清维生素 E 水平的差异较大。

新一线城市非健康孕妇的血清维生素 E 水平情况最好（正常率为 92.76%），缺乏率、边缘缺乏率和超高率均最低，分别为 0.09%、0.94% 和 6.21%；三线城市的血清维生素 E 缺乏率最高，达 0.77%；五线城市的超高率最高，达 10.96%。

（3）各地区非健康孕妇的血清维生素 E 水平差异很大。

7 个大区中仍属华南地区情况最好，其缺乏率与超高率均最低（分别为 0.06% 和 2.73%）。东北地区情况最差（缺乏率高达 2.35%，边缘缺乏率高达 5.52%）；华北地区的超高率最高

(10.42%),其次为西南地区(8.78%)。见表 17。

表 17 各地区非健康孕妇血清维生素 E 水平的分布

地区	缺乏率 /%	边缘缺乏率 /%	正常率 /%	超高率 /%
东北	2.35	5.52	86.04	6.08
华北	0.35	1.91	87.33	10.42
西南	0.21	1.04	89.97	8.78
华中	0.18	0.96	91.69	7.17
华东	0.13	1.66	92.27	5.94
西北	0.12	0.93	91.88	7.07
华南	0.06	1.44	95.77	2.73

(4) 属于流动人口的非健康孕妇血清维生素 E 水平情况相对最好。

属于流动人口的孕妇维生素 E 的正常率最高(92.21%),超高率最低(6.01%),缺乏率次低(0.17%);城市常住非健康孕妇缺乏率和边缘缺乏率均最高(分别为 0.40% 和 1.63%),超高率也最高(达 8.51%);农村常住孕妇的缺乏率最低(0.16%)。

2. 具有不同人口学特征的非健康孕妇血清维生素 E 水平差异明显

以下按照孕妇年龄、文化程度和工作性质等维度分别统计各组孕妇血清维生素 E 水平的分布。

(1) 非健康孕妇血清维生素 E 的缺乏率大致与年龄成反比,而超高率则与年龄成正比。

(2) 不同学历非健康孕妇的缺乏率差异较大,超高率差异不大,高学历孕妇的血清维生素 E 情况相对更好。高中学历孕妇的血清维生素 E 缺乏率达 0.47%,是研究生学历孕妇(0.20%)两倍多。

(3) 脑力劳动和体力劳动兼顾的非健康孕妇血清维生素 E 情况相对最好,缺乏率、边缘缺乏率和超高率均属最低(分别为 0.15%、1.10% 和 7.40%)。仅从事体力劳动孕妇的缺乏率和超高率均最高,分别为 0.47% 和 8.76%。

3. 不同情况下的非健康孕妇血清维生素 E 水平差异很大

以下按照孕妇是否补充维生素 E、体质指数(BMI)、受孕方式、胎数、孕周期分别统计各组非健康孕妇血清维生素 E 水平的分布。

(1) 非健康孕妇中补充血清维生素 E 者其血清维生素 E 正常率相对较低,为 87.31%,不补充者的正常率为 90.21%。缺乏率与超高率差异不大,但均是有补充者更高。

(2) 非健康孕妇血清维生素 E 的缺乏率和超高率均随体质指数(BMI)的增加而增加。BMI≥28.0kg/m² 的孕妇的缺乏率、边缘缺乏率和超高率均最高(分别为 0.76%、2.96% 和 9.07%);BMI<18.5kg/m² 的孕妇正常率最高(90.27%),其缺乏率和超高率均最低(分别为 0.23% 和 7.85%)。

(3) 人工辅助受孕者血清维生素 E 的缺乏率和超高率都比自然受孕者的高,但两者差异均不大。

（4）相比于单胎，非健康双胎孕妇血清维生素 E 的缺乏率与超高率更高（分别为 1.33% 和 10.68%）；单胎非健康孕妇血清维生素 E 的缺乏率与超高率分别为 0.35% 和 8.19%。

（5）非健康孕妇血清维生素 E 的正常率与孕周期成反比。与健康孕妇不同，孕早期的非健康孕妇缺乏率高达 0.82%。孕中期和孕晚期的非健康孕妇缺乏率均低于 0.30%；孕晚期非健康孕妇的超高率最高（14.72%），应注意避免孕晚期过度补充维生素 E。

4. 来自不同医院的非健康孕妇血清维生素 E 水平差异明显

以下按照孕妇就诊医院的等级和性质分别统计各组非健康孕妇血清维生素 E 水平的分布。

（1）非健康孕妇血清维生素 E 的正常率与就诊医院等级大致成反比。

来自三级甲等医院的孕妇血清维生素 E 正常率最低（89.45%）；未定级医院正常率最高（92.46%）。二级乙等医院的缺乏率最低（0.03%）；二级甲等医院的缺乏率最高（0.83%）。各组孕妇血清维生素 E 的超高率则差异不大。见表 18。

表 18　在各级医院就诊的非健康孕妇血清维生素 E 水平的分布

医院等级	缺乏率 /%	边缘缺乏率 /%	正常率 /%	超高率 /%
三级甲等	0.25	1.68	89.45	8.62
三级乙等	0.12	0.62	89.74	9.53
三级	0.21	1.95	91.20	6.65
二级甲等	0.83	1.69	89.85	7.62
二级乙等	0.03	0.84	91.22	7.91
二级	0.21	1.72	90.54	7.52
一级甲等	0.18	0.63	90.92	8.27
未定级	0.05	0.62	92.46	6.88

（2）与健康孕妇不同，综合医院和妇幼保健院的非健康孕妇的血清维生素 E 水平差异不大。

四、血清维生素 A、维生素 E 水平与子痫前期存在显著相关关系

（一）血清维生素 A 水平越高，子痫前期患病率越低

数据表明，血清维生素 A 水平越高，子痫前期患病率越低。子痫前期孕妇中有 1.54% 缺乏维生素 A，而非子痫前期孕妇维生素 A 缺乏率仅为 0.97%；且前者低于 0.30mg/L 的比例是 14.91%，后者为 9.55%。子痫前期孕妇的血清维生素 A 水平偏低，其均值显著低于非子痫前期孕妇的均值（P 值远小于 0.01）。

在所有 717 139 例受查孕妇中共有 6 058 名子痫前期患者，患病率为 0.84%。而血清维生素 A 低于 0.20mg/L 的孕妇中子痫前期的患病率为 1.33%，约为样本患病率的 1.58 倍；处

于 0.20~0.30mg/L 的孕妇患病率为 1.31%,约为样本患病率的 1.56 倍。见表 19。

表 19　不同血清维生素 A 水平子痫前期的频数

血清维生素 A 水平	是	否
缺乏	93(1.33%)	6 919(98.67%)
边缘缺乏	810(1.31%)	60 994(98.69%)
正常	5 090(0.80%)	634 599(99.20%)
超高	65(0.75%)	8 569(99.25%)

注:括号内为该频数所占的百分比。

(二) 血清维生素 E 水平越高,子痫前期患病率越低

子痫前期孕妇中有 4.84% 的孕妇血清维生素 E 水平低于 5mg/L,18% 的低于 7mg/L,分别远大于非子痫前期孕妇(0.25%、1.84%),且后者超过 20mg/L 的比例更高。子痫前期孕妇的血清维生素 E 水平较低,其均值显著低于非子痫前期孕妇的均值(P 值远小于 0.01),且各分布特征值普遍较低。

血清维生素 E 水平越高,孕妇子痫前期患病率越低。血清维生素 E 水平低于 5mg/L 的子痫前期患病率达 14.23%,约为样本患病率的 17 倍;处于 5~<7mg/L 的孕妇患病率为 6.59%,约为样本患病率的 7.85 倍。血清维生素 E 水平过低时子痫前期的患病率很高,且高于血清维生素 A 水平较低时的患病率(1.33%)。见表 20。

表 20　不同血清维生素 E 水平子痫前期的频数

血清维生素 E 水平	是	否
缺乏	293(14.23%)	1 766(85.77%)
边缘缺乏	797(6.59%)	11 305(93.41%)
正常	4 645(0.71%)	648 577(99.29%)
超高	323(0.65%)	49 433(99.35%)

注:括号内为该频数所占的百分比。

以子痫前期为因变量,血清维生素 A 与维生素 E 水平、孕周、体重等为自变量建立的多因素 logistic 回归模型显示,患病率随血清维生素 A、维生素 E 水平的增加而降低,OR 值分别为 0.733、0.901(P 值均小于 0.05)。

五、血清维生素 A、维生素 E 水平与妊娠期合并症及并发症的相关性

数据显示,血清维生素 A、维生素 E 水平与妊娠期合并症及并发症的相关性是明显存在的,规律是血清维生素 A、维生素 E 水平处于正常范围时,妊娠期合并症及并发症的患病率一般较低。血清维生素 A、维生素 E 水平低于正常范围或者超高的孕妇群体,患病率则相对

较高,只有妊娠期糖尿病例外。

(1) 妊娠期内维生素 A 缺乏者(低于 0.20mg/L),孕前糖尿病的患病率为 0.14%,维生素 A 水平正常及超高的患病率较低,都在 0.09% 左右。而妊娠期内维生素 E 水平边缘缺乏(5~<7mg/L)的孕妇,孕前糖尿病的患病率最高,达 0.16%。见表 21。

表 21　维生素 E 各水平下糖尿病合并妊娠的频数及患病率

维生素 E 水平	有	无	总频数	患病率 /%
缺乏	1	2 058	2 059	0.05
边缘缺乏	19	12 083	12 102	0.16
正常范围	571	652 651	653 222	0.09
超出正常范围	65	49 691	49 756	0.13

注:括号内为该频数所占的百分比。

经检验,糖尿病合并妊娠孕妇的血清维生素 A、维生素 E 均值与未患病者无显著差异(P 值均大于 0.05)。

(2) 血清维生素 A、维生素 E 水平越低,孕妇贫血率越高(维生素 A 水平低于 0.20mg/L 孕妇的贫血率超 5%);贫血者血清维生素 A、维生素 E 的均值显著低于非贫血者(P 值小于 0.01)。但维生素 E 水平超高的孕妇贫血率也相对较高。

(3) 血清维生素 A 水平越高,孕妇先兆流产率越高,高于 0.70mg/L 的孕妇先兆流产率为 1.36%,低于 0.20mg/L 孕妇的先兆流产率为 0.83%;有先兆流产孕妇与无先兆流产孕妇血清维生素 A 水平均值差异较小(P 值等于 0.064)。血清维生素 E 水平越低,孕妇先兆流产率越高,低于 5mg/L 的孕妇先兆流产率超过 4%,有先兆流产孕妇的血清维生素 E 均值显著低于无先兆流产孕妇的(P 值小于 0.01)。

(4) 血清维生素 A 缺乏或超高的孕妇早产率更高,且早产孕妇的血清维生素 A 均值略低于非早产孕妇的(P 值等于 0.029)。血清维生素 E 水平越高,早产率越低;怀孕 32~37 周的孕妇,维生素 E 高于 20mg/L 的孕妇早产率不到 0.7%,而低于 5mg/L 的孕妇早产率超过 15%。早产孕妇的血清维生素 E[(14.50±5.10)mg/L]显著低于非早产孕妇[(15.86±4.37)mg/L](P 值小于 0.01)。

(5) 血清维生素 A 水平低的孕妇,妊娠期高血压的患病率也低;处于正常范围的孕妇妊娠期高血压患病率超过 20%。血清维生素 E 水平低的孕妇,妊娠期高血压的患病率也高;对于孕晚期(孕周为 32~42 周)孕妇,低于 5mg/L 的患病率高达 50.84%。且血清维生素 A、维生素 E 的平均水平均有显著差异(P 值小于 0.01)。

(6) 血清维生素 A 水平处于 0.30~0.70mg/L 的孕妇妊娠期糖尿病患病率高于其他水平孕妇的患病率,且对于孕晚期(孕周为 32~42 周)孕妇,患病率超过了 50%。血清维生素 E 水平与妊娠期糖尿病患病率的关系具有相同的趋势。以妊娠期糖尿病为因变量,血清维生素 A、维生素 E 水平以及孕周等为自变量建立的多因素 logistic 回归模型显示,妊娠期糖尿病的患病率随孕周、血清维生素 A 水平、血清维生素 E 水平的增加而增加,OR 值分别为 1.137、129.413 和 1.066(P 值均小于 0.05)。

（7）血清维生素 A 水平在 0.20~0.30mg/L 的孕妇肝内胆汁淤积症的患病率最高。血清维生素 E 水平越低,患病率越高。且肝内胆汁淤积症患者的血清维生素 A、维生素 E 水平整体明显低于未患病者。

（8）血清维生素 A 水平越低,孕妇羊水过多患病率越高,而血清维生素 A 水平过高或过低,羊水过少患病率均更高。血清维生素 E 缺乏的孕妇,羊水异常患病率相对更高。

（9）血清维生素 A 水平较低或过高的孕妇胎儿生长受限发生率高;血清维生素 E 水平越低,胎儿生长受限发生率越高。

（10）血清维生素 A 水平过低或过高的孕妇胎膜早破率高;血清维生素 E 水平越低,孕妇胎膜早破率越高。胎膜早破孕妇的血清维生素 A 平均水平相对更高,血清维生素 E 平均水平却相对更低（P 值小于 0.01）。

第一章 研究方法

一、研究背景

孕妇营养状况的优劣不仅关系到其自身的健康状况,也关系到新生儿的健康状况,还关系到子代成年期疾病的易感性,其中某些营养素过度缺乏将导致出生缺陷增加甚至造成胚胎畸形。中国作为人口大国,近年来每年有超过1 000万的女性怀孕,因此,关注和改善孕妇的营养状况,对于提高下一代乃至未来整个民族的身体素质,增强国家可持续发展的人才储备,都具有重大的战略意义。为此,国务院发布的《中国妇女儿童发展纲要(2011—2020年)》中明确提出到2020年将新生儿死亡率控制在20/10万以内的控制目标,要求重视开展保健和营养知识的宣传普及和教育,提倡科学合理的膳食结构和饮食习惯,特别是要为孕前、孕产期和哺乳期妇女等重点人群提供有针对性的营养指导和干预。

维生素A、维生素E都是促进人体物质代谢必不可少的脂溶性微量营养素,两者在维持孕妇的正常生理功能和保障儿童生长发育方面都发挥着重要作用。流行病学的数据显示,孕妇和儿童是维生素A、维生素E失衡的高危人群,所以深入探索维生素营养水平与其相关易发疾病的相关关系,建立规范化的监测和干预方案,改善这两个群体的维生素营养状况已经成为公共卫生领域最为广泛关注的课题,对保障妇女儿童健康具有十分重要的意义。

子痫前期(preeclampsia)是女性妊娠期特有的严重威胁孕妇和胎儿健康的常见疾病,是导致孕产妇和围产儿患病率及死亡率增加的主要因素之一。根据报道,世界各地有关子痫前期发病率的差异很大,中国国内各地的差异也不小。根据近10年来样本量大于5 000的调查研究资料的检索结果,发现我国目前子痫前期患病率大约为3.2%,比10年前下降了6.2个百分点。

子痫前期的发病机制迄今尚未得到完美的解释。当前的一个热门学说是所谓氧化应激损伤(oxidative stress,OS)理论,认为由于子痫前期患者胎盘组织缺血-缺氧-再灌注损伤引起一系列氧化因子的出现,造成血管内皮细胞的损伤,从而释放炎症因子,引起孕妇过度的全身炎症反应,最终导致子痫前期的病情恶化或产后不佳。近年来,国内外关于体外补充抗氧化剂维生素以预防子痫前期发生的研究文献虽然颇多,但维生素A、维生素E作为体内的强抗氧化剂,其在孕妇孕期血清中的水平及其与子痫前期的相关性则鲜见报道。

本报告的主旨在于从统计学角度探讨孕妇血清维生素A、维生素E水平分布及与子痫前期等疾病之间的关联,为预防子痫前期提供循证依据,为后续开展孕妇的维生素A、维生素E干预和监测提供可行的临床方案,并希望以此促进落实《中国妇女发展纲要(2021—

2030 年)》,以及未来助力改善我国孕妇微营养状况,有效减少孕妇子痫前期的发生。

二、研究目标

虽然主旨乃探讨子痫前期与血清维生素 A、维生素 E 水平的相关性,但本报告也兼顾呈现中国孕妇血清维生素 A、维生素 E 水平的总体状况,包括:

(1)根据样本数据推算中国孕妇血清维生素 A、维生素 E 水平总体分布。

(2)根据样本数据推算中国孕妇血清维生素 A、维生素 E 水平以空间特征、人口学特征、机体特征和医院特征为维度的条件分布。

为了对比健康孕妇和非健康孕妇血清维生素 A、维生素 E 水平分布的差异,本报告还将分别描述健康孕妇血清维生素水平分布和非健康孕妇血清维生素水平分布,分析维度同全国孕妇一致,见图 1。

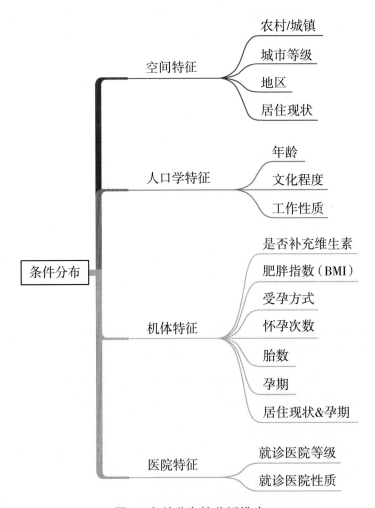

图 1　条件分布的分析维度

除此之外,本报告还将探讨维生素 A、维生素 E 的摄入以及膳食对孕妇血清维生素水平的影响,这将有助于基于我国孕妇血清维生素 A、维生素 E 的营养现状的准确把握,为健康管理相关部门实施有效干预并改善孕妇血清维生素 A、维生素 E 缺乏现象从而减轻或降低子痫前期患病风险提供坚实的支撑性依据,见图 2。

| 总体分布推算 | 条件分布 | 维生素A/E与疾病 | 维生素A/E与膳食 |

空间特征
人口学特征
机体特征
医院特征

子痫前期
妊娠期合并症及并发症的关系
肝内胆汁淤积症
羊水异常
胎儿生长受限
胎膜早破

图2　研究内容

三、研究总体及样本构成

研究总体为全中国调查研究期间的全部孕妇。样本系自愿参加课题研究医院的建档孕妇,考虑到这些医院地域上的强散布性,将样本视为随机抽样样本并无不可。

课题组从全国24个省市自治区的317家参研医院共获取717 139例孕妇临床检测数据。样本接受检测的时间绝大部分是在2015年至2018年之间,其中2015年以前的689例数据为预试验数据,由于预试验数据并未存在数据质量问题,因此本报告并未删除预试验数据。图3和图4分别表示样本数据在空间和时间上的分布。

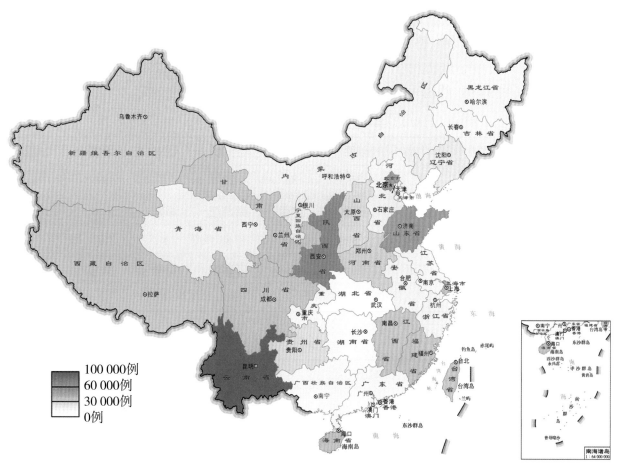

审图号:GS(2022)709号

图3　课题组数据空间分布

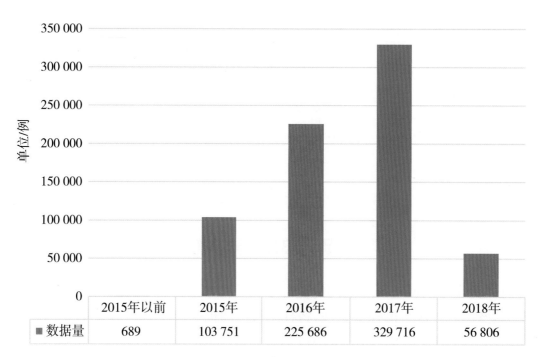

	2015年以前	2015年	2016年	2017年	2018年
■ 数据量	689	103 751	225 686	329 716	56 806

图 4　课题组数据时间分布

表 22 至表 24 为参与课题研究的医院的空间分布。表 22 统计医院在各省的数量分布，四川、北京和陕西三省参与课题的医院最多；分析数据可知，课题组获得的 717 139 例检测数据中，有 602 433 例检测数据（约占 84%）来自城镇孕妇。根据医院所在地区的性质，可以将其划分为大城市、中小城市、普通农村和贫困农村。由表 23 可知，课题组合作的 317 间医院中大多数医院来自中小城市（共 190 间，约占 60%）；其次为大城市（共 83 间，约占 26%）；再次为普通农村（共 34 间，约占 11%）；最后为贫困农村（共 10 间，约占 3%）。

表 22　医院的空间分布 1

省份	四川	北京	陕西	山东	河南	辽宁	云南	山西
医院数量 / 间	38	37	35	33	22	17	17	14

省份	江苏	浙江	安徽	广西	黑龙江	湖南	吉林	天津
医院数量 / 间	12	10	8	8	8	8	8	8

省份	河北	广东	贵州	宁夏	内蒙古	青海	湖北	重庆
医院数量 / 间	7	6	5	5	4	4	2	1

表 23　医院的空间分布 2

医院所在城市的大小	大城市	中小城市	普通农村	贫困农村
医院数量 / 间	83	190	34	10

表 24　医院的空间分布 3

医院所在城市的等级	一线	新一线	二线	三线	四线	五线
医院数量 / 间	45	55	52	61	67	37

参加课题组的 317 间医院在城市等级上分布比较均匀,相对来说大多医院来自三线四线城市(共 128 间,约占 40%);有 52 间医院来自二线城市,约占 16%;有 100 间医院来自一线或新一线城市,约占 32%;五线城市最少仅 37 间,约占 12%。见表 24。

表 25 为医院的等级分布,提供检测数据的 317 间医院中有 301 间是二级及以上的医院,99% 的数据是由这 301 间医院提供的。表 26 为参与课题的医院的性质分布。课题组数据涉及的医院大多为综合医院(211 间,约占 66%),它们提供了 422 094 例检测数据(约占总数据量的 59%);其次为妇幼保健院(104 间,约占 33%),提供了 295 026 例检测数据(约占总数据量的 41%);而仅有的两间妇产专科医院,则只提供了 19 例检测数据。

表 25 参研医院的等级分布

医院等级	医院数量 / 间	汇总 / 间
三级甲等	135	207
三级乙等	31	
三级	41	
二级甲等	77	94
二级乙等	2	
二级	15	
一级甲等	6	6
未定级	10	10

表 26 参研医院的性质分布

医院性质	医院数量 / 间
综合医院	211
妇幼保健院	104
专科医院	2

根据孕妇的检查数据,可以将孕妇划分为健康孕妇和非健康孕妇。健康孕妇的标准如下:

(1) 无高血压糖尿病等病史和遗传病史。

(2) 怀孕孕周为 4 至 42 周。

(3) 空腹血糖值:早孕期 <6.1mmol/L;孕中期和孕晚期 <4.4mmol/L。

(4) 血红蛋白值为 110~150g/L。

(5) 无子痫前期、妊娠期高血压和妊娠期糖尿病等患病特征。

课题组所获取的 717 139 例数据中,有 279 457 例来自健康孕妇的检查数据;有 437 682 例来自非健康孕妇的检查数据。为了对比健康孕妇和非健康孕妇各项检查指标之间的差异,本报告将分开描述健康孕妇和非健康孕妇血清维生素 A、维生素 E 水平的条件分布。图 5 和图 6 分别为健康孕妇和非健康孕妇血清维生素 A、维生素 E 的分布。从分布上看,健康孕

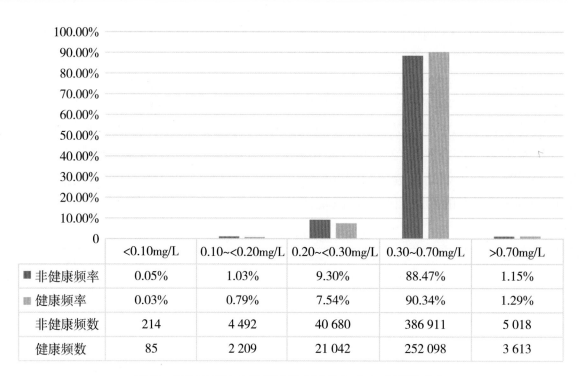

	<0.10mg/L	0.10~<0.20mg/L	0.20~<0.30mg/L	0.30~0.70mg/L	>0.70mg/L
■ 非健康频率	0.05%	1.03%	9.30%	88.47%	1.15%
▧ 健康频率	0.03%	0.79%	7.54%	90.34%	1.29%
非健康频数	214	4 492	40 680	386 911	5 018
健康频数	85	2 209	21 042	252 098	3 613

图 5   健康孕妇和非健康孕妇血清维生素 A 水平的分布

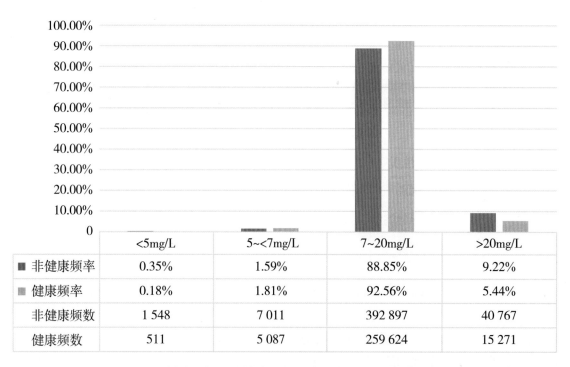

	<5mg/L	5~<7mg/L	7~20mg/L	>20mg/L
■ 非健康频率	0.35%	1.59%	88.85%	9.22%
▧ 健康频率	0.18%	1.81%	92.56%	5.44%
非健康频数	1 548	7 011	392 897	40 767
健康频数	511	5 087	259 624	15 271

图 6   健康孕妇和非健康孕妇血清维生素 E 水平的分布

妇血清维生素 A、维生素 E 处于正常范围的比例较高。

四、变量表及其描述

本次课题搜集到的变量涉及孕妇的人口学特征变量、孕检指标、维生素补充情况和饮食习惯。

孕妇病例报告表

1. 个人基本特征

（年龄、身高、体重、文化程度、工作性质、病史等）

2. 孕妇体检结果

（血清维生素水平、孕检指标的相关检查结果等）

3. 维生素补充、饮食习惯调查

（近一个月服用维生素药物情况、饮食习惯）

展开后的具体内容如下：

字段名称	类型	字段解释
就诊时间	字符型	就诊时间
省份	字符型	省份
医院名称	字符型	医院名称
城市	字符型	医院所在城市
区 / 县	字符型	医院所在区 / 县
城市大小	字符型	大城市、中小城市、普通农村、贫困农村
城市等级	字符型	一线、新一线、二线、三线、四线、五线
医院等级	字符型	三级甲等、三级乙等、三级、二级甲等、二级乙等、二级、一级甲等、未定级
医院性质	字符型	妇幼、专科、综合
病历号	字符型	病历号
患者姓名	字符型	就诊孕妇姓名
医生	字符型	医生姓名
年龄	数值型	年龄（岁）
身高	数值型	身高（cm）
孕前体重	数值型	怀孕前体重（kg）
怀孕次数	数值型	怀孕次数（次）
民族	字符型	汉、满、回、蒙等 56 个民族及其他
受孕方式	字符型	人工辅助、自然受孕
工作性质	字符型	脑力劳动、体力劳动、两者兼顾
文化程度	字符型	高中、本科、研究生、其他
居住现状	字符型	分城镇、农村、流动人口三种
联系电话	字符型	联系电话

续表

字段名称	类型	字段解释
孕期	字符型	孕早期、孕中期、孕晚期
孕周	数值型	孕周(周)
体重	数值型	当前检查时体重(kg)
先兆流产	字符型	有、无
胚胎数/详细	字符型	单胎、双胎
妊娠呕吐/呕吐持续时间	字符型	重、轻、无,及相应时间
血清维生素 A	数值型	血清维生素 A 检测值
血清维生素 E	数值型	血清维生素 E 检测值
血清维生素 D	数值型	血清维生素 D 检测值
贫血	字符型	有、无
血红蛋白值	数值型	血红蛋白检测值(g/L)
血小板	字符型	正常、偏低、偏高
红细胞	字符型	正常、偏低、偏高
白细胞	字符型	正常、偏低、偏高
谷丙转氨酶(ALT)	字符型	正常、偏低、偏高
谷草转氨酶(AST)	字符型	正常、偏低、偏高
高血压	字符型	无、Ⅰ级、Ⅱ级、Ⅲ级、单纯收缩性高血压
糖尿病	字符型	有、无
其他疾病	字符型	无、有及相应疾病
家族史/疾病名称	字符型	无、有及相应疾病
家族史(配偶)/疾病名称	字符型	无、有及相应疾病
遗传史/疾病名称	字符型	无、有及相应疾病
遗传史(配偶)/疾病名称	字符型	无、有及相应疾病
血压	字符型	收缩压 <139mmHg 和/或舒张压 <89mmHg、收缩压 <140 和/或舒张压 ≥90mmHg、收缩压 ≥140 和/或舒张压 <90mmHg(单纯收缩性高血压)、收缩压 ≥180 和/或舒张压 ≥110mmHg(Ⅲ级)、收缩压 140~159mmHg 和/或舒张压 90~99mmHg(Ⅰ级)、收缩压 160~179mmHg 和/或舒张压 100~109mmHg(Ⅱ级)
空腹血糖值	数值型	空腹血糖值(mmol/L)
心率	数值型	心率(次/min)
凝血功能	字符型	未查、正常、异常
肌酐	字符型	正常、偏低、偏高

续表

字段名称	类型	字段解释
尿素氮	字符型	正常、偏低、偏高
尿蛋白	字符型	-、+、++、+++
尿蛋白(g/24)	数值型	24小时尿蛋白定量
酮体	字符型	-、+、++、+++
子痫前期	字符型	是、否
子痫症状	字符型	有、无
肝内胆汁淤积症	字符型	有、无
羊水异常	字符型	过多、过少、无
胎儿生长受限	字符型	有、无
胎儿选择性生长受限(双胎)	字符型	有、无
胎膜早破	字符型	有、无
早产	字符型	有、无
是否被诊断为妊娠期高血压	字符型	是、否
是否被诊断为妊娠期糖尿病	字符型	是、否
分娩孕周	数值型	分娩孕周
偏食/食物	字符型	有、无
食欲	数值型	0~9(很好)
睡眠质量	数值型	0~9(很好)
活动	数值型	0~9(很好)
近一个月服用含有维生素A或维生素E的药物	字符型	药物名称及服用情况
每日摄入奶类	字符型	奶类名称及摄入情况
平时所吃食物排序	字符型	平时所吃食物及排序
日摄入最多肉类及摄入量	字符型	日摄入最多肉类及摄入量
食用动物肝脏	字符型	食用动物肝脏
摄入蔬菜种类	字符型	摄入蔬菜种类
摄入水果种类	字符型	摄入水果种类
摄入坚果种类	字符型	摄入坚果种类

其中除"血清维生素A、E水平"之外的调查均由参与课题的317间医院产科门诊负责实施,而"血清维生素A、E水平"则由北京和合医学工程技术研究院(简称"北京和合")

实施,并以检验单的方式报告给相关医院的科室,由开单医生添加到数据库。

血清维生素 A、维生素 E 检测过程及质量控制

维生素 A、维生素 E 由北京和合用高效液相色谱仪统一进行定量测定,其质量控制符合国家卫生健康委医药卫生科技发展研究中心下达任务书的研究要求。目前中国医院普遍有两种检测维生素 A、维生素 E 的方法:免疫法和色谱法。其中,免疫法主要包括放射免疫法(RIA)、酶联免疫吸附法(ELISA)、化学发光免疫测定法(CLIA)等;色谱法主要包括高效液相色谱法(HPLC)和液相色谱 - 串联质谱法(LC-MS/MS)。

1. 免疫法

免疫法具有自动化平台,适用于大样本临床标本分析。

放射免疫法敏感性高,但废弃物都有放射性,而且在低水平时精密度降低。

酶免疫测定法相对比较便宜,检测维生素速度快,但特异度、灵敏度稍差(如测定维生素 A 时,通过酶免疫测定法测定的是视黄醇结合蛋白,而不是视黄醇本身)。

酶联免疫吸附法和化学发光法易受基质效应和抗体特异性的干扰,且无法区分同分异构体等。

2. 色谱法

高效液相色谱法具有快速、可靠、灵敏、特异性强、抗干扰和精度高等优点,是目前临床普遍认可的检测方法。但该方法的样品制作具有耗时长、过程复杂的不足,且所用仪器价格昂贵,对操作人员的素质和技能要求较高,普通医院的检验科很难承担大样本的临床检测任务,所以国内目前采用高效液相色谱法检测的多为第三方检验公司。

液相色谱 - 串联质谱法是将高效液相色谱仪与三重四极杆质谱串联。质谱仪本质上是测量离子质荷比(m/z)的分析仪器,将被测物质离子化后,按照离子的质荷比分离,测量各种离子峰强度而实现分析的仪器。因此,在检测维生素 A、维生素 E 时,LC-MS/MS 特异性更高,尤其适合检测小分子物质。但由于仪器昂贵、维护成本高、结构复杂对操作人员的技术要求高等因素限制了该方法在临床维生素监测中的普及。

北京和合自 2010 年起一直采用高效液相色谱仪对孕妇血清维生素 A、维生素 E 进行定量测定,其精度控制达到两倍标准差以下。基于课题组对血清检验精度和满足临床较大样本检测的要求,为保证检测的准确性,北京和合中心实验室实施了严格的内部质控:①质控样本随待测样本一起进行前处理过程和仪器检测过程,防止出现检测前误差;②每批次检测样本至少双质控,单批次样本超出 60 份时,质控数目应≥样本数目的 5%,同一批次中质控样本的位置随机分配在待测样本的前、中、后,保证有效质控;③检测后,根据仪器检测标准物质的数据制作标准曲线,并计算质控样本和待测样本的测定结果,然后应用 Westgard 多规则质控方法来判定质控结果是否合格,直至符合课题研究要求。

北京和合所有检验单内容大同小异(少数医院有所不同),但都包括受查者的年龄、所在省份等个人基本情况,血清维生素 A、血清维生素 E 水平等项目。

检验单的具体项目如下:

字段名称	类型	字段解释
省份	字符串	省份
送检医院	字符串	送检医院名称
送检科室	字符串	送检科室名称
临床诊断	字符串	临床诊断
病历号	字符串	病历号
患者姓名	字符串	患者姓名
年龄	数值	年龄
血清维生素 A	数值	血清维生素 A 检测值(mg/L)
血清维生素 E	数值	血清维生素 E 检测值(mg/L)
血清维生素 D	数值	血清维生素 D 检测值(ng/ml)

五、数据采集

本研究数据来源于"维生素 A、E 水平与孕期子痫前期相关性研究"课题组。对符合"加入课题研究的标准"的孕妇按统一要求进行编号并填写相关问卷包括知情同意书,再由参研医院的检验人员采集血液,作为血清样本交由北京和合统一检测其血清维生素 A、维生素 E 水平。

病例报告表由参研医院的研究人员根据患者中患病孕妇提供的实际信息填写,每个入选病例必须完成病例报告表的填写。参加本次课题的研究人员全部经过严格培训,要求如实、详细、认真记录问卷,以确保病例报告表内容真实、可靠,尤其重视确保记录方式与判断标准的统一性。最终完成的病例由统计人员进行数据录入与管理工作,录入时采用了"双录入"方式以保证数据的准确性。

六、数据清洗

数据清洗是数据处理的前序步骤,这部分的工作量高达 90% 以上,是确保分析质量不可缺少的环节。本报告所依据的数据主要由高精度医疗器械所采集,总的质量是偏高的。但由于各地医院提供的病例和检验单存在少量漏项错项,仍然需要进行繁琐的编辑、查重、基于逻辑的缺失值填补。数据清洗的过程示意如下:

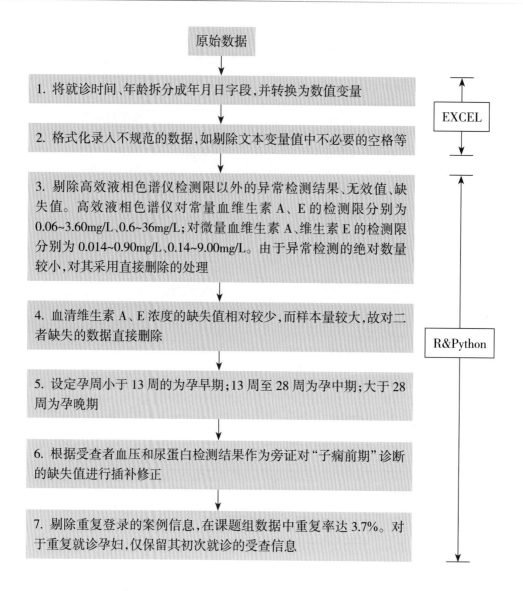

原始数据

1. 将就诊时间、年龄拆分成年月日字段,并转换为数值变量

2. 格式化录入不规范的数据,如剔除文本变量值中不必要的空格等

3. 剔除高效液相色谱仪检测限以外的异常检测结果、无效值、缺失值。高效液相色谱仪对常量血维生素 A、E 的检测限分别为0.06~3.60mg/L、0.6~36mg/L;对微量血维生素 A、维生素 E 的检测限分别为 0.014~0.90mg/L、0.14~9.00mg/L。由于异常检测的绝对数量较小,对其采用直接删除的处理

4. 血清维生素 A、E 浓度的缺失值相对较少,而样本量较大,故对二者缺失的数据直接删除

5. 设定孕周小于 13 周的为孕早期;13 周至 28 周为孕中期;大于 28周为孕晚期

6. 根据受查者血压和尿蛋白检测结果作为旁证对“子痫前期”诊断的缺失值进行插补修正

7. 剔除重复登录的案例信息,在课题组数据中重复率达 3.7%。对于重复就诊孕妇,仅保留其初次就诊的受查信息

EXCEL

R&Python

七、总体分布估计方法

鉴于本课题采用的维生素 A、维生素 E 检测数据为自费检测项目,课题组数据 99% 来自二级及二级以上医院,纳入人群可能偏向于经济条件较好的孕妇。84% 的检测数据来自城镇孕妇的孕检报告,样本的城乡份额跟全国实际情况有很大的出入,对于城镇孕妇具有更强的代表性。不过,必须了解,中国的医院基本设在城镇,农村鲜少建有医院,换言之,医疗设施条件上城镇居民与农村居民不存在显著差异。不同的是孕妇的参研意愿。本报告将会分别推算全国孕妇血清维生素 A、维生素 E 的分布和全国城镇孕妇血清维生素 A、维生素 E 的分布。

1. 推算全国孕妇血清维生素 A、维生素 E 分布的思路

在推算全国孕妇血清维生素 A、维生素 E 分布时,将采用真实的农村 / 城镇孕妇数量比对相应的层进行加权,即将样本视为事后分层抽样得到的。

（1）将 LIS 系统产科门诊中所有城镇孕妇有效样品近似看作全国城镇孕妇的随机样本。

（2）将 LIS 系统产科门诊中所有农村孕妇有效样品近似看作全国农村孕妇的随机样本。

（3）将全国孕妇总体看作两层，一层为城镇孕妇，一层为农村孕妇。

（4）2018年全国城镇人口占总人口的59.58%，假设城镇孕妇占全国孕妇的比例与城镇人口占总人口的比例相等。将城镇孕妇的总体层权设定为60%，相应的农村孕妇的总体层权设定为40%。

（5）利用分层随机抽样理论，将两个独立随机样本的分布及其分布特征按各层的总体层权进行加权计算获得总样本的分布及其分布特征。

由于孕妇在不同孕期的维生素A、维生素E水平差异较大（表1和表4），因此在推算全国孕妇血清维生素A、维生素E水平总体分布时，将分别推算孕早期、孕中期和孕晚期孕妇的维生素分布。

2. 推算全国城镇孕妇血清维生素A、维生素E分布的思路

本报告除了推算全国孕妇血清维生素A、维生素E水平总体分布外，还另行推算了全国城镇孕妇血清维生素A、维生素E水平的总体分布。在推算全国城镇孕妇血清维生素分布时，我们通过数据分析发现，城镇孕妇中子痫前期孕妇和非子痫前期孕妇在维生素A、维生素E分布上也存在很大差别。众所周知，子痫前期是孕产妇死亡和围产儿死亡的主要原因之一。因此在推算时需要考察样本数据中子痫前期的患病率和实际患病率是否一致。目前，关于子痫前期患病率，世界各地报道差异较大。研究表明，在我国子痫前期患病率可能和地域有关，不同地区的患病率差异较大。由于课题组数据并未覆盖所有省份，因此患病率和实际患病率会有一定出入。查找近10年的调查资料，选取样本量大于5 000的在城市进行的调查，计算得到目前我国城镇孕妇子痫前期患病率约为3.2%。对于全国孕妇子痫前期患病率目前并没有比较准确的数据，因此在推算全国孕妇血清维生素分布时，并未考虑样本孕妇子痫前期患病率的问题。

由于数据并非依照事先的抽样设计方案进行抽样采集的，所以抽样模型属于事后指定比例分层随机抽样。在推算时，研究人员考虑将全国城镇孕妇分为两层，一层为子痫前期孕妇；一层为非子痫前期孕妇。分别推算两个子总体血清维生素A、维生素E的分布，然后再使用子痫前期患病率作为权重进行加权得到全国城镇孕妇的维生素A、维生素E的总体分布。

为了准确推断全国城镇孕妇血清维生素A、维生素E水平的总体分布，同样具体考虑：

（1）将LIS系统产科门诊中所有城镇中子痫前期的孕妇有效样本近似看作全国城镇子痫前期孕妇的随机样本。

（2）将LIS系统产科门诊中所有城镇非子痫前期孕妇有效样本近似看作全国城镇非子痫前期孕妇的随机样本。

（3）将全国城镇孕妇总体看作两层，一层为子痫前期孕妇，一层为非子痫前期孕妇。

（4）将子痫前期孕妇的总体层权设定为3.2%，相应的非子痫前期孕妇的总体层权设定为96.8%；其他产科疾病没有纳入考虑范围内。

（5）利用分层随机抽样理论，将两个独立随机样本的分布及其分布特征按各层的总体层权进行加权计算获得总样本的分布及其分布特征。

本报告的主要内容之一是估计全国城镇孕妇血清维生素水平的分布，为了评估其估计精度，对总体分布估计所需样本量的讨论是非常必要的。但关于总体分布估计的样本量确定目前的理论是不足的,它不同于总体比例估计与总体均值估计。本报告所采用的公式 1 来自中国人民大学统计学院杜子芳教授的研究成果。

鉴于分层抽样的设计效应小于 1,根据简单随机抽样的总体分布估计样本量确定公式进行样本量确定,其结果具稳健性。

$$\frac{1}{n} = 1 \Big/ \left[\left(\frac{Z_{\frac{\alpha}{2}}}{r_0} \right)^2 (L^2 p_1 - 1) \right] + \frac{1}{N} \qquad\qquad 公式 1$$

其中,r_0 代表各个直方的相对误差,p_1 代表众数组的概率,L 代表组数(根据现行标准类数定为 5[1]),$Z_{\frac{\alpha}{2}} = 1.96$[2],$N$ 代表总体总数。本次总体总数为全国城镇孕妇数量,假设 2018 年孕产妇所生新生儿皆为单胎,且城镇农村孕产妇比例与总人口比例相等。则 2018 年全国城镇孕妇人口数为:

$$城镇孕妇人口数 = 2018 年全国新生儿人口数 \times \frac{2018 年城镇人口总数}{2018 年全国人口总数}$$

参数确定参考了报告中图 7 的结果。以此计算,若相对误差 r_0 取 3% 时,样本量不低于 89 215。计算表明,对样本量为 190 688 的非子痫前期孕早期孕妇总体而言,其血清维生素 A 水平分布的估计相对误差可达 3% 以下。

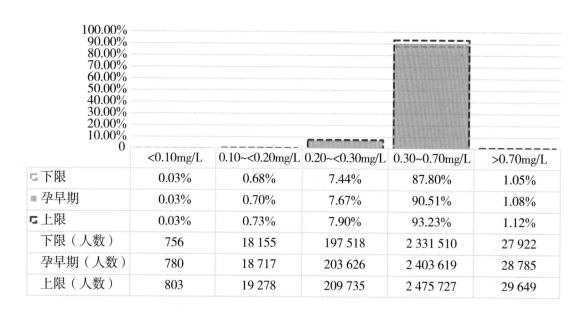

	<0.10mg/L	0.10~<0.20mg/L	0.20~<0.30mg/L	0.30~0.70mg/L	>0.70mg/L
下限	0.03%	0.68%	7.44%	87.80%	1.05%
孕早期	0.03%	0.70%	7.67%	90.51%	1.08%
上限	0.03%	0.73%	7.90%	93.23%	1.12%
下限（人数）	756	18 155	197 518	2 331 510	27 922
孕早期（人数）	780	18 717	203 626	2 403 619	28 785
上限（人数）	803	19 278	209 735	2 475 727	29 649

图 7　孕早期非子痫前期孕妇血清维生素 A 水平分布的估计

---

1. 使用样本中维生素 A 数据进行聚类分析时,依据 BIC 最大准则确定最佳聚类个数也为 5。

2. 本报告样本量比较大,因此样本比例经过标准化后可视为服从正态分布。

第二章 中国孕妇血清维生素 A 的水平

本章针对的总体假设为 2018 年的中国孕妇群体,根据新生儿人数估计其规模为 1 741 万人。所依据的样本数据是课题组所调查的 717 139 例孕妇临床检测数据。

目标是基于样本数据对全国及各个孕期孕妇的血清维生素 A 的分布以及平均水平进行推算,各种推断的置信度统一约定为 95%。然后从空间、人口学特征、机体特征和就诊医院特征 4 个维度依次考察样本的血清维生素 A 的条件分布。最后通过分布差异度、均值、标准差、箱线图等统计指标(或图形)比较不同条件下维生素 A 分布的差异程度。

思路说明:由于样本并非按照事先设计的抽样方法随机抽到的,而是医生根据患者的个人意向调查得到,所以原始样本若不做必要的随机化处理并不能很好地代表全国孕妇的维生素 A 水平,从而无法据此考察我国孕妇血清维生素 A 的整体状况及相关的影响因素,因此采用了所谓事后分层尔后随机化的预处理手法,将每层的数据看作简单随机抽样数据进行统计学推断。

由于几乎在所有推断的场合样本量足以确保中心极限定理成立,所以允许直接使用基于正态分布的 U 估计量而不必使用 t 估计量获得置信区间或实施假设检验。

统计学推断的主要结论:中国孕妇血清维生素 A 的平均水平(± 标准差)为 0.42 (±0.12)mg/L。缺乏维生素 A 的比例约为 0.98%,边缘缺乏的比例约为 8.62%,正常的比例约为 89.20%,超高的比例约为 1.20%。

内容安排:第二章第一节和第二节基于样本数据推算全国孕妇以及全国城镇孕妇血清维生素 A 的分布。第二章第三节至第六节将分别从空间、人口学特征、孕妇体征和就诊医院特征 4 个维度依次描述样本中所有孕妇血清维生素 A 的条件分布。

一、全国孕妇血清维生素 A 水平的推算

推算全国孕妇血清维生素 A 的总体分布情况,对卫生指导工作具有重要意义。在统计学里,为了应对非设计抽样的估计难题,事后分层常常是优先选择的方法。本报告中,研究者通过居住现状分层的方法,对全国孕妇血清维生素 A 水平分布进行估计。

本节研究的总体为全国所有孕妇,假设 2018 年孕产妇所生新生儿皆为单胎,且城镇农村孕产妇比例与总人口比例相等,则城镇和农村孕妇数量可以从以下两个公式推算得出:

$$城镇孕妇人口数 = 2018 年全国新生儿人口数 \times \frac{2018 年城镇人口总数}{2018 年全国人口总数}$$

$$农村孕妇人口数 = 2018 年全国新生儿人口数 \times \frac{2018 年农村人口总数}{2018 年全国人口总数}$$

同一位孕妇处于不同孕期时,其血清维生素 A 分布可能存在较大的差异(维生素在不同孕期时的分布见第二章第五节中国孕妇血清维生素 A 在不同机体特征下的分布),故本章将分别估计孕早期、孕中期和孕晚期孕妇的维生素 A 分布。

研究总体被划分为孕早期孕妇、孕中期孕妇和孕晚期孕妇三个子总体,表 27 为样本中各孕期孕妇的比例,数据显示,每年各孕期孕妇比例不尽相同,例如 2018 年处于孕中期孕妇比例明显高于往年。在推算过程中,需要对全国处于孕早、中、晚三期的孕妇数量进行估算。首先用 2018 年的新生儿数量来近似代表 2018 年孕妇数量(假设孕妇所怀皆为单胎),至于分别估计孕早、中、晚期的孕妇数量,则使用各孕期时长在整个孕期中的时间占比来分配,如下述公式所示。

各孕期孕妇总体的人口基数采用如下方式计算:

$$孕早期孕妇人口数 = 2018 年孕妇人口数 \times \frac{孕早期孕周时长}{总孕周时长}$$

$$孕中期孕妇人口数 = 2018 年孕妇人口数 \times \frac{孕中期孕周时长}{总孕周时长}$$

$$孕晚期孕妇人口数 = 2018 年孕妇人口数 \times \frac{孕晚期孕周时长}{总孕周时长}$$

表 27　2014—2018 年就诊的各孕期人数

年份	孕期			总计
	孕早期	孕中期	孕晚期	
2015 年以前	244 (35.41%)	267 (38.75%)	178 (25.83%)	689 (100%)
2015 年	29 170 (28.12%)	48 087 (46.35%)	26 494 (25.54%)	103 751 (100%)
2016 年	69 964 (31.00%)	108 788 (48.20%)	46 934 (20.80%)	225 686 (100%)
2017 年	121 599 (36.88%)	158 133 (47.96%)	49 984 (15.16%)	329 716 (100%)
2018 年	8 983 (15.81%)	40 073 (70.54%)	7 750 (13.64%)	56 806 (100%)
总计	229 930 (32.09%)	355 287 (49.58%)	131 322 (18.33%)	716 539 (100%)

以孕早期孕妇的血清维生素分布估计为例介绍估计思路,孕中期和孕晚期孕妇同理。

(1) 将 LIS 系统产科门诊中所有城镇孕妇有效样本近似看作全国城镇孕妇的随机样本。

(2) 将 LIS 系统产科门诊中所有农村孕妇有效样本近似看作全国农村孕妇的随机样本。

(3) 将全国孕妇总体看作两层,一层为城镇孕妇,一层为农村孕妇。

(4) 2018 年全国城镇人口占总人口的 59.58%,假设城镇孕妇占全国孕妇的比例与城镇人口占总人口的比例相等。将城镇孕妇的总体层权设定为 60%,相应的农村孕妇的总体层权设定为 40%。

(5) 利用分层随机抽样理论,将两个独立随机样本的分布及其分布特征按各层的总体层权进行加权计算获得总样本的分布及其分布特征。

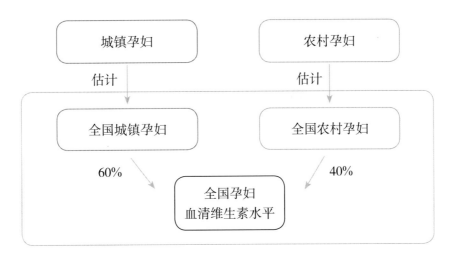

按照居住现状分层将全国孕妇看作"城镇"与"农村"两个层。其中将样本中城镇孕妇数据视为全国城镇孕妇的简单随机抽样样本数据,由此计算城镇孕妇血清维生素 A 水平分布及其95% 置信区间,若将相对误差设定为 6%,置信度设定为 95%,则样本量满足根据公式 1(见 36 页)推算的最小样本量。如图 8 至图 10 所示为相对误差为 6% 时,各孕期孕妇血清维生素 A 的分布。

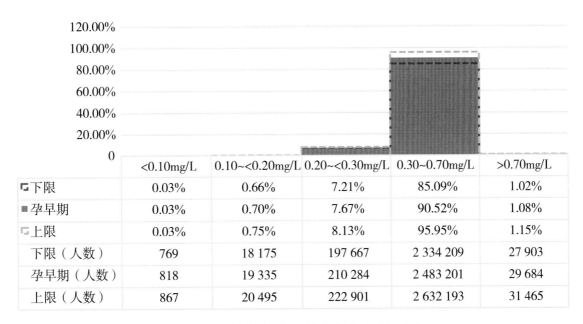

	<0.10mg/L	0.10~<0.20mg/L	0.20~<0.30mg/L	0.30~0.70mg/L	>0.70mg/L
下限	0.03%	0.66%	7.21%	85.09%	1.02%
孕早期	0.03%	0.70%	7.67%	90.52%	1.08%
上限	0.03%	0.75%	8.13%	95.95%	1.15%
下限（人数）	769	18 175	197 667	2 334 209	27 903
孕早期（人数）	818	19 335	210 284	2 483 201	29 684
上限（人数）	867	20 495	222 901	2 632 193	31 465

图 8　孕早期城镇孕妇血清维生素 A 水平分布

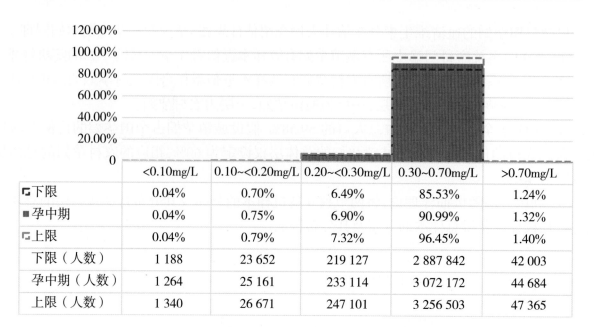

	<0.10mg/L	0.10~<0.20mg/L	0.20~<0.30mg/L	0.30~0.70mg/L	>0.70mg/L
下限	0.04%	0.70%	6.49%	85.53%	1.24%
孕中期	0.04%	0.75%	6.90%	90.99%	1.32%
上限	0.04%	0.79%	7.32%	96.45%	1.40%
下限（人数）	1 188	23 652	219 127	2 887 842	42 003
孕中期（人数）	1 264	25 161	233 114	3 072 172	44 684
上限（人数）	1 340	26 671	247 101	3 256 503	47 365

图 9　孕中期城镇孕妇血清维生素 A 水平分布

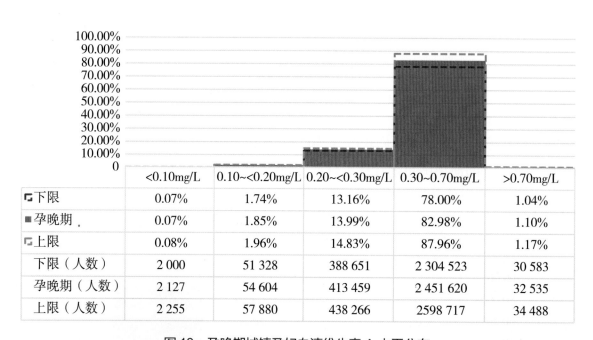

	<0.10mg/L	0.10~<0.20mg/L	0.20~<0.30mg/L	0.30~0.70mg/L	>0.70mg/L
下限	0.07%	1.74%	13.16%	78.00%	1.04%
孕晚期	0.07%	1.85%	13.99%	82.98%	1.10%
上限	0.08%	1.96%	14.83%	87.96%	1.17%
下限（人数）	2 000	51 328	388 651	2 304 523	30 583
孕晚期（人数）	2 127	54 604	413 459	2 451 620	32 535
上限（人数）	2 255	57 880	438 266	2598 717	34 488

图 10　孕晚期城镇孕妇血清维生素 A 水平分布

　　研究者将样本中农村孕妇数据视作全国"农村"的简单随机抽样数据,以此计算农村层血清维生素 A 水平的分布,进而估计全国"农村孕妇"血清维生素 A 水平的总体分布。由于样本量大于公式 1(见 36 页)中根据相对误差(不高于 6%)和置信度(不低于 95%)所确定的最小样本量,估计的相对误差将可稳定控制在 6% 以内。图 11 至图 13 为全国农村孕妇血清维生素 A 水平分布及其 95% 置信区间。

　　将城镇的总体层权设定为 60%,相应地农村的总体层权设定为 40%,两者加权得到全国各孕期孕妇血清维生素 A 水平的分布及其 95% 置信区间,如图 14 至图 16 所示。

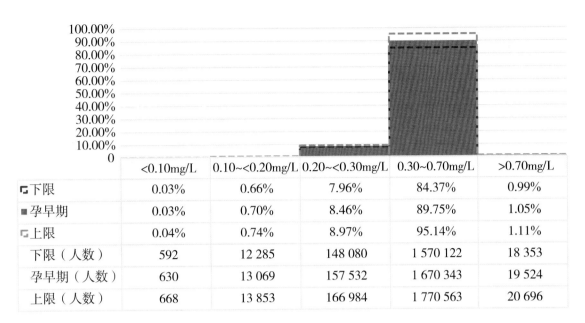

	<0.10mg/L	0.10~<0.20mg/L	0.20~<0.30mg/L	0.30~0.70mg/L	>0.70mg/L
下限	0.03%	0.66%	7.96%	84.37%	0.99%
孕早期	0.03%	0.70%	8.46%	89.75%	1.05%
上限	0.04%	0.74%	8.97%	95.14%	1.11%
下限（人数）	592	12 285	148 080	1 570 122	18 353
孕早期（人数）	630	13 069	157 532	1 670 343	19 524
上限（人数）	668	13 853	166 984	1 770 563	20 696

图 11 孕早期农村孕妇血清维生素 A 水平分布

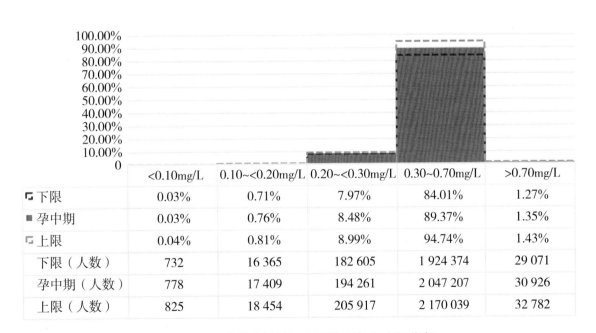

	<0.10mg/L	0.10~<0.20mg/L	0.20~<0.30mg/L	0.30~0.70mg/L	>0.70mg/L
下限	0.03%	0.71%	7.97%	84.01%	1.27%
孕中期	0.03%	0.76%	8.48%	89.37%	1.35%
上限	0.04%	0.81%	8.99%	94.74%	1.43%
下限（人数）	732	16 365	182 605	1 924 374	29 071
孕中期（人数）	778	17 409	194 261	2 047 207	30 926
上限（人数）	825	18 454	205 917	2 170 039	32 782

图 12 孕中期农村孕妇血清维生素 A 水平分布

按照现行维生素 A 的划分标准, 统计结果表明, 全国孕妇中约有 0.73% 的孕早期孕妇血清维生素 A 水平 <0.20mg/L。按照孕早期孕妇的人口基数, 约 33 851 名孕早期孕妇血清维生素 A 水平 <0.20mg/L, 其 95% 置信区间为 (31820,35882); 全国孕妇中约有 0.79% 的孕中期孕妇维生素 A<0.20mg/L, 按照孕中期孕妇的人口基数, 约 44 610 名孕中期孕妇血清维生素 A 水平 <0.20mg/L, 其 95% 置信区间为 (41934,47287); 全国孕妇中约有 2.05% 的孕晚期孕妇维生素 A<0.20mg/L, 按照孕晚期孕妇的人口基数, 约 101 559 名孕晚期孕妇血清维生素 A 水平 <0.20mg/L, 其 95% 置信区间为 (95465,107652)。

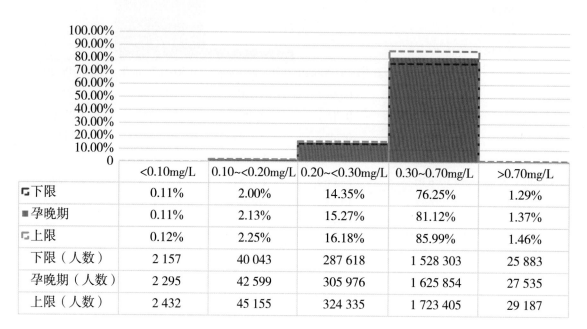

	<0.10mg/L	0.10~<0.20mg/L	0.20~<0.30mg/L	0.30~0.70mg/L	>0.70mg/L
下限	0.11%	2.00%	14.35%	76.25%	1.29%
孕晚期	0.11%	2.13%	15.27%	81.12%	1.37%
上限	0.12%	2.25%	16.18%	85.99%	1.46%
下限（人数）	2 157	40 043	287 618	1 528 303	25 883
孕晚期（人数）	2 295	42 599	305 976	1 625 854	27 535
上限（人数）	2 432	45 155	324 335	1 723 405	29 187

图 13　孕晚期农村孕妇血清维生素 A 水平分布

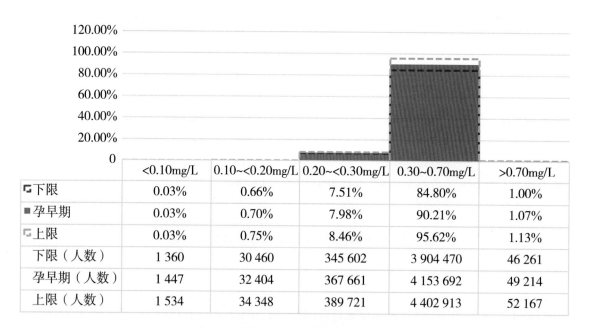

	<0.10mg/L	0.10~<0.20mg/L	0.20~<0.30mg/L	0.30~0.70mg/L	>0.70mg/L
下限	0.03%	0.66%	7.51%	84.80%	1.00%
孕早期	0.03%	0.70%	7.98%	90.21%	1.07%
上限	0.03%	0.75%	8.46%	95.62%	1.13%
下限（人数）	1 360	30 460	345 602	3 904 470	46 261
孕早期（人数）	1 447	32 404	367 661	4 153 692	49 214
上限（人数）	1 534	34 348	389 721	4 402 913	52 167

图 14　孕早期孕妇血清维生素 A 水平分布

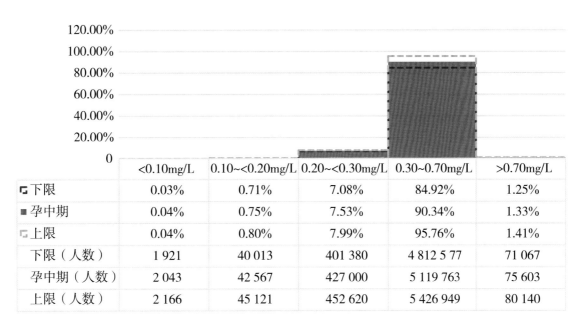

	<0.10mg/L	0.10~<0.20mg/L	0.20~<0.30mg/L	0.30~0.70mg/L	>0.70mg/L
下限	0.03%	0.71%	7.08%	84.92%	1.25%
孕中期	0.04%	0.75%	7.53%	90.34%	1.33%
上限	0.04%	0.80%	7.99%	95.76%	1.41%
下限（人数）	1 921	40 013	401 380	4 812 577	71 067
孕中期（人数）	2 043	42 567	427 000	5 119 763	75 603
上限（人数）	2 166	45 121	452 620	5 426 949	80 140

图 15　孕中期孕妇血清维生素 A 水平分布

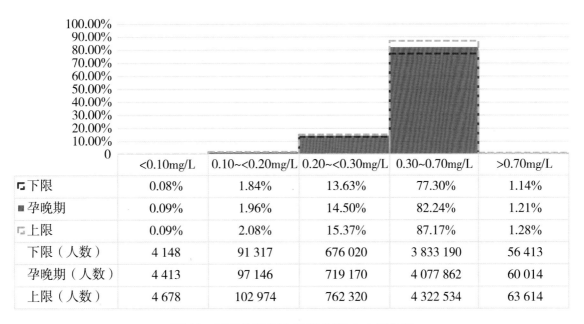

	<0.10mg/L	0.10~<0.20mg/L	0.20~<0.30mg/L	0.30~0.70mg/L	>0.70mg/L
下限	0.08%	1.84%	13.63%	77.30%	1.14%
孕晚期	0.09%	1.96%	14.50%	82.24%	1.21%
上限	0.09%	2.08%	15.37%	87.17%	1.28%
下限（人数）	4 148	91 317	676 020	3 833 190	56 413
孕晚期（人数）	4 413	97 146	719 170	4 077 862	60 014
上限（人数）	4 678	102 974	762 320	4 322 534	63 614

图 16　孕晚期孕妇血清维生素 A 水平分布

二、全国城镇孕妇血清维生素 A 水平的推算

鉴于本课题数据 84% 以上孕妇为城镇常住孕妇,故数据对城镇孕妇的代表性更强。本节旨在估计全国城镇孕妇血清维生素 A 的分布,为城镇卫生指导工作提供数据基础。

在统计学里,为了应对非设计抽样的估计难题,事后分层常常是优先选择的方法。而本报告最为关心的子痫前期孕妇和非子痫前期孕妇在血清维生素 A 分布上存在较大差异,因此本报告采用第一章第七节介绍的方法,对全国城镇孕妇血清维生素 A 水平分布进行估计。

本节研究总体为全国所有城镇孕妇。假设 2018 年孕产妇所生新生儿皆为单胎,且城镇农村孕产妇比例与城镇农村的总人口比例相等,则城镇孕妇人口数可以用下面的公式计算:

$$城镇孕妇人口数 = 2018 年全国新生儿人口数 \times \frac{2018 年城镇人口总数}{2018 年全国人口总数}$$

从上节分析结果可知,同一位孕妇处于不同孕期时,其血清维生素 A 分布差异较大,故而我们将研究总体划分为孕早期孕妇、孕中期孕妇和孕晚期孕妇三个子总体,分别估计孕早期、孕中期和孕晚期的城镇孕妇的维生素 A 分布。三个子总体的人口基数采用如下方式计算:

$$孕早期孕妇人口数 = 2018 年城镇孕妇人口数 \times \frac{孕早期孕周时长}{总孕周时长}$$

$$孕中期孕妇人口数 = 2018 年城镇孕妇人口数 \times \frac{孕中期孕周时长}{总孕周时长}$$

$$孕晚期孕妇人口数 = 2018 年城镇孕妇人口数 \times \frac{孕晚期孕周时长}{总孕周时长}$$

以孕早期孕妇的血清维生素分布估计为例介绍估计思路,孕中期和孕晚期孕妇同理。

(1) 将 LIS 系统产科门诊中所有城镇中子痫前期的孕妇有效样本近似看作全国城镇子痫前期孕妇的随机样本。

(2) 将 LIS 系统产科门诊中所有城镇非子痫前期孕妇有效样本近似看作全国城镇非子痫前期孕妇的随机样本。

(3) 将全国城镇孕妇总体看作两层,一层为子痫前期孕妇,一层为非子痫前期孕妇。

(4) 将子痫前期孕妇的总体层权设定为 3.2%,相应的非子痫前期孕妇的总体层权设定为 96.8%;其他产科疾病没有纳入考虑范围内。

(5) 利用分层随机抽样理论,将两个独立随机样本的分布及其分布特征按各层的总体层权进行加权计算获得总样本的分布及其分布特征。

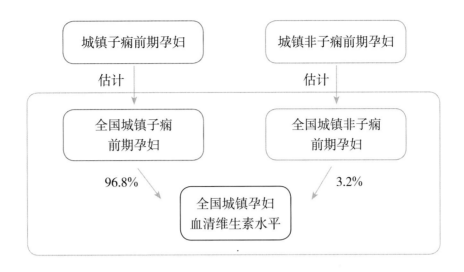

病况分层将城镇孕妇看作"患子痫前期"与"不患子痫前期"两个层,其中将样本中城镇子痫前期孕妇数据视为全国城镇"子痫前期孕妇"的简单随机抽样样本数据,由此计算全国城镇"子痫前期孕妇"血清维生素 A 水平分布及其 95% 置信区间,如图 17 至图 19 所示。

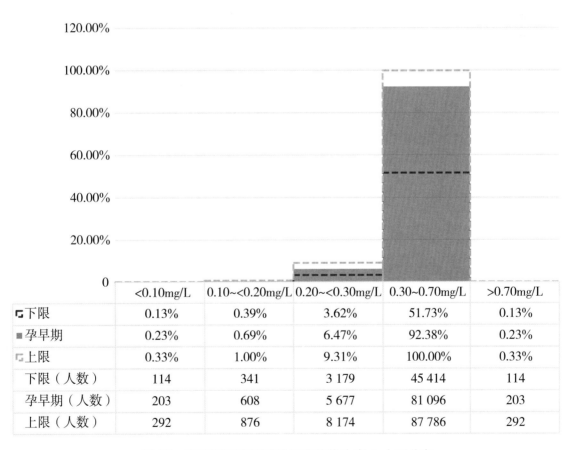

	<0.10mg/L	0.10~<0.20mg/L	0.20~<0.30mg/L	0.30~0.70mg/L	>0.70mg/L
下限	0.13%	0.39%	3.62%	51.73%	0.13%
孕早期	0.23%	0.69%	6.47%	92.38%	0.23%
上限	0.33%	1.00%	9.31%	100.00%	0.33%
下限（人数）	114	341	3 179	45 414	114
孕早期（人数）	203	608	5 677	81 096	203
上限（人数）	292	876	8 174	87 786	292

图 17　孕早期子痫前期孕妇血清维生素 A 水平分布

研究者将样本中非子痫前期孕妇数据视作全国"非子痫前期"的简单随机抽样样本数据,以此计算"非子痫前期"层血清维生素 A 水平的样本分布,进而估计全国城镇"非子痫前期孕妇"血清维生素 A 水平的总体分布。由于样本量大于公式 1(见 36 页)中根据相对

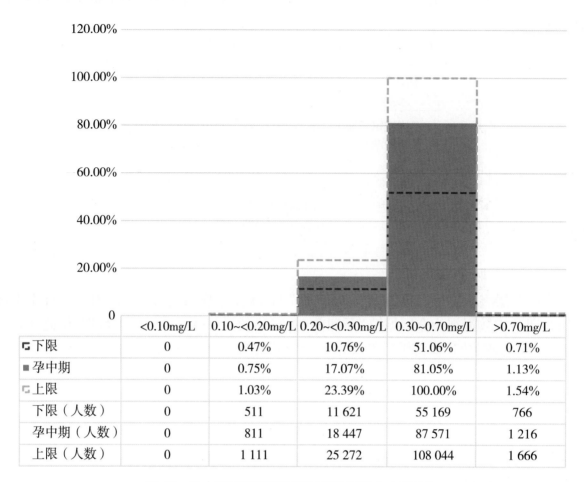

	<0.10mg/L	0.10~<0.20mg/L	0.20~<0.30mg/L	0.30~0.70mg/L	>0.70mg/L
下限	0	0.47%	10.76%	51.06%	0.71%
孕中期	0	0.75%	17.07%	81.05%	1.13%
上限	0	1.03%	23.39%	100.00%	1.54%
下限（人数）	0	511	11 621	55 169	766
孕中期（人数）	0	811	18 447	87 571	1 216
上限（人数）	0	1 111	25 272	108 044	1 666

图18　孕中期子痫前期孕妇血清维生素 A 水平分布

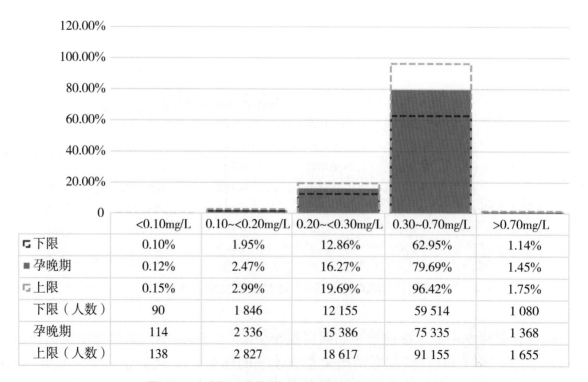

	<0.10mg/L	0.10~<0.20mg/L	0.20~<0.30mg/L	0.30~0.70mg/L	>0.70mg/L
下限	0.10%	1.95%	12.86%	62.95%	1.14%
孕晚期	0.12%	2.47%	16.27%	79.69%	1.45%
上限	0.15%	2.99%	19.69%	96.42%	1.75%
下限（人数）	90	1 846	12 155	59 514	1 080
孕晚期	114	2 336	15 386	75 335	1 368
上限（人数）	138	2 827	18 617	91 155	1 655

图19　孕晚期子痫前期孕妇血清维生素 A 水平分布

误差(不高于 3%)和置信度(不低于 95%)所确定的最小样本量,估计的相对误差将可稳定控制在 3% 以内。图 20 至图 22 为全国城镇非子痫前期孕妇血清维生素 A 水平分布及其 95% 置信区间。

将子痫前期的总体层权设定为 3.2%,相应地非子痫前期的总体层权设定为 96.8%,两者加权得到全国各孕期城镇孕妇血清维生素 A 水平的分布及其 95% 置信区间,如图 23 至图 25 所示。由于其他产科疾病没有纳入考虑范围内,就全国而言,健康孕妇的比例应该不高于 96.8%,且报告采用的维生素 A、维生素 E 检测数据为自费检测项目,纳入人群可能偏向于经济条件较好的城镇孕妇。因此,以这样的便宜式处理,将稍微高估全国城镇孕妇的血清维生素 A 水平。

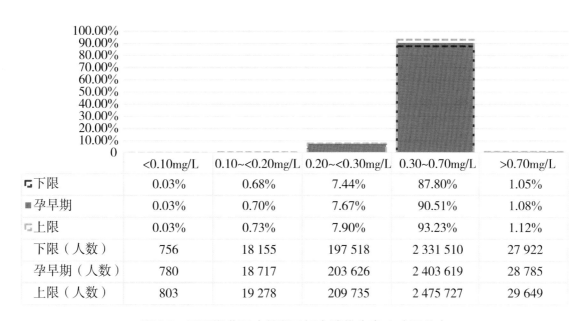

	<0.10mg/L	0.10~<0.20mg/L	0.20~<0.30mg/L	0.30~0.70mg/L	>0.70mg/L
下限	0.03%	0.68%	7.44%	87.80%	1.05%
孕早期	0.03%	0.70%	7.67%	90.51%	1.08%
上限	0.03%	0.73%	7.90%	93.23%	1.12%
下限（人数）	756	18 155	197 518	2 331 510	27 922
孕早期（人数）	780	18 717	203 626	2 403 619	28 785
上限（人数）	803	19 278	209 735	2 475 727	29 649

图 20　孕早期非子痫前期孕妇血清维生素 A 水平分布

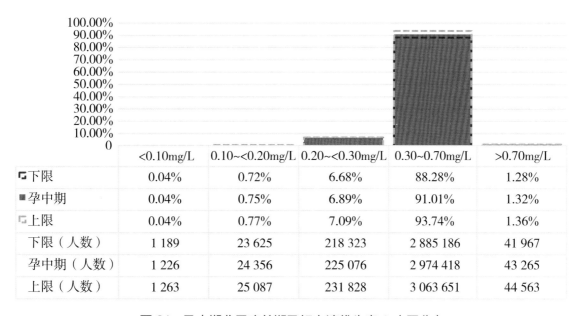

	<0.10mg/L	0.10~<0.20mg/L	0.20~<0.30mg/L	0.30~0.70mg/L	>0.70mg/L
下限	0.04%	0.72%	6.68%	88.28%	1.28%
孕中期	0.04%	0.75%	6.89%	91.01%	1.32%
上限	0.04%	0.77%	7.09%	93.74%	1.36%
下限（人数）	1 189	23 625	218 323	2 885 186	41 967
孕中期（人数）	1 226	24 356	225 076	2 974 418	43 265
上限（人数）	1 263	25 087	231 828	3 063 651	44 563

图 21　孕中期非子痫前期孕妇血清维生素 A 水平分布

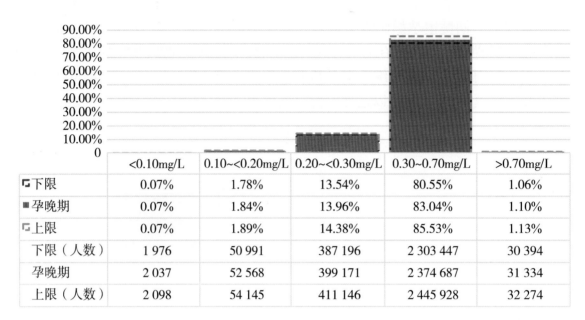

	<0.10mg/L	0.10~<0.20mg/L	0.20~<0.30mg/L	0.30~0.70mg/L	>0.70mg/L
下限	0.07%	1.78%	13.54%	80.55%	1.06%
孕晚期	0.07%	1.84%	13.96%	83.04%	1.10%
上限	0.07%	1.89%	14.38%	85.53%	1.13%
下限（人数）	1 976	50 991	387 196	2 303 447	30 394
孕晚期	2 037	52 568	399 171	2 374 687	31 334
上限（人数）	2 098	54 145	411 146	2 445 928	32 274

图 22　孕晚期非子痫前期孕妇血清维生素 A 水平分布

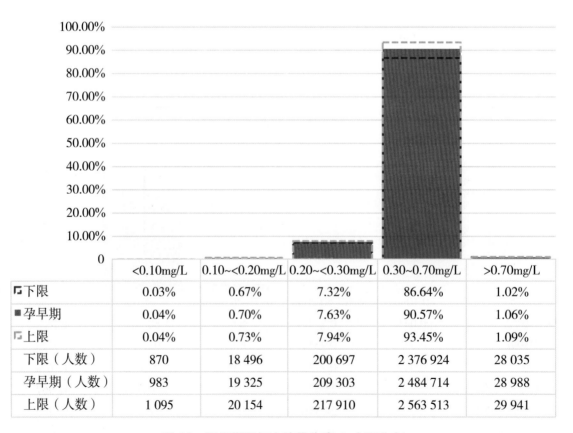

	<0.10mg/L	0.10~<0.20mg/L	0.20~<0.30mg/L	0.30~0.70mg/L	>0.70mg/L
下限	0.03%	0.67%	7.32%	86.64%	1.02%
孕早期	0.04%	0.70%	7.63%	90.57%	1.06%
上限	0.04%	0.73%	7.94%	93.45%	1.09%
下限（人数）	870	18 496	200 697	2 376 924	28 035
孕早期（人数）	983	19 325	209 303	2 484 714	28 988
上限（人数）	1 095	20 154	217 910	2 563 513	29 941

图 23　孕早期孕妇血清维生素 A 水平分布

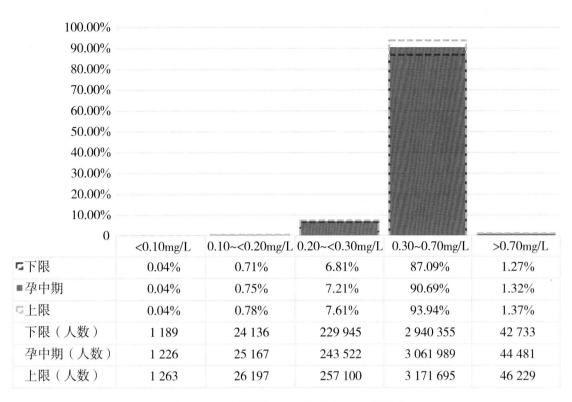

	<0.10mg/L	0.10~<0.20mg/L	0.20~<0.30mg/L	0.30~0.70mg/L	>0.70mg/L
下限	0.04%	0.71%	6.81%	87.09%	1.27%
孕中期	0.04%	0.75%	7.21%	90.69%	1.32%
上限	0.04%	0.78%	7.61%	93.94%	1.37%
下限（人数）	1 189	24 136	229 945	2 940 355	42 733
孕中期（人数）	1 226	25 167	243 522	3 061 989	44 481
上限（人数）	1 263	26 197	257 100	3 171 695	46 229

图 24　孕中期孕妇血清维生素 A 水平分布

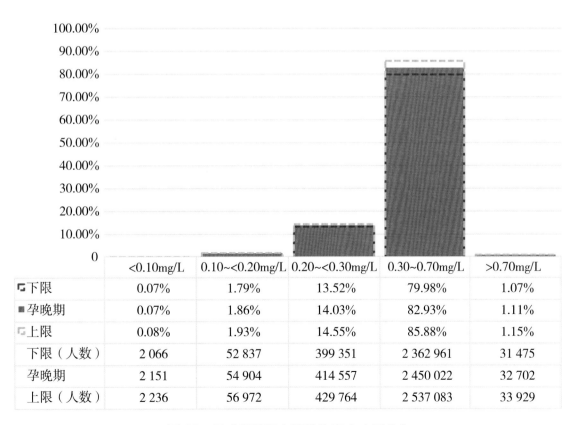

	<0.10mg/L	0.10~<0.20mg/L	0.20~<0.30mg/L	0.30~0.70mg/L	>0.70mg/L
下限	0.07%	1.79%	13.52%	79.98%	1.07%
孕晚期	0.07%	1.86%	14.03%	82.93%	1.11%
上限	0.08%	1.93%	14.55%	85.88%	1.15%
下限（人数）	2 066	52 837	399 351	2 362 961	31 475
孕晚期	2 151	54 904	414 557	2 450 022	32 702
上限（人数）	2 236	56 972	429 764	2 537 083	33 929

图 25　孕晚期孕妇血清维生素 A 水平分布

按照现行维生素 A 的划分标准,统计结果表明,全国城镇孕妇中约有 0.74% 的孕早期孕妇血清维生素 A 水平 <0.20mg/L。按照孕早期孕妇的人口基数,约 20 000 名孕早期孕妇血清维生素 A 水平 <0.20mg/L,其 95% 置信区间为(19366,21249);全国城镇孕妇中约有 0.78% 的孕中期孕妇维生素 A<0.20mg/L,按照孕中期孕妇的人口基数,约 26 000 名孕中期孕妇血清维生素 A 水平 <0.20mg/L,其 95% 置信区间为(25325,27460);全国城镇孕妇中约有 1.93% 的孕晚期孕妇维生素 A<0.20mg/L,按照孕晚期孕妇的人口基数,约 57 000 名孕晚期孕妇血清维生素 A 水平 <0.20mg/L,其 95% 置信区间为(54903,59208)。

三、中国孕妇血清维生素 A 的空间分布

本节分析中国孕妇血清维生素 A 的空间分布特征,根据孕妇的空间位置,分别从农村 / 城镇、城市等级、地区、居住方式 4 个维度来分析其血清维生素 A 的空间分布差异。

(一)农村地区孕妇血清维生素 A 水平低于城镇地区

本节就城市和农村对样本孕妇血清维生素 A 水平进行分析,并推断全国城镇和农村的孕妇维生素 A 的情况。根据经济发展和医疗资源等指标,分析时将各县 / 区统划分为大城市、中小城市、普通农村、贫困农村。通过绘制不同地区的孕妇血清维生素 A 水平的分布图与箱线图,并计算相应的分布特征,试图从多个视角比较农村和城镇孕妇血清维生素 A 水平上的差异。

孕妇血清维生素 A 的城乡差异很大。到贫困农村医院就诊的孕妇缺乏率高达 2.82%,高出到大城市就诊的 3 倍之多。到贫困农村医院就诊的孕妇超高率仅为 0.80%,比超高率最高的普通农村地区(1.46%)低 50% 左右。到大城市医院就诊的缺乏率和超高率相对较低。

普通农村和贫困农村孕妇的血清维生素 A 水平处于 0.30~0.70mg/L 的比例较低,分别为 85.57% 和 82.11%,农村地区的孕妇血清维生素 A 水平低于城镇地区的孕妇血清维生素 A 水平,普通农村和贫困农村的孕妇血清维生素 A 水平较之大城市和中小城市孕妇应受到更多关注。见图 26 和表 28。

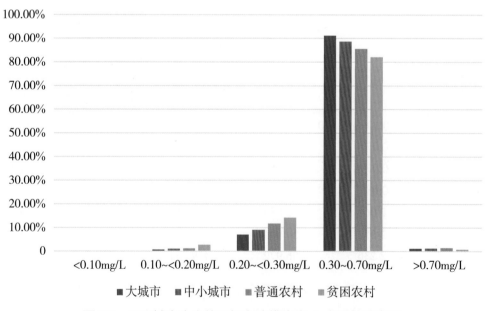

图 26   不同城市大小的孕妇血清维生素 A 水平的分布图

表 28　不同城市大小的孕妇血清维生素 A 各水平的频数

城市类别	维生素 A 水平 /(mg·L⁻¹)				
	<0.10	0.10~<0.20	0.20~<0.30	0.30~0.70	>0.70
大城市	64(0.03%)	1 572(0.66%)	16 923(7.07%)	218 002(91.11%)	2 701(1.13%)
中小城市	198(0.05%)	4 441(1.03%)	39 232(9.08%)	383 081(88.62%)	5 346(1.24%)
普通农村	19(0.06%)	385(1.14%)	3 992(11.77%)	29 011(85.57%)	496(1.46%)
贫困农村	15(0.14%)	284(2.68%)	1 513(14.27%)	8 704(82.11%)	85(0.80%)

注:括号内为该频数所占的百分比。

　　普通农村和贫困农村地区的孕妇血清维生素 A 水平分布的中位数和均值低于大城市和中小城市的孕妇,贫困农村地区的孕妇样本量为 10 601,血清维生素 A 水平分布的中位数和均值分别为 0.39mg/L、0.40mg/L。见表 29 和图 27。

表 29　不同城市 / 农村孕妇血清维生素 A 水平的分布特征

类别	分布特征				
	1ˢᵗ Qu.	中位数	均值	3ʳᵈ Qu.	样本量
大城市	0.36	0.42	0.43	0.49	239 262
中小城市	0.35	0.41	0.42	0.49	432 298
普通农村	0.34	0.40	0.42	0.48	33 903
贫困农村	0.32	0.39	0.40	0.46	10 601

注:血清维生素 A 水平单位为 mg/L。

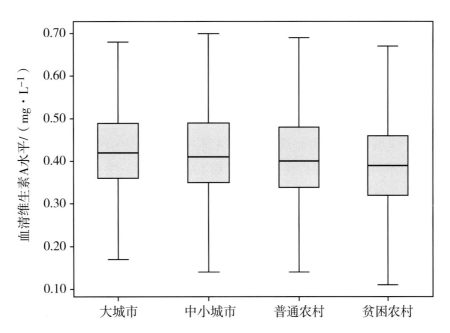

图 27　不同城市大小的孕妇血清维生素 A 水平的箱线图

（二）五线城市孕妇血清维生素 A 水平总体最低

本节通过绘制不同城市等级的孕妇血清维生素 A 的分布图和箱线图,并计算相应的分布特征,分析不同城市等级的孕妇血清维生素 A 水平的差异。城市等级划分为:一线城市、新一线城市、二线城市、三线城市、四线城市、五线城市。

数据分析的步骤如下:

首先,按城市等级属性使用 Python 统计软件对不同城市等级孕妇检测数据进行缺失值与异常值处理,其次,分别描述不同城市等级下孕妇血清维生素 A 水平的条件分布,如图 28。

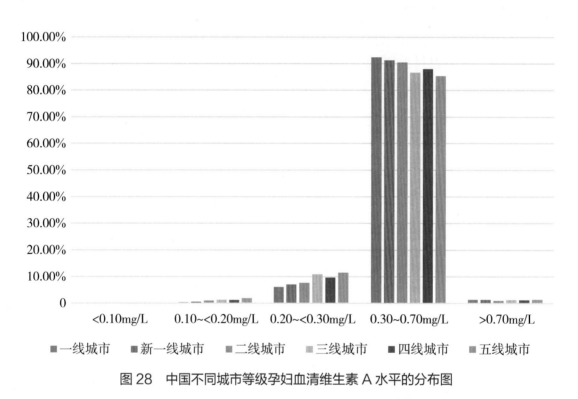

图 28　中国不同城市等级孕妇血清维生素 A 水平的分布图

维生素 A 缺乏率与孕妇所在的城市等级成反比。五线城市孕妇的缺乏率最高,达 1.93%;一线城市的缺乏率为 0.27%。超高率则差异不大,五线城市最高(1.30%),二线城市最低(0.96%)。

三线、四线、五线城市孕妇的血清维生素 A 水平处于 0.30~0.70mg/L 的比例低于其他地区,其 <0.3mg/L 的比例分别为 12.17%、10.86% 和 13.43%,而一线、新一线、二线城市 <0.3mg/L 的比例仅为 6.33%、7.48% 和 8.57%。见表 30。

表 30　中国不同城市等级孕妇血清维生素 A 各水平的频数

城市类别	维生素 A 水平 /(mg·L⁻¹)				
	<0.10	0.10~<0.20	0.20~<0.30	0.30~0.70	>0.70
一线城市	6(0.00%)	353(0.27%)	8 036(6.06%)	122 489(92.37%)	1 717(1.29%)
新一线城市	11(0.01%)	561(0.49%)	8 075(6.98%)	105 519(91.24%)	1 481(1.28%)

续表

城市类别	维生素 A 水平 /(mg·L⁻¹)				
	<0.10	0.10~<0.20	0.20~<0.30	0.30~0.70	>0.70
二线城市	53(0.04%)	1 282(0.97%)	10 027(7.57%)	119 862(90.46%)	1 278(0.96%)
三线城市	75(0.05%)	1 819(1.26%)	15 684(10.86%)	125 062(86.58%)	1 808(1.25%)
四线城市	76(0.07%)	1 299(1.12%)	11 233(9.68%)	102 070(87.95%)	1 372(1.18%)
五线城市	75(0.10%)	1 368(1.83%)	8 605(11.50%)	63 796(85.27%)	972(1.30%)

注:括号内为该频数所占的百分比。

从分布特征上看五线城市孕妇血清维生素 A 水平的中位数和均值皆低于其他等级城市孕妇,五线城市孕妇血清维生素 A 水平较之其他等级城市孕妇需要受到更多关注。见表 31。

表 31 中国不同城市等级孕妇血清维生素 A 水平的分布特征

城市类别	分布特征				
	1st Qu.	中位数	均值	3rd Qu.	样本量
一线城市	0.36	0.42	0.43	0.49	132 601
新一线城市	0.36	0.42	0.43	0.49	115 647
二线城市	0.36	0.42	0.43	0.49	132 502
三线城市	0.34	0.41	0.42	0.48	144 448
四线城市	0.35	0.42	0.42	0.49	116 050
五线城市	0.34	0.40	0.41	0.48	74 816

注:血清维生素 A 水平单位为 mg/L。

从绘制不同城市等级下孕妇血清维生素 A 水平的箱线图可以看出,三线、四线、五线城市比一线、新一线、二线城市孕妇血清维生素 A 水平分布更为分散。见图 29。

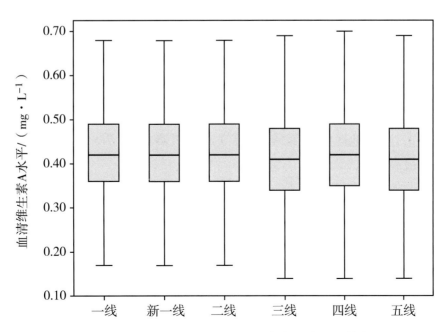

图 29 不同城市等级下孕妇血清维生素 A 水平的箱线图

(三) 华中与东北部地区孕妇血清维生素 A 水平低于其他地区

本节对各地区孕妇血清维生素 A 水平进行分析,这里按照下述方式将全国划分为西北、华北、东北、华东、华中、西南、华南七个区域:

西北地区:新疆、青海、甘肃、宁夏、陕西;

华北地区:内蒙古、山西、河北、北京、天津;

东北地区:辽宁、吉林、黑龙江;

华东地区:上海、山东、江苏、安徽、江西、浙江、福建;

华中地区:河南、湖北、湖南;

西南地区:西藏、四川、云南、贵州、重庆;

华南地区:广东、广西、海南。

首先,使用 Python 统计软件对中国不同地区孕妇检测数据进行缺失值与异常值处理;样本数据涵盖的省份见表 32。

表 32　样本数据涵盖的省份

地区	省份
西北地区	青海、宁夏、陕西
华北地区	内蒙古、山西、河北、北京、天津
东北地区	辽宁、吉林、黑龙江
华东地区	山东、安徽、浙江、江苏
华中地区	河南、湖北、湖南
西南地区	云南、贵州、重庆、四川
华南地区	广东、广西

其次,分别描述各地区孕妇血清维生素 A 水平的条件分布。七个地区中有三个地区缺乏率不高于 0.80%。华南地区情况最好,缺乏率与超高率均属最低(分别为 0.16% 和 0.37%)。相比之下,东北地区的情况最差,其缺乏率最高(达 1.76%),超高率次高(1.46%);华中地区的超高率最高(1.51%)。

华中、东北部孕妇的血清维生素 A 水平处于 0.30~0.70mg/L 的比例低于其他地区,华中和东北部 <0.3mg/L 的比例最高可达 13.23% 和 13.95%,而华南、华北、华东、西南、西北部地区 <0.3mg/L 的比例为 5.04%、8.38%、9.26%、9.30% 和 9.55%。见图 30 和表 33。

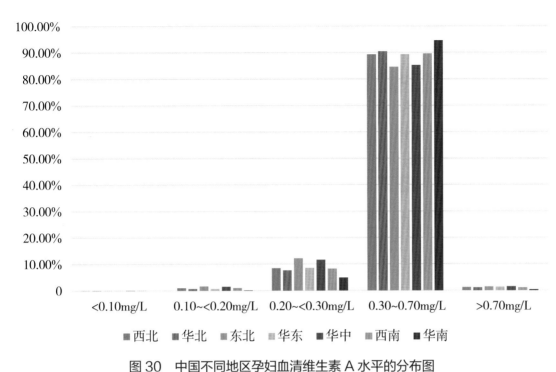

图 30　中国不同地区孕妇血清维生素 A 水平的分布图

表 33　中国各地区孕妇血清维生素 A 各水平的频数

地区	维生素 A 水平 /(mg·L^{-1})				
	<0.10	0.10~<0.20	0.20~<0.30	0.30~0.70	>0.70
西北	35（0.03%）	1 206（1.01%）	10 192（8.51%）	106 950（89.25%）	1 444（1.21%）
华北	70（0.04%）	1 297（0.68%）	14 568（7.66%）	172 067（90.48%）	2 177（1.14%）
东北	40（0.07%）	965（1.69%）	6 978（12.19%）	48 445（84.6%）	837（1.46%）
华东	35（0.03%）	694（0.68%）	8 705（8.55%）	90 960（89.37%）	1 388（1.36%）
华中	24（0.07%）	551（1.52%）	4 217（11.64%）	30 886（85.26%）	546（1.51%）
西南	92（0.05%）	1 949（0.98%）	16 383（8.27%）	177 534（89.6%）	2 189（1.1%）
华南	0（0）	20（0.16%）	617（4.88%）	11 956（94.59%）	47（0.37%）

注：括号内为该频数所占的百分比。

东北部地区的孕妇血清维生素 A 水平分布的中位数和均值低于其他地区。见表 34。

表 34　中国不同地区孕妇血清维生素 A 水平的分布特征

地区	分布特征				
	1st Qu.	中位数	均值	3rd Qu.	样本量
西北	0.35	0.42	0.43	0.49	119 827
华北	0.36	0.42	0.43	0.49	190 179
东北	0.33	0.40	0.41	0.48	57 265
华东	0.35	0.41	0.42	0.48	101 782

续表

地区	分布特征				
	1st Qu.	中位数	均值	3rd Qu.	样本量
华中	0.34	0.41	0.42	0.48	36 224
西南	0.35	0.42	0.43	0.49	198 147
华南	0.36	0.42	0.43	0.48	12 640

注:血清维生素 A 水平单位为 mg/L。

从绘制的箱线图可以看出,东北部地区的孕妇血清维生素 A 水平分布相对于其他地区更为分散。见图 31。

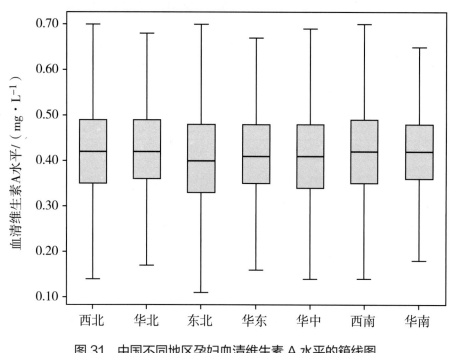

图 31　中国不同地区孕妇血清维生素 A 水平的箱线图

为推算全国各地区孕妇血清维生素 A 分布及相应的置信区间,根据公式 1(见 36 页),我们首先需要估算全国孕妇在各地区的数量分布。2017 年各省统计部门发布的新生儿出生人数如表 35 所示。

表 35　2017 年各地区公布的新生儿数量　　　　　　　　单位:万人

地区	西北	华北	东北	华东	华中	西南	华南
新生儿数	131.98	195.24	70.45	544	305.19	247.63	246.97

若假设育龄妇女均为单胎生育,则各地区孕妇数比例结构与新生儿的一致。采用该地区分布结构推算 2017 年我国各地区的孕妇数,以此作为调查期内全国各地区孕妇的总数。

根据公式 1(见 36 页)可知,可以估计得到各个地区孕妇血清维生素 A 的分布及相应的 95% 置信区间,如图 32 和表 36 所示。

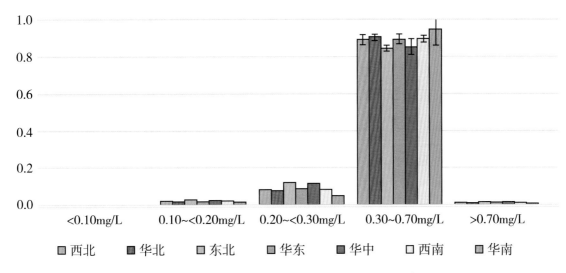

图 32　各地区孕妇血清维生素 A 分布的估计

表 36　各地区孕妇血清维生素 A 分布的估计

地区	估计	维生素 A 水平 /(mg·L⁻¹)				
		<0.10	0.10~<0.20	0.20~<0.30	0.30~0.70	>0.70
西北 相对误差:3%	95% 置信下限	0.03%	0.98%	8.25%	86.57%	1.17%
	点估计	0.03%	1.01%	8.51%	89.25%	1.21%
	95% 置信上限	0.03%	1.04%	8.77%	91.93%	1.25%
华北 相对误差:2%	95% 置信下限	0.04%	0.67%	7.51%	88.67%	1.12%
	点估计	0.04%	0.68%	7.66%	90.48%	1.14%
	95% 置信上限	0.04%	0.69%	7.81%	92.29%	1.16%
东北 相对误差:2%	95% 置信下限	0.07%	1.66%	11.95%	82.91%	1.43%
	点估计	0.07%	1.69%	12.19%	84.60%	1.46%
	95% 置信上限	0.07%	1.72%	12.43%	86.29%	1.49%
华东 相对误差:3%	95% 置信下限	0.03%	0.66%	8.29%	86.69%	1.32%
	点估计	0.03%	0.68%	8.55%	89.37%	1.36%
	95% 置信上限	0.03%	0.70%	8.81%	92.05%	1.40%
华中 相对误差:5%	95% 置信下限	0.07%	1.44%	11.06%	81.00%	1.43%
	点估计	0.07%	1.52%	11.64%	85.26%	1.51%
	95% 置信上限	0.07%	1.60%	12.22%	89.52%	1.59%
西南 相对误差:2%	95% 置信下限	0.05%	0.96%	8.10%	87.81%	1.08%
	点估计	0.05%	0.98%	8.27%	89.60%	1.10%
	95% 置信上限	0.05%	1.00%	8.44%	91.39%	1.12%
华南 相对误差:9%	95% 置信下限	0.00%	0.15%	4.44%	86.08%	0.34%
	点估计	0.00%	0.16%	4.88%	94.59%	0.37%
	95% 置信上限	0.00%	0.17%	5.32%	100.00%	0.40%

　　根据 2017 年全国各地区孕妇数量以及上述各地区孕妇血清维生素 A 分布,可以估计出各地区孕妇在不同维生素 A 水平下的人数分布,如表 37 所示。

表 37　不同血清维生素 A 水平下孕妇数量的估计　　　　　　　　单位:人

地区	估计	维生素 A 水平 /(mg·L⁻¹)				
		<0.10	0.10~<0.20	0.20~<0.30	0.30~0.70	>0.70
西北 相对误差:3%	95% 置信下限	384	12 930	108 946	1 142 584	15 490
	点估计	396	13 330	112 315	1 177 922	15 970
	95% 置信上限	408	13 730	115 684	1 213 259	16 449
华北 相对误差:2%	95% 置信下限	765	13 011	146 563	1 731 201	21 812
	点估计	781	13 276	149 554	1 766 532	22 257
	95% 置信上限	797	13 542	152 545	1 801 862	22 703
东北 相对误差:2%	95% 置信下限	483	11 668	84 161	584 087	10 080
	点估计	493	11 906	85 879	596 007	10 286
	95% 置信上限	503	12 144	87 596	607 927	10 491
华东 相对误差:3%	95% 置信下限	1 583	35 882	451 166	4 715 876	71 764
	点估计	1 632	36 992	465 120	4 861 728	73 984
	95% 置信上限	1 681	38 102	479 074	5 007 580	76 204
华中 相对误差:5%	95% 置信下限	2 030	44 069	337 479	2 471 947	43 780
	点估计	2 136	46 389	355 241	2 602 050	46 084
	95% 置信上限	2 243	48 708	373 003	2 732 152	48 388
西南 相对误差:2%	95% 置信下限	1 213	23 782	200 694	2 174 390	26 695
	点估计	1 238	24 268	204 790	2 218 765	27 239
	95% 置信上限	1 263	24 753	208 886	2 263 140	27 784
华南 相对误差:9%	95% 置信下限	0	3 596	109 674	2 125 841	8 315
	点估计	0	3 952	120 521	2 336 089	9 138
	95% 置信上限	0	4 307	131 368	2 469 700	9 960

(四) 居住方式不同造成的孕妇血清维生素 A 水平差异很小

　　本节通过绘制不同居住方式下孕妇血清维生素 A 水平的分布图与箱线图,并计算相应的分布特征来分析各居住地孕妇血清维生素 A 水平的差异。

　　常住人口与流动人口相比,农村常住孕妇维生素 A 的缺乏率与超高率均最高(分别为 1.15% 和 1.26%),"流动人口"孕妇的维生素 A 缺乏率、超高率均最低(分别为 0.76% 和 1.03%),如图 33。

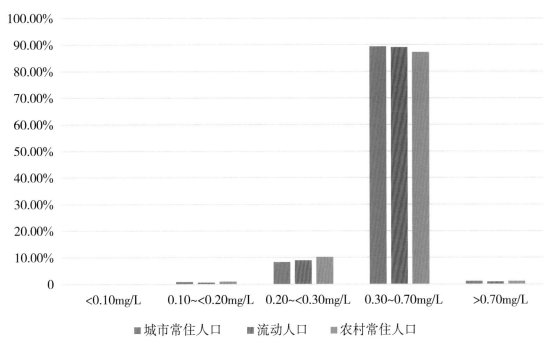

图 33　不同居住方式下孕妇血清维生素 A 水平的分布图

农村常住人口中孕妇血清维生素 A 水平比较低,其 <0.3mg/L 的比例达到 11.42%,高于城镇常住人口和流动人口中的孕妇,因此农村常住人口中孕妇血清维生素 A 水平较之城镇常住人口与流动人口更需要进一步提高。见表 38。

表 38　不同居住方式下孕妇血清维生素 A 各水平的频数

居住方式	维生素 A 水平 /(mg·L⁻¹)				
	<0.10	0.10~<0.20	0.20~<0.30	0.30~0.70	>0.70
城镇常住人口	246(0.04%)	5 559(0.92%)	50 409(8.37%)	538 560(89.45%)	7 275(1.21%)
流动人口	10(0.03%)	274(0.73%)	3 388(9.07%)	33 315(89.14%)	385(1.03%)
农村常住人口	40(0.05%)	838(1.10%)	7 802(10.27%)	66 329(87.31%)	961(1.26%)

注:括号内为该频数所占的百分比。

城镇常住孕妇血清维生素 A 的平均水平最高,为 0.43mg/L,比流动人口高 0.02mg/L。整体来说,城市常住孕妇血清维生素 A 水平的各分位数均最高。见表 39 和图 34。

表 39　不同居住方式下孕妇血清维生素 A 水平的分布特征

居住方式	分布特征				
	1ˢᵗ Qu.	中位数	均值	3ʳᵈ Qu.	样本量
城镇常住人口	0.35	0.42	0.43	0.49	602 049
流动人口	0.34	0.40	0.41	0.47	37 372
农村常住人口	0.34	0.41	0.42	0.48	75 970

注:血清维生素 A 水平单位为 mg/L。

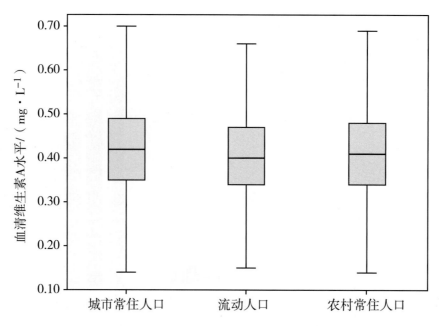

图 34 不同居住方式下孕妇血清维生素 A 水平的箱线图

为推算全国所有城镇常住孕妇和农村常住孕妇血清维生素 A 分布及其 95% 置信区间，根据公式 1（见 36 页），我们首先需要推算当前全国城镇常住孕妇和农村常住孕妇的总人数。根据 2.1 节，可知全国约有 9 074 062 名城镇常住孕妇，约有 6 155 938 名农村常住孕妇。

根据公式 1（见 36 页）可以估计得到不同居住方式下孕妇血清维生素 A 的分布及相应的 95% 置信区间，如图 35 和表 40 所示。

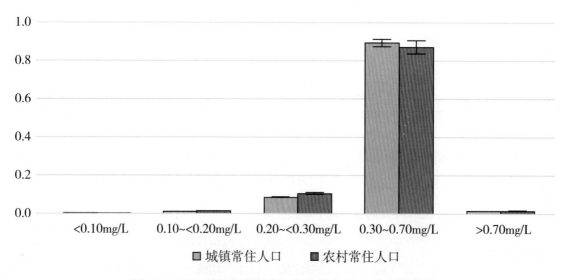

图 35 不同居住方式下孕妇血清维生素 A 分布的估计

根据 2017 年城镇和农村孕妇数量及其血清维生素 A 分布，可以估计出不同居住方式下孕妇血清维生素 A 的人数分布，如表 41 所示。

表 40　城镇和农村孕妇血清维生素 A 分布的估计

地区	估计	维生素 A 水平 /(mg·L⁻¹)				
		<0.10	0.10~<0.20	0.20~<0.30	0.30~0.70	>0.70
城镇 相对误差:2%	95% 置信下限	0.04%	0.90%	8.20%	87.66%	1.19%
	点估计	0.04%	0.92%	8.37%	89.45%	1.21%
	95% 置信上限	0.04%	0.94%	8.54%	91.24%	1.23%
农村 相对误差:4%	95% 置信下限	0.05%	1.06%	9.86%	83.82%	1.21%
	点估计	0.05%	1.10%	10.27%	87.31%	1.26%
	95% 置信上限	0.05%	1.14%	10.68%	90.80%	1.31%

表 41　不同血清维生素 A 水平下孕妇数量的估计　　　　　单位:人

地区	估计	维生素 A 水平 /(mg·L⁻¹)				
		<0.10	0.10~<0.20	0.20~<0.30	0.30~0.70	>0.70
城镇 相对误差:2%	95% 置信下限	3 557	81 812	744 309	7 954 413	107 600
	点估计	3 630	83 481	759 499	8 116 748	109 796
	95% 置信上限	3 702	85 151	774 689	8 279 083	111 992
农村 相对误差:4%	95% 置信下限	2 955	65 007	606 926	5 159 759	74 462
	点估计	3 078	67 715	632 215	5 374 749	77 565
	95% 置信上限	3 201	70 424	657 503	5 589 739	80 667

四、中国孕妇血清维生素 A 水平在人口学特征上的分布

本节分析中国孕妇血清维生素 A 在人口学特征上的分布,分别从孕妇的年龄、文化程度(学历)和工作性质 3 个维度来分析其血清维生素 A 在不同人口学特征上的分布差异。

(一)年龄小于 20 岁的孕妇血清维生素 A 水平较低

在分析不同年龄段的儿童血清维生素 A 分布时,我们发现年龄与维生素存在明显的相关性。因此,本节我们也将孕妇分为不同年龄组,考察不同年龄段的孕妇血清维生素 A 是否有显著差异。通过绘制各组孕妇血清维生素 A 水平的频率分布图和箱线图,并计算各组孕妇维生素 A 的分布特征,来比较分布差异情况。其中,年龄段划分如下:

（1）小于 20 岁
（2）20~25 岁（不含 25 岁）
（3）25~30 岁（不含 30 岁）
（4）30~35 岁（不含 35 岁）
（5）大于等于 35 岁

　　孕妇血清维生素 A 水平随孕妇年龄的增大有增加的趋势，其中小于 20 岁的孕妇血清维生素 A 水平最低，其低于 0.3mg/L 的孕妇比例为各年龄段最高，达 18.04%。

　　孕妇血清维生素 A 的缺乏率与年龄大致成反比，而超高率则与年龄成正比。年龄 <20 岁的孕妇血清维生素 A 水平处于 0.30~0.70mg/L 的比例为 81.18%，低于其他年龄组孕妇。由各年龄段孕妇血清维生素 A 水平的箱线图及相应的分布特征，我们可以得到相同的结论。见图 36、图 37 和表 42、表 43。

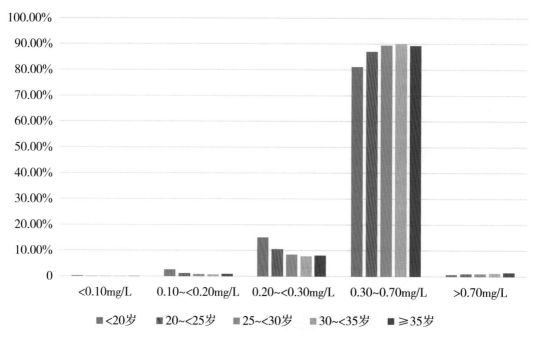

图 36　各年龄段孕妇血清维生素 A 水平的分布

表 42　各年龄段孕妇血清维生素 A 水平的分布特征

年龄	分布特征				
	1st Qu.	中位数	均值	3rd Qu.	样本量
<20 岁	0.32	0.38	0.39	0.46	7 547
20~<25 岁	0.34	0.40	0.41	0.47	102 087
25~<30 岁	0.35	0.41	0.42	0.48	328 012
30~<35 岁	0.36	0.42	0.43	0.49	191 102
≥35 岁	0.36	0.43	0.43	0.50	87 614

注：血清维生素 A 水平单位为 mg/L。

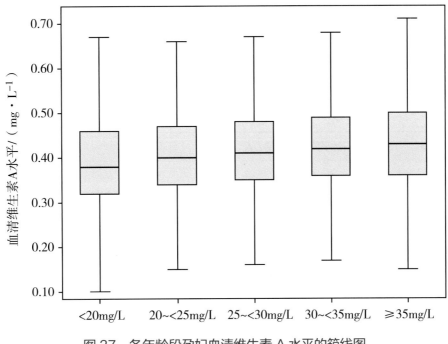

图 37　各年龄段孕妇血清维生素 A 水平的箱线图

表 43　各年龄段孕妇血清维生素 A 各水平的频数

年龄段	维生素 A 水平/(mg·L⁻¹)				
	<0.10	0.10~<0.20	0.20~<0.30	0.30~0.70	>0.70
<20 岁	20(0.27%)	198(2.62%)	1 143(15.15%)	6 127(81.18%)	59(0.78%)
20~<25 岁	66(0.06%)	1 283(1.26%)	10 736(10.52%)	88 918(87.10%)	1 084(1.06%)
25~<30 岁	123(0.04%)	2 913(0.89%)	27 789(8.47%)	293 540(89.49%)	3 647(1.11%)
30~<35 岁	59(0.03%)	1 468(0.77%)	14 968(7.83%)	172 120(90.07%)	2 487(1.30%)
≥35 岁	31(0.04%)	839(0.96%)	7 086(8.09%)	78 304(89.37%)	1 354(1.55%)

注:括号内为该频数所占的百分比。

　　为推算全国各年龄段孕妇血清维生素 A 分布及相应的置信区间,根据公式 1(见 36 页),我们首先需要估算全国孕妇在各年龄段的数量分布。根据《中国统计年鉴 2016》发布的数据,我国各年龄段育龄妇女生育新生儿数量见表 44。

表 44　《中国统计年鉴 2016》各年龄段育龄妇女所生的新生儿数量

年龄段 / 岁	新生儿数量 / 人	年龄段 / 岁	新生儿数量 / 人
15~19	5 305	35~39	13 906
20~24	42 170	40~44	4 908
25~29	71 154	45~49	2 896
30~34	34 969		

　　若假设育龄妇女均为单胎生育,则各年龄段孕妇数比例结构与新生儿的一致。采用该

年龄结构推算 2017 年我国各年龄段的孕妇数,以此作为调查期内全国各年龄段孕妇的总数。根据各省统计局公布的数据,2017 年全国新生儿数量为 1 741.46 万人,若假设新生儿均为单胎生育,则 2017 年全国孕妇总数约为 1 741 万人。由此计算得到 2017 年全国各年龄段孕妇总数见表 45。

表 45　2017 年全国各年龄段孕妇数量的估计值

年龄段 / 岁	估计的孕妇总数 / 人	年龄段 / 岁	估计的孕妇总数 / 人
15~19	526 844	30~34	3 472 804
20~24	4 187 942	35~49	2 156 040
25~29	7 066 370		

　　根据公式 1(见 36 页)可知,可以估计得到各个年龄段孕妇维生素 A 的分布及相应的 95% 置信区间,如图 38 和表 46 所示。

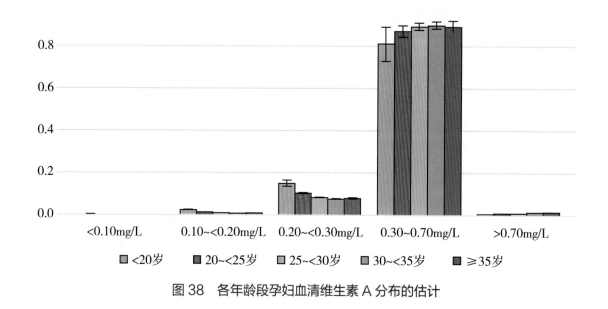

图 38　各年龄段孕妇血清维生素 A 分布的估计

表 46　各年龄段孕妇血清维生素 A 分布的估计

年龄段	估计	维生素 A 水平 /(mg·L⁻¹)				
		<0.10	0.10~<0.20	0.20~<0.30	0.30~<0.70	>0.70
<20 岁 相对误差:10%	95% 置信下限	0.24%	2.36%	13.63%	73.07%	0.70%
	点估计	0.27%	2.62%	15.15%	81.18%	0.78%
	95% 置信上限	0.29%	2.89%	16.66%	89.30%	0.86%
20~<25 岁 相对误差:3%	95% 置信下限	0.06%	1.22%	10.20%	84.49%	1.03%
	点估计	0.06%	1.26%	10.52%	87.10%	1.06%
	95% 置信上限	0.07%	1.29%	10.83%	89.71%	1.09%

续表

年龄段	估计	维生素 A 水平 /(mg·L⁻¹)				
		<0.10	0.10~<0.20	0.20~<0.30	0.30~<0.70	>0.70
25~<30 岁 相对误差:2%	95% 置信下限	0.04%	0.87%	8.30%	87.70%	1.09%
	点估计	0.04%	0.89%	8.47%	89.49%	1.11%
	95% 置信上限	0.04%	0.91%	8.64%	91.28%	1.13%
30~<35 岁 相对误差:2%	95% 置信下限	0.03%	0.75%	7.68%	88.27%	1.28%
	点估计	0.03%	0.77%	7.83%	90.07%	1.30%
	95% 置信上限	0.03%	0.78%	7.99%	91.87%	1.33%
≥35 岁 相对误差:3%	95% 置信下限	0.03%	0.93%	7.85%	86.69%	1.50%
	点估计	0.04%	0.96%	8.09%	89.37%	1.55%
	95% 置信上限	0.04%	0.99%	8.33%	92.06%	1.59%

根据 2017 年全国各年龄段孕妇数量以及上述各年龄段孕妇血清维生素 A 分布,可以估计出各年龄段孕妇在不同维生素 A 水平下的人数分布,如表 47 所示。

表 47 不同血清维生素 A 水平下孕妇数量的估计 单位:人

年龄段	估计	维生素 A 水平 /(mg·L⁻¹)				
		<0.10	0.10~<0.20	0.20~<0.30	0.30~0.70	>0.70
<20 岁 相对误差:10%	置信下限	1 257	12 440	71 812	384 944	3 707
	点估计	1 396	13 822	79 791	427 716	4 119
	置信上限	1 536	15 204	87 770	470 488	4 531
20~<25 岁 相对误差:3%	置信下限	2 626	51 054	427 213	3 538 275	43 135
	点估计	2 708	52 633	440 426	3 647 707	44 469
	置信上限	2 789	54 212	453 639	3 757 138	45 803
25~<30 岁 相对误差:2%	置信下限	2 597	61 500	586 686	6 197 264	76 996
	点估计	2 650	62 755	598 659	6 323 739	78 567
	置信上限	2 703	64 010	610 632	6 450 214	80 139
30~<35 岁 相对误差:2%	置信下限	1 051	26 144	266 566	3 065 296	44 291
	点估计	1 072	26 677	272 006	3 127 853	45 195
	置信上限	1 094	27 211	277 446	3 190 410	46 099
≥35 岁 相对误差:3%	置信下限	740	20 027	169 144	1 869 128	32 320
	点估计	763	20 646	174 375	1 926 936	33 320
	置信上限	786	21 266	179 606	1 984 744	34 319

（二）不同文化程度的孕妇血清维生素 A 水平差异不大

本节将分析不同文化程度下孕妇血清维生素 A 的分布,通过分布图、分布特征和箱线图来比较不同学历孕妇血清维生素 A 分布的差异程度。

根据孕妇的最高学历,可以将孕妇划分为:高中组、本科组、研究生组和其他文化程度组。各组孕妇的样本量有一定差异,高中、本科、研究生和其他文化程度孕妇的样本量分别为400 866、153 694、29 252 和 131 740。研究生学历的孕妇样本量小于其他文化程度的孕妇样本量。

如图 39 所示,孕妇的学历越高,其维生素 A 的缺乏率和超高率越低。研究生学历的孕妇维生素 A 缺乏率和超高率最低(分别为 0.57% 和 0.93%),高中学历的缺乏率和超高率最高(分别为 1.12% 和 1.25%)。

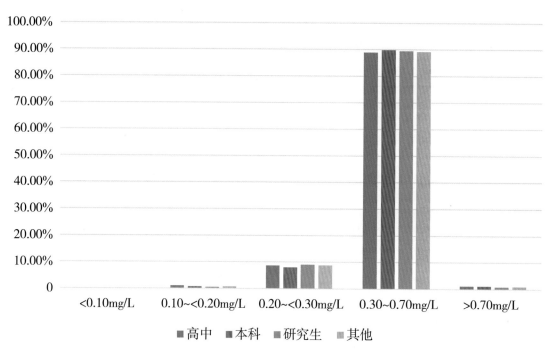

图 39 不同文化程度下孕妇血清维生素 A 水平的分布图

不同文化程度下孕妇血清维生素 A 水平处于 0.30~0.70mg/L 的比例在 88.0%~90.0%,高中学历的孕妇血清维生素 A 水平处于 0.30~0.70mg/L 的比例为 88.94%,略低于其他学历的孕妇,本科文化水平的孕妇血清维生素 A 水平处于 0.30~0.70mg/L 的比例为 89.88%,略高于其他文化程度的孕妇,研究生文化水平的孕妇血清维生素 A 水平处于 0.30~0.70mg/L 的比例为 89.47%。见表 48。

表 48 不同文化程度下孕妇血清维生素 A 各水平的频数

文化程度	维生素 A 水平 /(mg·L^{-1})				
	<0.10	0.10~<0.20	0.20~<0.30	0.30~0.70	>0.70
高中	199(0.05%)	4 287(1.07%)	34 862(8.70%)	356 524(88.94%)	4 994(1.25%)
本科	46(0.03%)	1 176(0.77%)	12 407(8.07%)	138 147(89.88%)	1 918(1.25%)

文化程度	维生素 A 水平 /(mg·L⁻¹)				
	<0.10	0.10~<0.20	0.20~<0.30	0.30~0.70	>0.70
研究生	3(0.01%)	164(0.56%)	2 641(9.03%)	26 173(89.47%)	271(0.93%)
其他	47(0.04%)	1 050(0.80%)	11 693(8.88%)	117 512(89.20%)	1 438(1.09%)

注:括号内为该频数所占的百分比。

　　研究生学历孕妇的血清维生素 A 水平的分布中位数和均值低于其他文化程度的孕妇。
见表 49。

表 49　不同文化程度下孕妇血清维生素 A 水平的分布特征

文化程度	分布特征				
	1ˢᵗ Qu.	中位数	均值	3ʳᵈ Qu.	样本量
高中	0.35	0.42	0.43	0.49	400 866
本科	0.35	0.41	0.43	0.49	153 694
研究生	0.34	0.40	0.41	0.47	29 252
其他	0.35	0.41	0.42	0.48	131 740

注:血清维生素 A 水平单位为 mg/L。

　　绘制的箱线图显示(图 40),不同文化程度下孕妇血清维生素 A 水平分布较为对称,相
对于高中和本科文化程度的孕妇,研究生和其他文化程度的孕妇血清维生素 A 水平分布更
为集中。

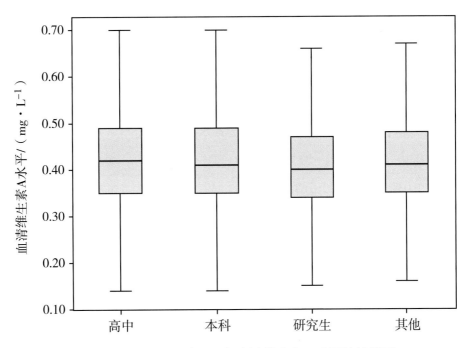

图 40　不同文化程度下孕妇血清维生素 A 水平的箱线图

（三）不同工作性质的孕妇血清维生素 A 水平差异较小

　　本节通过绘制不同工作性质下孕妇血清维生素 A 水平的分布图与箱线图，并分别计算不同工作性质孕妇维生素 A 的分布特征来比较"脑力劳动""体力劳动"和"两者兼顾"孕妇血清维生素 A 水平的差异。

　　由图 41 可知，"体力劳动"孕妇的缺乏率和超高率更高，分别是 1.13% 和 1.25%；"脑力劳动"者缺乏率最低（0.71%）。不同工作性质下孕妇血清维生素 A 水平处于 0.30~0.70mg/L 的比例在 88.5%~90.0%，差异较小。"两者兼顾"孕妇血清维生素 A 水平 <0.3mg/L 的比例为 10.12%，"脑力劳动"和"体力劳动"孕妇血清维生素 A<0.3mg/L 的比例分别为 8.90% 和 9.72%。见表 50。

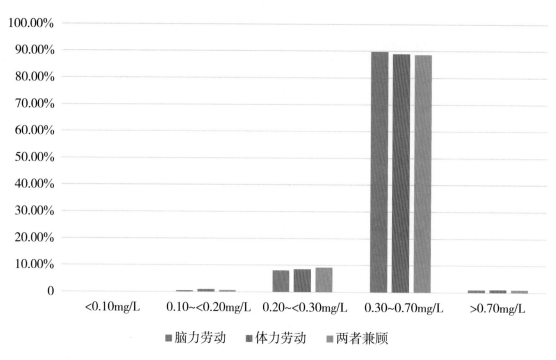

图 41　不同工作性质下孕妇血清维生素 A 水平的分布图

表 50　不同工作性质下孕妇血清维生素 A 各水平的频数

工作性质	维生素 A 水平 /(mg·L^{-1})				
	<0.10	0.10~<0.20	0.20~<0.30	0.30~0.70	>0.70
脑力劳动	47（0.03%）	1 180（0.68%）	14 259（8.19%）	156 571（89.95%）	2 010（1.15%）
体力劳动	201（0.05%）	4 426（1.08%）	35 285（8.59%）	365 905（89.03%）	5 152（1.25%）
两者兼顾	48（0.04%）	1 071（0.82%）	12 067（9.26%）	115 657（88.76%）	1 461（1.12%）

注：括号内为该频数所占的百分比。

　　不同工作性质下孕妇血清维生素 A 水平的分布特征显示，工作性质为"两者兼顾"的孕妇血清维生素 A 水平中位数和均值分别为 0.41mg/L 和 0.42mg/L，略低于单独"脑力劳动""体力劳动"工作性质的孕妇。见表 51。

表 51 不同工作性质下孕妇血清维生素 A 水平的分布特征

工作性质	分布特征				
	1st Qu.	中位数	均值	3rd Qu.	样本量
脑力劳动	0.35	0.41	0.42	0.48	174 067
体力劳动	0.35	0.42	0.43	0.49	410 969
两者兼顾	0.35	0.41	0.42	0.48	130 304

注:血清维生素 A 水平单位为 mg/L。

绘制的箱线图显示(图 42),相比于从事脑力劳动的孕妇、脑力劳动与体力劳动兼顾的孕妇,工作性质为体力劳动的孕妇血清维生素 A 水平分布更为分散。

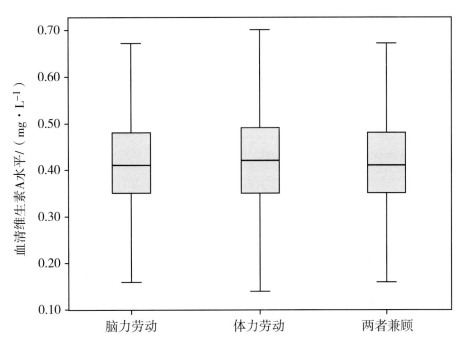

图 42 不同工作性质下孕妇血清维生素 A 水平的箱线图

五、中国孕妇血清维生素 A 在不同机体特征下的分布

本节分析中国孕妇血清维生素 A 在不同机体特征上的分布,将分别从是否补充维生素、体质指数(BMI)、受孕方式、胎数、孕次、孕期和居住方式 7 个维度来分析其血清维生素 A 在机体特征上的分布差异。

(一)补充维生素的孕妇血清维生素 A 水平高于未补充维生素 A 的孕妇

本节将按照孕妇是否补充维生素,将其分为"补充维生素组"(以下简称"补充组")和"未补充维生素组"(以下简称"未补充组")。通过绘制两组孕妇血清维生素 A 的分布图与箱线图,并计算其相应的分布特征,分析"补充组"和"未补充组"血清维生素 A 水平的差异。

未补充组的缺乏率更高，达 1.07%，约为补充者（0.28%）的 3.8 倍；二者超高率基本一致，分别为 1.22% 和 1.20%，如图 43。"有补充维生素"孕妇血清维生素 A 的正常率为 92.45%，比未补充组血清维生素 A 水平高 3.69%，未补充组血清维生素 A 水平 <0.3mg/L 的比例为 10.03%，而补充组血清维生素 A 水平 <0.3mg/L 的比例仅为 6.33%。见表 52。

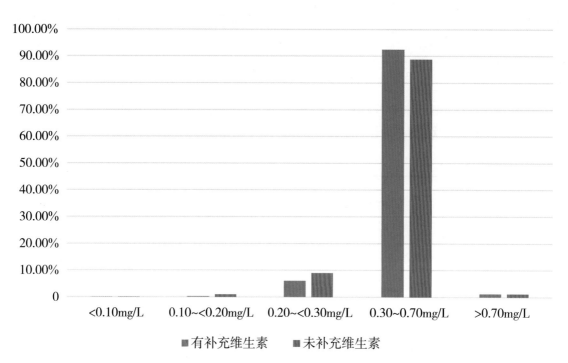

图 43　有 / 无补充维生素孕妇血清维生素 A 水平的分布图

表 52　有 / 无补充维生素孕妇血清维生素 A 各水平的频数

组别	维生素 A 水平 /(mg·L⁻¹)				
	<0.10	0.10~<0.20	0.20~<0.30	0.30~0.70	>0.70
补充组	4（0）	242（0.28%）	5 247（6.05%）	80 126（92.45%）	1 054（1.22%）
未补充组	292（0.05%）	6 440（1.02%）	56 413（8.96%）	558 672（88.76%）	7 574（1.20%）

注：括号内为该频数所占的百分比。

"未补充组"孕妇其血清维生素 A 水平的中位数和均值分别为 0.41mg/L 和 0.42mg/L，低于有补充维生素组的孕妇。见表 53。

绘制的箱线图显示（图 44），未补充组比补充组的孕妇血清维生素 A 水平分布更为分散。

表 53　有 / 无补充维生素孕妇血清维生素 A 水平的分布特征

组别	分布特征				
	1ˢᵗ Qu.	中位数	均值	3ʳᵈ Qu.	样本量
补充组	0.36	0.42	0.44	0.49	86 673
未补充组	0.35	0.41	0.42	0.49	629 391

注：血清维生素 A 水平单位为 mg/L。

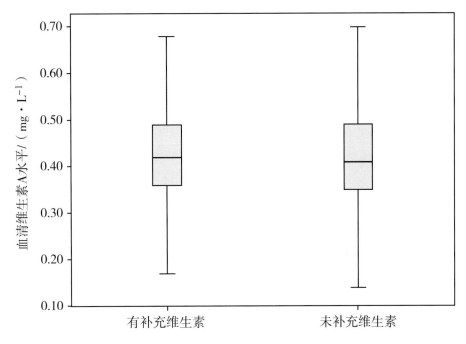

图 44　有 / 无补充维生素孕妇血清维生素 A 水平的箱线图

(二) 孕妇血清维生素 A 水平随体质指数 (BMI) 增加而升高

本节通过绘制不同体质指数 (body mass index, BMI) 的孕妇血清维生素 A 水平的分布图与箱线图, 并计算相应的分布特征, 分析各级 BMI 指数下孕妇血清维生素 A 水平的差异。2003 年, 卫生部疾病控制司发布的《中国成人超重和肥胖症预防与控制指南》(试行) 将体质指数 (BMI) 分类如下:

1. 体重过低, BMI<18.5kg/m^2。
2. 体重正常, 18.5~23.9kg/m^2。
3. 超重, 24.0~27.9kg/m^2。
4. 肥胖, BMI≥28.0kg/m^2。

鉴于此分类中 BMI 在 23.9~<24.0 的分类不周严, 依据统计分组遵循"不重不漏"的原则, 本报告将体质指数 (BMI) 分组表达如下:

1. BMI<18.5kg/m^2。
2. 18.5kg/m^2≤BMI<23.9kg/m^2。
3. 23.9kg/m^2≤BMI<28.0kg/m^2。
4. BMI≥28.0kg/m^2。

孕妇维生素 A 水平随体质指数 (BMI) 的增加而升高, 超高率也随之增加, 缺乏率差异不大。如图 45 和表 54 所示, BMI≥28.0kg/m^2 的孕妇维生素 A 的超高率最高, 达 1.80%, 是 BMI<18.5kg/m^2 的超高率的两倍左右。BMI<18.5kg/m^2 的孕妇血清维生素 A 水平处于 0.30~0.70mg/L 的比例为 88.02%, 低于其他组别的孕妇, 其 <0.3mg/L 为各年龄段最高, 达 11.00%。BMI 处于 23.9~<28.0kg/m^2 的孕妇血清维生素 A 水平处于 0.30~0.70mg/L 的比例为 90.14%, 高于其他组别的孕妇。BMI≥28.0kg/m^2 的孕妇血清维生素 A 水平处于 0.30~0.70mg/L

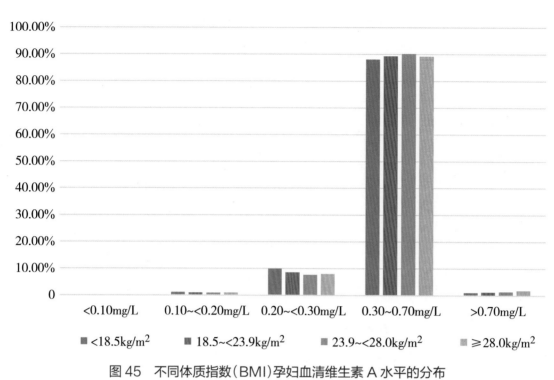

图 45　不同体质指数(BMI)孕妇血清维生素 A 水平的分布

的比例有所下降(为 89.21%),这是否提示 BMI<18.5kg/m² 的孕妇应注意补充血清维生素 A,BMI≥28.0kg/m² 的孕妇应注意控制血清维生素 A。

表 54　不同体质指数(BMI)孕妇血清维生素 A 各水平的频数

体质指数 / (kg·m⁻²)	维生素 A 水平 /(mg·L⁻¹)				
	<0.10	0.10~<0.20	0.20~<0.30	0.30~0.70	>0.70
<18.5	53(0.05%)	1 082(1.07%)	9 949(9.87%)	88 713(88.02%)	990(0.98%)
18.5~<23.9	197(0.04%)	4 786(0.92%)	44 399(8.55%)	463 782(89.30%)	6 208(1.20%)
23.9~<28.0	29(0.04%)	635(0.86%)	5 616(7.57%)	66 885(90.14%)	1 036(1.40%)
≥28	20(0.09%)	198(0.90%)	1 758(7.99%)	19 629(89.21%)	397(1.80%)

注:括号内为该频数所占的百分比。

　　分布特征上看,孕妇血清维生素 A 水平有随 BMI 指数的增大而增加的趋势,BMI<18.5kg/m² 的孕妇血清维生素 A 水平的中位数和均值分别为 0.41mg/L 和 0.41mg/L,BMI≥28.0kg/m² 的孕妇血清维生素 A 水平的中位数和均值分别达到 0.43mg/L 和 0.44mg/L。见表 55。

表 55　各体质指数孕妇血清维生素 A 水平的分布特征

体质指数 / (kg·m⁻²)	分布特征				
	1ˢᵗ Qu.	中位数	均值	3ʳᵈ Qu.	样本量
<18.5	0.34	0.41	0.41	0.48	100 787
18.5~<23.9	0.35	0.42	0.42	0.49	519 372

续表

体质指数 /	分布特征				
（kg·m⁻²）	1ˢᵗ Qu.	中位数	均值	3ʳᵈ Qu.	样本量
23.9~<28.0	0.36	0.42	0.43	0.50	74 201
≥28	0.36	0.43	0.44	0.50	22 002

注：血清维生素 A 水平单位为 mg/L。

绘制的不同 BMI 指数的孕妇血清维生素 A 水平的箱线图显示（图 46），可以得到相同的结论。

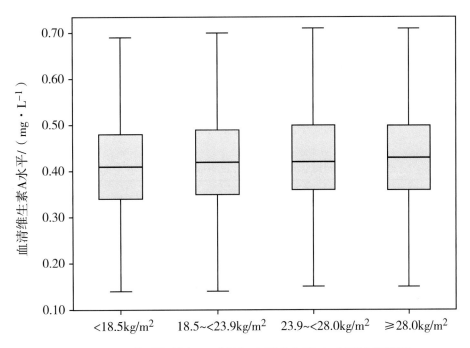

图 46　不同体质指数（BMI）孕妇血清维生素 A 水平的箱线图

（三）自然受孕的孕妇血清维生素 A 水平低于人工辅助受孕的孕妇

在中国，孕妇人工辅助受孕方式并不罕见。据统计，不孕症的发生率在 7%~10%，其中有约 20% 的不孕夫妇需要借助人类辅助生殖技术进行治疗[1]。根据孕妇受孕方式不同，可将孕妇分为"自然受孕"和"人工辅助受孕"。本节通过绘制不同受孕方式下孕妇血清维生素 A 水平的分布图与箱线图，并计算相应的分布特征来分析不同受孕方式下孕妇血清维生素 A 水平的差异。

"人工辅助"受孕孕妇血清维生素 A 的超高率（2.36%）是自然受孕者的两倍左右，而两者的缺乏率基本相当。自然受孕和人工辅助受孕的孕妇血清维生素 A 正常率非常接近，分别为 89.21% 和 89.44%，有 8.20% 的人工辅助受孕方式孕妇和 9.59% 的自然受孕孕妇血清维生素 A 水平 <0.3mg/L。见图 47 和表 56。

---

1. 数据来源于中华人民共和国国家卫生健康委员会。

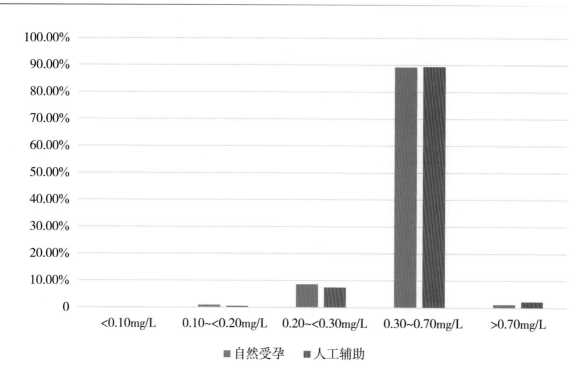

图 47　不同受孕方式下孕妇血清维生素 A 水平的分布图

表 56　不同受孕方式下孕妇血清维生素 A 各水平的频数

受孕方式	维生素 A 水平 /(mg·L⁻¹)				
	<0.10	0.10~<0.20	0.20~<0.30	0.30~0.70	>0.70
自然受孕	294（0.04%）	6 659（0.93%）	61 372（8.62%）	635 381（89.21%）	8 538（1.20%）
人工辅助	2（0.05%）	23（0.60%）	288（7.55%）	3 414（89.44%）	90（2.36%）

注：括号内为该频数所占的百分比。

　　自然受孕的孕妇血清维生素 A 水平分布的中位数和均值均为 0.42mg/L，而人工辅助受孕的孕妇的血清维生素 A 水平分布的中位数为 0.43mg/L，均值为 0.45mg/L，可见自然受孕的孕妇血清维生素 A 水平低于人工辅助受孕的孕妇。见表 57。

表 57　不同受孕方式下孕妇血清维生素 A 水平的分布特征

受孕方式	分布特征				
	1st Qu.	中位数	均值	3rd Qu.	样本量
自然受孕	0.35	0.42	0.42	0.49	712 244
人工辅助	0.36	0.43	0.45	0.51	3 817

注：血清维生素 A 水平单位为 mg/L。

　　绘制的箱线图得到与分布特征相同的结论（图 48），即自然受孕的孕妇血清维生素 A 水平低于人工辅助受孕的孕妇。

（四）首次怀孕的孕妇血清维生素 A 水平较低

　　本节将孕妇按照不同怀孕的次数进行分组，考察不同孕次的孕妇血清维生素 A 是否有

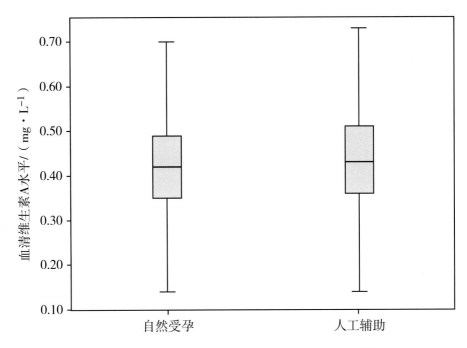

图 48　不同受孕方式下孕妇血清维生素 A 水平的箱线图

显著差异,剔除了"怀孕次数"一项缺失和 7 以上的数据。通过绘制各组孕妇血清维生素 A
水平的频率分布图和箱线图,并计算各组孕妇维生素 A 的分布特征,来比较分布差异情况。

　　首次怀孕的孕妇血清维生素 A 的缺乏率高于怀孕次数为 2、3、4、5 的孕妇,而超高率则
差异不大,孕次为 6 和 7 的孕妇组别由于样本量相对较小,数据显示出的缺乏率和超高率
与其他组别差异较大。首次怀孕的孕妇血清维生素 A 水平处于 0.30~0.70mg/L 的比例为
88.78%,低于怀孕次数为 2、3、4、5 的孕妇。由各孕次组别孕妇血清维生素 A 水平的箱线图
及相应的分布特征(图 49),我们可以得到相同的结论。

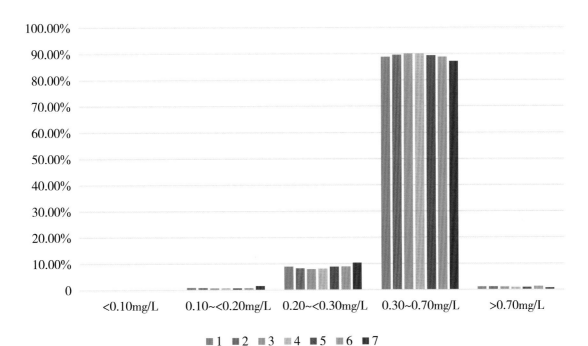

图 49　不同孕次孕妇血清维生素 A 水平的分布

　　孕妇血清维生素 A 水平随孕次的增加有增高的趋势,其中首次怀孕的孕妇血清维生素 A 水平最低,其低于 0.3mg/L 的孕妇比例为各孕次组别最高,达 10.01%。见表 58、表 59 和图 50。

表 58　不同孕次孕妇血清维生素 A 水平的分布特征

孕次	分布特征				
	1st Qu.	中位数	均值	3rd Qu.	样本量
孕次 1	0.35	0.41	0.42	0.48	395 824
孕次 2	0.35	0.42	0.43	0.49	207 240
孕次 3	0.36	0.42	0.43	0.49	64 797
孕次 4	0.35	0.42	0.43	0.49	24 076
孕次 5	0.35	0.42	0.42	0.49	8 000
孕次 6	0.35	0.42	0.43	0.49	2 048
孕次 7	0.35	0.40	0.41	0.47	492

注:血清维生素 A 水平单位为 mg/L。

表 59　不同孕次孕妇血清维生素 A 各水平的频数

孕次	维生素 A 水平 /(mg·L^{-1})				
	<0.10	0.10~<0.20	0.20~<0.30	0.30~0.70	>0.70
孕次 1	188(0.05%)	3 990(1.01%)	35 431(8.95%)	351 428(88.78%)	4 787(1.21%)
孕次 2	83(0.04%)	1 869(0.90%)	17 121(8.26%)	185 617(89.57%)	2 550(1.23%)
孕次 3	15(0.02%)	498(0.77%)	5 182(8.00%)	58 336(90.03%)	766(1.18%)
孕次 4	8(0.03%)	189(0.79%)	1 961(8.15%)	21 670(90.01%)	248(1.03%)
孕次 5	3(0.04%)	63(0.79%)	708(8.85%)	7 146(89.32%)	80(1.00%)
孕次 6	0(0)	18(0.88%)	183(8.94%)	1 819(88.82%)	28(1.37%)
孕次 7	0(0)	8(1.63%)	51(10.37%)	429(87.20%)	4(0.81%)

注:括号内为该频数所占的百分比。

　　从累积分布差异度来看,怀孕次数为 6 次及以下的孕妇血清维生素 A 水平累积分布差异较小,怀孕次数为 7 次的孕妇血清维生素 A 水平与其他孕次组别的孕妇血清维生素 A 水平累积分布差异相对较大。见表 60。

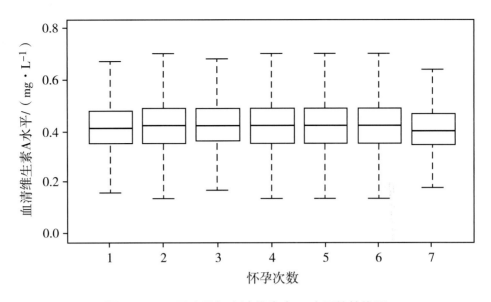

图 50　不同孕次孕妇血清维生素 A 水平的箱线图

表 60　不同孕次的孕妇血清维生素 A 水平的累积分布差异度

累积分布差异度	孕次 1	孕次 2	孕次 3	孕次 4	孕次 5	孕次 6	孕次 7
孕次 1	0	1.62%	2.50%	2.45%	1.08%	0.39%	4.07%
孕次 2	1.62%	0	0.92%	0.87%	1.18%	1.63%	5.67%
孕次 3	2.50%	0.92%	0	0.35%	1.78%	2.47%	6.45%
孕次 4	2.45%	0.87%	0.35%	0	1.43%	2.44%	6.12%
孕次 5	1.08%	1.18%	1.78%	1.43%	0	1.09%	4.71%
孕次 6	0.39%	1.63%	2.47%	2.44%	1.09%	0	4.36%
孕次 7	4.07%	5.67%	6.45%	6.12%	4.71%	4.36%	0

（五）双胎孕妇血清维生素 A 缺乏比例高于单胎和多胎孕妇

根据孕妇所怀胎儿数量,将其分为"单胎组""双胎组""多胎组"孕妇。本节通过绘制各组孕妇血清维生素 A 水平的分布图与箱线图,并计算相应组血清维生素 A 水平的分布特征来分析不同妊娠胎数孕妇血清维生素 A 水平的差异度。

双胎组孕妇血清维生素 A 的缺乏率(2.44%)比单胎者高出 1 倍左右,两者的超高率差异不大。双胎组孕妇血清维生素 A 正常率为 85.01%,低于单胎组孕妇和多胎组孕妇。双胎组孕妇血清维生素 A 水平 <0.3mg/L 的比例为 13.52%,高于单胎组孕妇和多胎组孕妇。见图 51 和表 61。

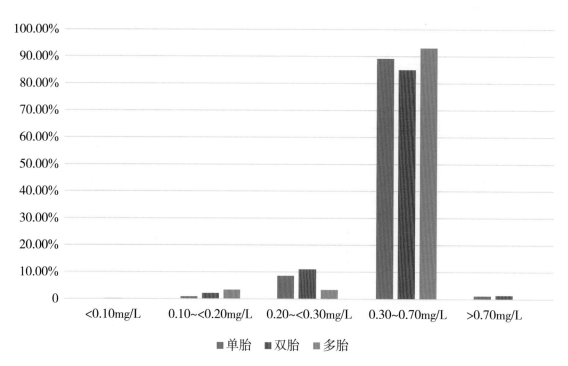

图 51　孕妇不同胎数血清维生素 A 水平的分布图

表 61　孕妇不同胎数血清维生素 A 各水平的频数

胎数	维生素 A 水平 /(mg·L^{-1})				
	<0.10	0.10~<0.20	0.20~<0.30	0.30~0.70	>0.70
单胎组	292(0.04%)	6 642(0.93%)	61 464(8.61%)	637 274(89.22%)	8 602(1.20%)
双胎组	4(0.23%)	39(2.21%)	195(11.07%)	1 497(85.01%)	26(1.48%)
多胎组	0(0)	1(3.45%)	1(3.45%)	27(93.10%)	0(0)

注:括号内为该频数所占的百分比。

　　分布特征上看,多胎组孕妇血清维生素 A 的中位数与均值为 0.40mg/L 和 0.40mg/L,双胎组孕妇血清维生素 A 的中位数与均值为 0.40mg/L 和 0.41mg/L,低于单胎组孕妇。见表62。

表 62　孕妇不同胎数血清维生素 A 水平的分布特征

胎数	分布特征				
	1st Qu.	中位数	均值	3rd Qu.	样本量
单胎组	0.35	0.42	0.42	0.49	714 274
双胎组	0.33	0.40	0.41	0.48	1 761
多胎组	0.33	0.40	0.40	0.47	29

注:血清维生素 A 水平单位为 mg/L。

　　多胎孕妇样本量较少,箱线图显示(图 52)多胎孕妇血清维生素 A 分布较为集中,与单胎和双胎的孕妇血清维生素 A 分布状况差异较大。

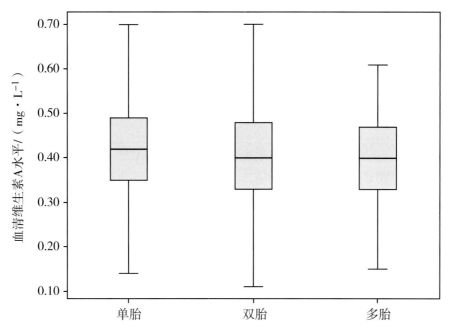

图 52 孕妇不同胎数血清维生素 A 水平的箱线图

（六）孕晚期孕妇血清维生素 A 水平更低

根据孕妇检查时的怀孕孕周,可将其分为"孕早期孕妇""孕中期孕妇"和"孕晚期孕妇"。本节通过绘制不同孕期孕妇血清维生素 A 水平的分布图与箱线图,并计算相应的分布特征来分析各组孕妇血清维生素 A 水平的差异。

孕晚期孕妇的缺乏率最高,不同孕期的超高率则差别不大。孕晚期孕妇血清维生素 A 正常率为 82.73%,低于孕早期和孕中期孕妇,维生素 A 水平低于 0.30mg/L 的比例为 16.11%,超过孕早期和孕中期孕妇 5% 以上。见图 53 和表 63。

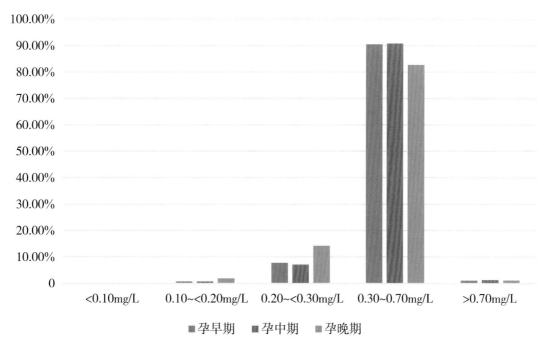

图 53 孕妇不同时期血清维生素 A 水平的分布图

表 63　孕妇不同时期血清维生素 A 各水平的频数

孕期	维生素 A 水平 /(mg·L⁻¹)				
	<0.10	0.10~<0.20	0.20~<0.30	0.30~0.70	>0.70
孕早期	69(0.03%)	1 573(0.69%)	17 776(7.75%)	207 590(90.48%)	2 431(1.06%)
孕中期	127(0.04%)	2 658(0.75%)	25 271(7.11%)	322 535(90.79%)	4 680(1.32%)
孕晚期	100(0.08%)	2 451(1.87%)	18 613(14.17%)	108 673(82.73%)	1 517(1.15%)

注:括号内为该频数所占的百分比。

各时期孕妇血清维生素 A 分布特征上看,孕晚期孕妇血清维生素 A 水平的中位数和均值分别为 0.39mg/L 和 0.40mg/L,低于孕早期和孕中期孕妇。见表 64。

表 64　孕妇不同时期血清维生素 A 水平的分布特征

孕期	分布特征				
	1st Qu.	中位数	均值	3rd Qu.	样本量
孕早期	0.35	0.42	0.42	0.48	229 439
孕中期	0.36	0.42	0.43	0.50	355 271
孕晚期	0.32	0.39	0.40	0.47	131 354

注:血清维生素 A 水平单位为 mg/L。

箱线图(图 54)可获得与上述同样的结论,因此孕妇在孕晚期应注重维生素 A 的补充。

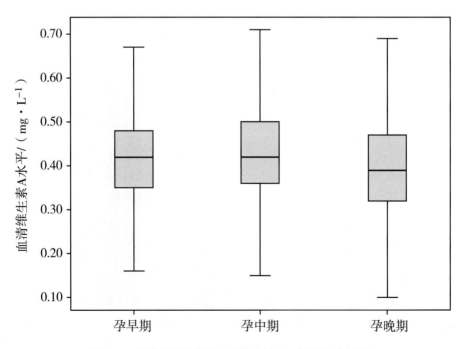

图 54　孕妇不同时期血清维生素 A 水平的箱线图

（七）农村人口中的孕妇孕晚期血清维生素 A 水平更低

根据孕妇"居住方式"和"孕期"不同,可将孕妇划分为六组,本节通过绘制各组孕妇血清维生素 A 水平的分布图与箱线图,并计算相应的分布特征来分析不同居住方式和不同孕期交互下各组孕妇血清维生素 A 水平的差异。

居住方式	孕期
城市常住人口	孕早期
	孕中期
	孕晚期
农村常住人口	孕早期
	孕中期
	孕晚期
流动人口	孕早期
	孕中期
	孕晚期

城镇常住人口、流动人口和农村常住人口中的孕晚期组孕妇血清维生素 A 水平 >0.3mg/L 比例均低于相应的孕早期和孕中期组孕妇,其中农村人口中的孕晚期组孕妇维生素 A 的异常比例最大,为 18.88%,如图 55 和表 65。

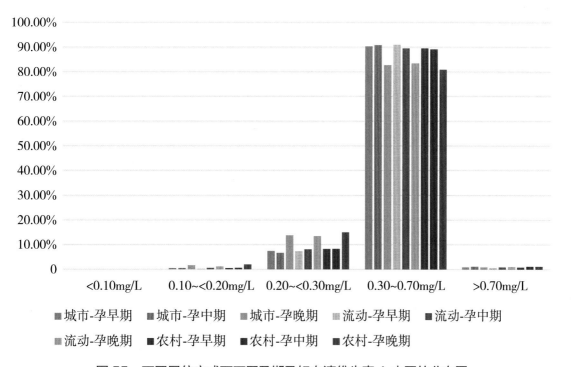

图 55　不同居住方式下不同孕期孕妇血清维生素 A 水平的分布图

表 65　不同居住方式下不同孕期孕妇血清维生素 A 各水平的频数

孕期	维生素 A 水平 /(mg·L⁻¹)				
	<0.10	0.10~<0.20	0.20~<0.30	0.30~0.70	>0.70
城市 - 孕早期	57(0.03%)	1 347(0.70%)	14 650(7.67%)	172 989(90.52%)	2 068(1.08%)
城市 - 孕中期	115(0.04%)	2 288(0.74%)	21 207(6.90%)	279 478(90.99%)	4 065(1.32%)
城市 - 孕晚期	75(0.07%)	1 925(1.85%)	14 575(13.99%)	86 428(82.98%)	1 147(1.10%)
流动 - 孕早期	4(0.03%)	59(0.40%)	1 111(7.62%)	13 284(91.15%)	116(0.80%)
流动 - 孕中期	4(0.03%)	122(0.77%)	1 311(8.31%)	14 157(89.76%)	178(1.13%)
流动 - 孕晚期	3(0.04%)	96(1.36%)	966(13.68%)	5 906(83.63%)	91(1.29%)
农村 - 孕早期	8(0.03%)	166(0.70%)	2 001(8.47%)	21 210(89.75%)	248(1.05%)
农村 - 孕中期	11(0.03%)	246(0.76%)	2 745(8.48%)	28 927(89.37%)	437(1.35%)
农村 - 孕晚期	23(0.11%)	426(2.12%)	3 066(15.27%)	16 293(81.12%)	276(1.37%)

注:括号内为该频数所占的百分比。

城镇常住人口、流动人口和农村常住人口中的孕晚期组孕妇血清维生素 A 水平的中位数和均值低于相应的孕早期和孕中期组孕妇,中位数都是 0.39mg/L,均值都为 0.40mg/L。见表 66。

表 66　不同居住方式下不同孕期孕妇血清维生素 A 水平的分布特征

居住方式 - 孕期	分布特征				
	1ˢᵗ Qu.	中位数	均值	3ʳᵈ Qu.	样本量
城市 - 孕早期	0.35	0.42	0.43	0.49	191 111
城市 - 孕中期	0.36	0.43	0.43	0.50	307 153
城市 - 孕晚期	0.32	0.39	0.40	0.47	104 150
流动 - 孕早期	0.35	0.40	0.41	0.47	14 574
流动 - 孕中期	0.35	0.41	0.42	0.48	15 772
流动 - 孕晚期	0.33	0.39	0.40	0.46	7 062
农村 - 孕早期	0.35	0.41	0.42	0.48	23 633
农村 - 孕中期	0.35	0.42	0.43	0.49	32 366
农村 - 孕晚期	0.32	0.39	0.40	0.47	20 084

注:血清维生素 A 水平单位为 mg/L。

不同居住方式下孕妇不同孕期血清维生素 A 分布特征及箱线图(图 56)可获得与上述同样的结论,这是否提示农村人口中的孕晚期孕妇应更加注重维生素 A 的补充?

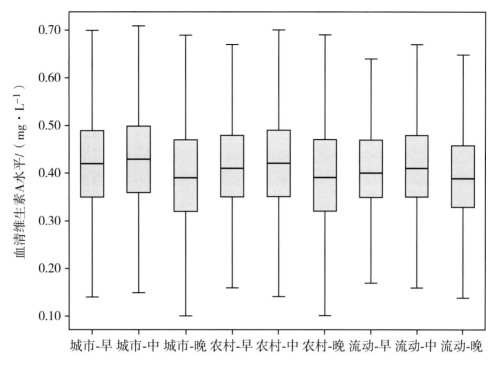

图56　不同居住方式下不同孕期孕妇血清维生素 A 水平的箱线图

六、中国孕妇血清维生素 A 在不同医院特征下的分布

本节根据孕妇就诊医院的等级和属性将孕妇划分为若干组,分析各组孕妇的血清维生素 A 的分布。

(一)不同医院等级孕妇血清维生素 A 水平分布总体差异较小

本节通过绘制不同医院等级下孕妇血清维生素 A 水平的分布图与箱线图,并计算其均值、中位数等分布特征来分析在不同等级的医院建档的孕妇维生素 A 水平的差异。国家卫生健康委对医院等级的划分是"三级甲等""三级乙等""三级""二级甲等""二级乙等""二级""一级甲等"和"未定级"。

虽然就诊医院等级高的孕妇维生素 A 缺乏率和超高率均相对较高,等级低的相对较低,但并无一致的趋势性关系。到三级甲等医院就诊的孕妇缺乏率最高,达1.20%,其次是二级乙等医院(1.10%),而二级甲等医院的缺乏率最低(0.55%)。

不同等级医院的孕妇血清维生素 A 水平差异不大,维生素 A 正常率在87.0%~91.0%。二级乙等医院的孕妇血清维生素 A 处于正常范围的比例最低(87.31%),缺乏的比例较高(1.10%)。一级甲等医院孕妇处于正常范围的比例最高(90.11%),缺乏的比例较低(0.55%)。见图57和表67。

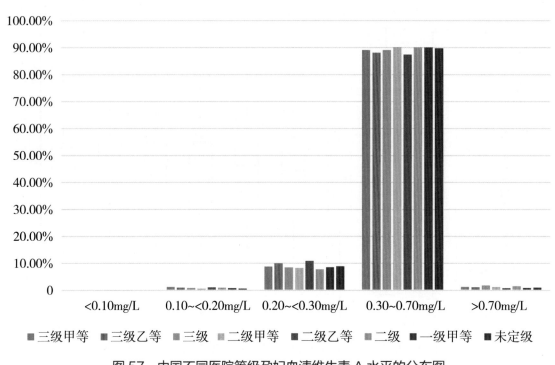

图 57　中国不同医院等级孕妇血清维生素 A 水平的分布图

表 67　不同医院等级孕妇血清维生素 A 各水平的频数

医院等级	维生素 A 水平 /(mg·L⁻¹)				
	<0.10	0.10~<0.20	0.20~<0.30	0.30~<0.70	>0.70
三级甲等	231(0.06%)	4 482(1.14%)	34 183(8.67%)	350 632(88.97%)	4 565(1.16%)
三级乙等	12(0.02%)	437(0.91%)	4 771(9.94%)	42 275(88.06%)	513(1.07%)
三级	21(0.03%)	574(0.79%)	6 128(8.43%)	64 730(89.03%)	1 253(1.72%)
二级甲等	14(0.01%)	880(0.54%)	13 400(8.20%)	147 207(90.11%)	1 867(1.14%)
二级乙等	3(0.07%)	45(1.03%)	472(10.85%)	3 798(87.31%)	32(0.74%)
二级	11(0.06%)	166(0.87%)	1 455(7.65%)	17 117(89.98%)	275(1.45%)
一级甲等	3(0.03%)	68(0.73%)	793(8.51%)	8 380(89.93%)	74(0.79%)
未定级	1(0.02%)	30(0.58%)	458(8.81%)	4 659(89.65%)	49(0.94%)

注:括号内为该频数所占的百分比。

　　从分布特征上看,二级医院孕妇血清维生素 A 水平的中位数和均值略低于其他医院。见表 68 和图 58。

表 68　不同医院等级孕妇血清维生素 A 水平的分布特征

医院等级	分布特征				
	1st Qu.	中位数	均值	3rd Qu.	样本量
三级甲等	0.36	0.42	0.43	0.49	394 093
三级乙等	0.36	0.42	0.43	0.49	48 008

医院等级	分布特征				
	1st Qu.	中位数	均值	3rd Qu.	样本量
三级	0.36	0.42	0.43	0.49	72 706
二级甲等	0.34	0.41	0.42	0.48	163 368
二级乙等	0.35	0.42	0.42	0.49	4 350
二级	0.34	0.40	0.41	0.48	19 024
一级甲等	0.36	0.42	0.43	0.49	9 318
未定级	0.36	0.42	0.43	0.49	5 197

注:血清维生素 A 水平单位为 mg/L。

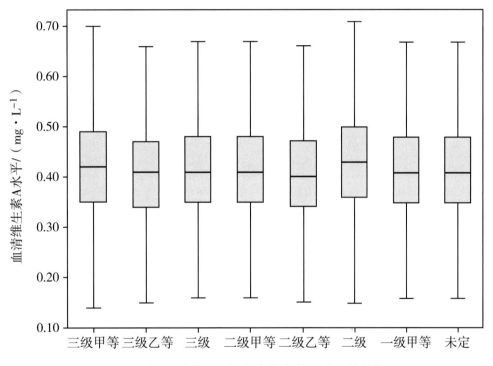

图 58 不同医院等级孕妇血清维生素 A 水平的箱线图

(二)综合医院孕妇血清维生素 A 缺乏比例高于妇幼保健院

本节通过绘制来自不同性质医院的孕妇的血清维生素 A 水平的分布图与箱线图,并计算其分布特征来分析来自不同性质医院的孕妇血清维生素 A 水平的差异。根据就诊医院的性质,可以将孕妇划分为"妇幼保健院组""专科医院组""综合医院组"。

就诊于综合医院的孕妇维生素 A 情况较差,缺乏率(1.21%)和超高率(1.33%)分别高于就诊于妇幼保健院的孕妇。妇幼保健院和综合医院的孕妇血清维生素 A 正常率分别为 90.31% 和 88.44%,<0.3mg/L 的比例分别为 8.67% 和 10.23%。见图 59 和表 69。

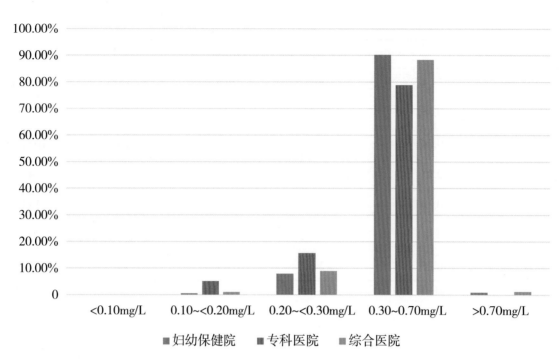

图 59　中国不同医院性质孕妇血清维生素 A 水平的分布图

表 69　不同医院性质孕妇血清维生素 A 各水平的频数

医院性质	维生素 A 水平 /(mg·L⁻¹)				
	<0.10	0.10~<0.20	0.20~<0.30	0.30~0.70	>0.70
妇幼保健院	61 (0.02%)	1 845 (0.63%)	23 651 (8.02%)	266 346 (90.31%)	3 027 (1.03%)
专科医院	0 (0)	1 (5.26%)	3 (15.79%)	15 (78.95%)	0 (0)
综合医院	235 (0.06%)	4 836 (1.15%)	38 006 (9.03%)	372 437 (88.44%)	5 601 (1.33%)

注:括号内为该频数所占的百分比。

分布特征上看(表 70),综合医院孕妇血清维生素 A 水平的中位数和均值高于妇幼保健院的孕妇血清维生素 A 水平。专科医院的样本量仅为 19,采集的样本中孕妇血清维生素 A 水平处于 0.30~0.70mg/L 的比例为 78.95%。

表 70　不同医院性质孕妇血清维生素 A 水平的分布特征

医院性质	分布特征				
	1st Qu.	中位数	均值	3rd Qu.	样本量
妇幼保健院	0.35	0.41	0.42	0.48	294 930
专科医院	0.33	0.43	0.41	0.47	19
综合医院	0.35	0.42	0.43	0.49	421 115

注:血清维生素 A 水平单位为 mg/L。

　　上述箱线图显示(图 60),妇幼保健院和综合医院的孕妇血清维生素 A 水平分布较为对称,而就诊于专科医院的孕妇血清维生素 A 水平分布似乎明显不对称,不过由于专科医院的样本量太少,结论并不具有统计学意义。

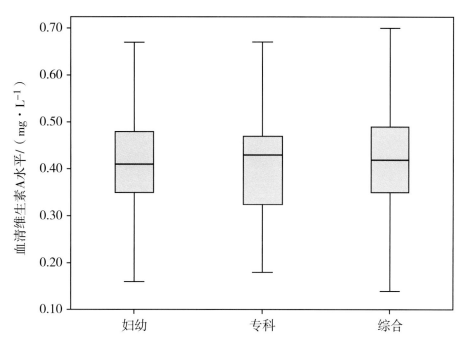

图 60　不同医院性质孕妇血清维生素 A 水平的箱线图

第三章 中国孕妇血清维生素 E 的水平

本章针对的总体假设为 2018 年的中国孕妇群体,根据新生儿人数估计其规模约为 1 741 万人。所依据的样本数据是课题组所调查的 717 139 例孕妇临床检测数据。

目标是基于样本数据对全国及各个孕期孕妇的血清维生素 E 的分布以及平均水平进行推算,各种推断的置信度统一约定为 95%。然后从空间、人口学特征、机体特征和就诊医院特征 4 个维度依次考察样本的血清维生素 E 的条件分布。最后通过分布差异度、均值、标准差、箱线图等统计指标(或图形)比较不同条件下维生素 E 分布的差异程度。

思路说明:由于样本并非按照事先设计的抽样方法随机抽到的,而是医生根据患者的个人意向调查得到,所以原始样本若不做必要的随机化处理并不能很好地代表全国孕妇的维生素 E 水平,从而无法据此考察我国孕妇血清维生素 E 的整体状况及相关的影响因素,因此采用了所谓事后分层尔后随机化的预处理手法,将每层的数据看作简单随机抽样数据进行统计学推断。

由于几乎在所有推断的场合样本量足以确保中心极限定理成立,所以允许直接使用基于正态分布的 U 估计量而不必使用 t 估计量获得置信区间或实施假设检验。

统计学推断的主要结论:全国孕妇血清维生素 E 的平均水平(± 标准差)为 13.62(±4.15)mg/L。缺乏维生素 E 的比例约为 0.29%,边缘缺乏的比例约为 1.69%,正常的比例约为 90.84%,超高的比例约为 7.19%。

内容安排:第一节和第二节基于样本数据推算全国孕妇以及全国城镇孕妇血清维生素 E 的分布。第三节至第六节将分别从空间、人口学特征、孕妇体征和就诊医院特征 4 个维度依次描述样本中所有孕妇血清维生素 E 的条件分布。

一、全国孕妇血清维生素 E 水平的推算

同维生素 A 分布的估算思路一样,居住现状分层将城镇孕妇看作"城镇"与"农村"两个层。其中将样本中城镇孕妇数据视为全国"城镇孕妇"的简单随机抽样样本数据,由此计算"全国城镇孕妇"血清维生素 E 水平分布及其 95% 置信区间,如图 61 至图 63 所示。

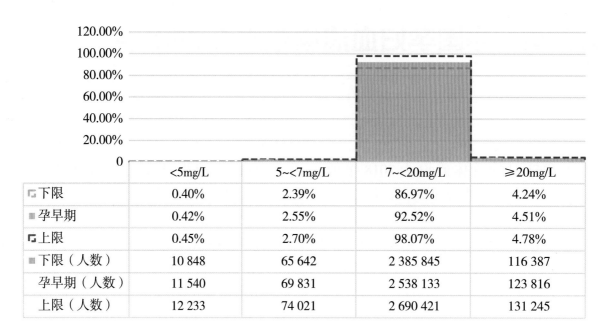

	<5mg/L	5~<7mg/L	7~<20mg/L	≥20mg/L
下限	0.40%	2.39%	86.97%	4.24%
孕早期	0.42%	2.55%	92.52%	4.51%
上限	0.45%	2.70%	98.07%	4.78%
下限（人数）	10 848	65 642	2 385 845	116 387
孕早期（人数）	11 540	69 831	2 538 133	123 816
上限（人数）	12 233	74 021	2 690 421	131 245

图 61　孕早期城镇孕妇血清维生素 E 水平分布

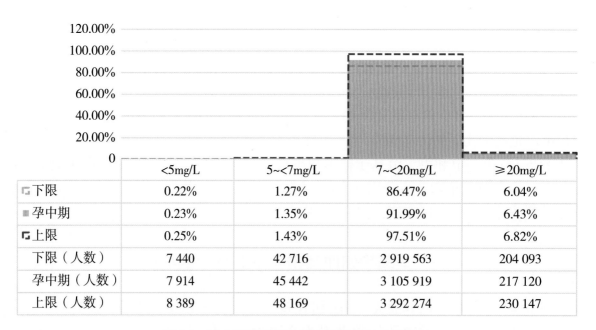

	<5mg/L	5~<7mg/L	7~<20mg/L	≥20mg/L
下限	0.22%	1.27%	86.47%	6.04%
孕中期	0.23%	1.35%	91.99%	6.43%
上限	0.25%	1.43%	97.51%	6.82%
下限（人数）	7 440	42 716	2 919 563	204 093
孕中期（人数）	7 914	45 442	3 105 919	217 120
上限（人数）	8 389	48 169	3 292 274	230 147

图 62　孕中期城镇孕妇血清维生素 E 水平分布

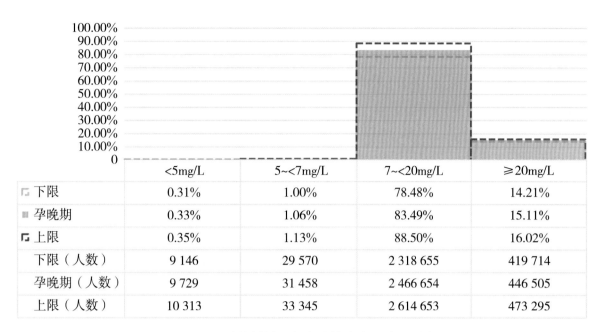

	<5mg/L	5~<7mg/L	7~<20mg/L	≥20mg/L
下限	0.31%	1.00%	78.48%	14.21%
孕晚期	0.33%	1.06%	83.49%	15.11%
上限	0.35%	1.13%	88.50%	16.02%
下限（人数）	9 146	29 570	2 318 655	419 714
孕晚期（人数）	9 729	31 458	2 466 654	446 505
上限（人数）	10 313	33 345	2 614 653	473 295

图 63　孕晚期城镇孕妇血清维生素 E 水平分布

　　研究者将北京和合农村孕妇数据视作全国"农村"的简单随机抽样样本数据,以此计算"农村"层血清维生素 E 水平的样本分布,进而估计全国"农村孕妇"血清维生素 E 水平的总体分布。由于样本量大于公式 1(见 36 页)中根据相对误差(不高于 6%)和置信度(不低于 95%)所确定的最小样本量,估计的相对误差将可稳定控制在 6% 以内。图 64 至图 66 为全国农村孕妇血清维生素 E 水平分布及其 95% 置信区间。

　　将城镇的总体层权设定为 60%,相应地农村的总体层权设定为 40%,两者加权得到全国各孕期孕妇血清维生素 E 水平的分布及其 95% 置信区间,如图 67 至图 69 所示。

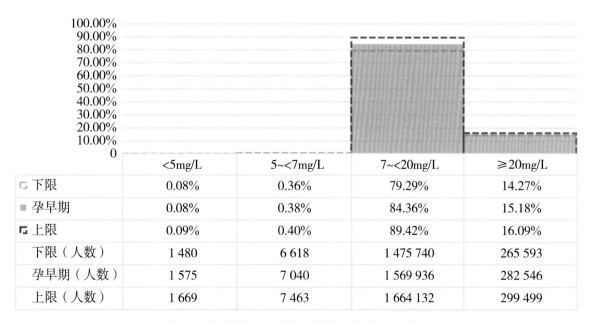

	<5mg/L	5~<7mg/L	7~<20mg/L	≥20mg/L
下限	0.08%	0.36%	79.29%	14.27%
孕早期	0.08%	0.38%	84.36%	15.18%
上限	0.09%	0.40%	89.42%	16.09%
下限（人数）	1 480	6 618	1 475 740	265 593
孕早期（人数）	1 575	7 040	1 569 936	282 546
上限（人数）	1 669	7 463	1 664 132	299 499

图 64　孕早期农村孕妇血清维生素 E 水平分布

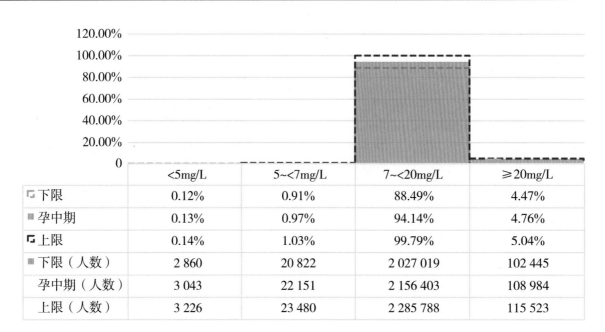

	<5mg/L	5~<7mg/L	7~<20mg/L	≥20mg/L
下限	0.12%	0.91%	88.49%	4.47%
孕中期	0.13%	0.97%	94.14%	4.76%
上限	0.14%	1.03%	99.79%	5.04%
下限（人数）	2 860	20 822	2 027 019	102 445
孕中期（人数）	3 043	22 151	2 156 403	108 984
上限（人数）	3 226	23 480	2 285 788	115 523

图 65　孕中期农村孕妇血清维生素 E 水平分布

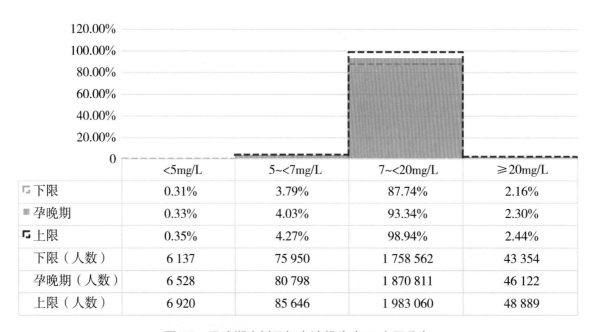

	<5mg/L	5~<7mg/L	7~<20mg/L	≥20mg/L
下限	0.31%	3.79%	87.74%	2.16%
孕晚期	0.33%	4.03%	93.34%	2.30%
上限	0.35%	4.27%	98.94%	2.44%
下限（人数）	6 137	75 950	1 758 562	43 354
孕晚期（人数）	6 528	80 798	1 870 811	46 122
上限（人数）	6 920	85 646	1 983 060	48 889

图 66　孕晚期农村孕妇血清维生素 E 水平分布

　　按照现行维生素 E 的划分标准，统计结果表明，全国孕妇中约有 0.29% 的孕早期孕妇血清维生素 E 水平 <5mg/L。按照孕早期孕妇的人口基数，约 13 180 名孕早期孕妇血清维生素 E 水平 <5mg/L，其 95% 置信区间为（12389，13971）。全国孕妇中约有 0.19% 的孕中期孕妇维生素 E 水平 <5mg/L，按照孕中期孕妇的人口基数，约 10 982 名孕中期孕妇血清维生素 E 水平 <5mg/L，其 95% 置信区间为（10323，11641）。

　　全国孕妇中约有 0.33% 的孕晚期孕妇维生素 E 水平 <5mg/L，按照孕晚期孕妇的人口基数，约 16 258 名孕晚期孕妇血清维生素 E 水平 <5mg/L，其 95% 置信区间为（15283，17234）。

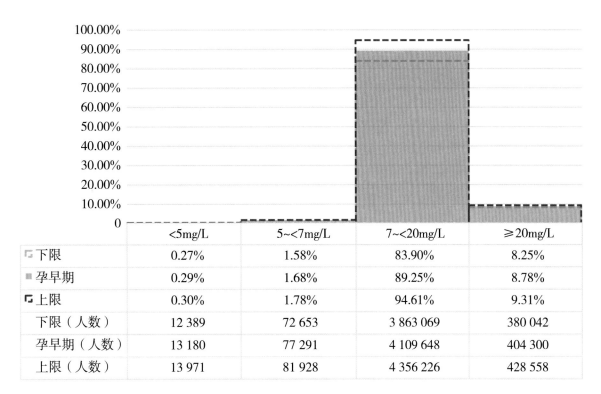

	<5mg/L	5~<7mg/L	7~<20mg/L	≥20mg/L
下限	0.27%	1.58%	83.90%	8.25%
孕早期	0.29%	1.68%	89.25%	8.78%
上限	0.30%	1.78%	94.61%	9.31%
下限（人数）	12 389	72 653	3 863 069	380 042
孕早期（人数）	13 180	77 291	4 109 648	404 300
上限（人数）	13 971	81 928	4 356 226	428 558

图 67　孕早期孕妇血清维生素 E 水平分布

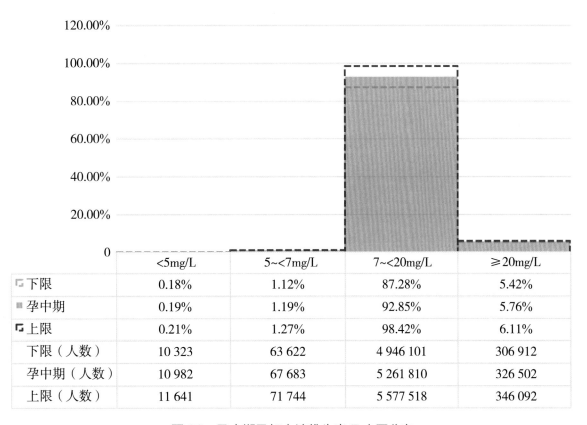

	<5mg/L	5~<7mg/L	7~<20mg/L	≥20mg/L
下限	0.18%	1.12%	87.28%	5.42%
孕中期	0.19%	1.19%	92.85%	5.76%
上限	0.21%	1.27%	98.42%	6.11%
下限（人数）	10 323	63 622	4 946 101	306 912
孕中期（人数）	10 982	67 683	5 261 810	326 502
上限（人数）	11 641	71 744	5 577 518	346 092

图 68　孕中期孕妇血清维生素 E 水平分布

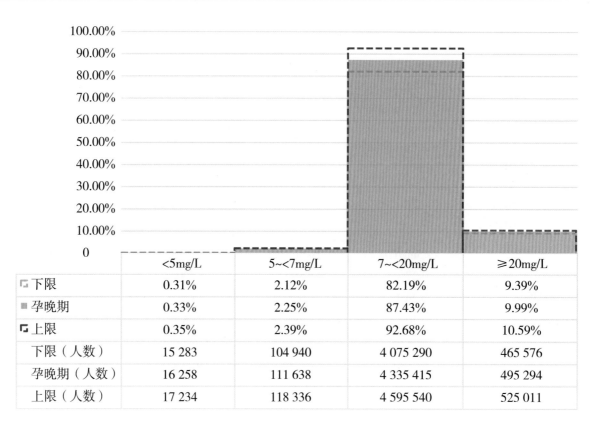

	<5mg/L	5~<7mg/L	7~<20mg/L	≥20mg/L
下限	0.31%	2.12%	82.19%	9.39%
孕晚期	0.33%	2.25%	87.43%	9.99%
上限	0.35%	2.39%	92.68%	10.59%
下限（人数）	15 283	104 940	4 075 290	465 576
孕晚期（人数）	16 258	111 638	4 335 415	495 294
上限（人数）	17 234	118 336	4 595 540	525 011

图 69　孕晚期孕妇血清维生素 E 水平分布

二、全国城镇孕妇血清维生素 E 水平的推算

同维生素 A 分布的估算思路一样，病况分层将城镇孕妇看作"患子痫前期"与"不患子痫前期"两个层。其中将样本中城镇子痫前期孕妇数据视为全国城镇"子痫前期孕妇"的简单随机抽样样本数据，由此计算全国城镇"子痫前期孕妇"血清维生素 E 水平分布及其 95% 置信区间，如图 70 至图 72 所示。

研究者将城镇孕妇中非子痫前期孕妇数据视作全国城镇"非子痫前期"的简单随机抽样样本数据，以此计算"非子痫前期"层血清维生素 E 水平的样本分布，进而估计全国城镇"非子痫前期孕妇"血清维生素 E 水平的总体分布。由于样本量大于公式 1（见 36 页）中根据相对误差（不高于 3%）和置信度（不低于 95%）所确定的最小样本量，估计的相对误差将可稳定控制在 3% 以内。图 73 至图 75 为全国城镇非子痫前期孕妇血清维生素 E 水平分布及其 95% 置信区间。

将子痫前期的总体层权设定为 3.2%，相应地非子痫前期的总体层权设定为 96.8%，两者加权得到全国各孕期城镇孕妇血清维生素 E 水平的分布及其 95% 置信区间，如图 76 至图 78 所示。由于其他产科疾病没有纳入考虑范围内，就全国而言，健康孕妇的比例应该不高于 96.8%，因此这样的权宜之计式的处理，将稍微高估全国城镇孕妇的血清维生素 E 水平。

按照现行维生素 E 的划分标准，统计结果表明，全国城镇孕妇中约有 0.79% 的孕早期孕

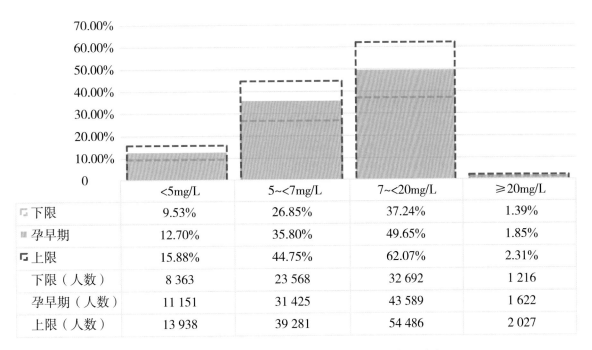

图 70　孕早期子痫前期孕妇血清维生素 E 水平分布

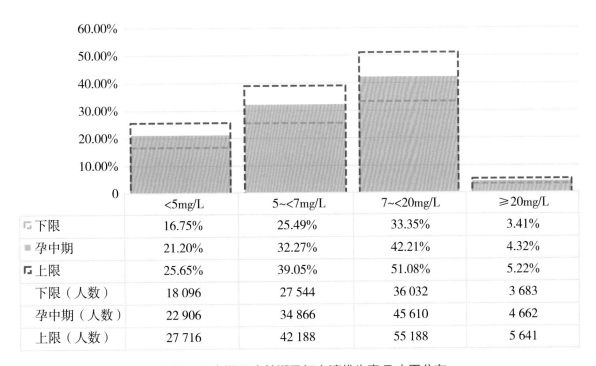

图 71　孕中期子痫前期孕妇血清维生素 E 水平分布

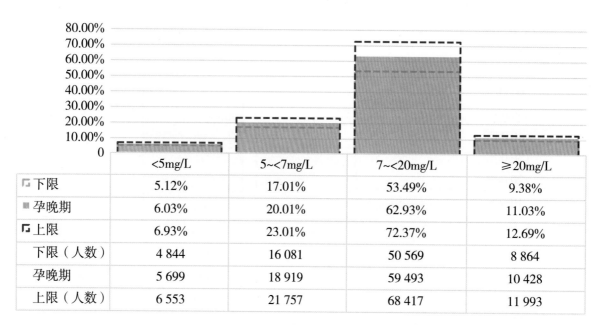

	<5mg/L	5~<7mg/L	7~<20mg/L	≥20mg/L
下限	5.12%	17.01%	53.49%	9.38%
孕晚期	6.03%	20.01%	62.93%	11.03%
上限	6.93%	23.01%	72.37%	12.69%
下限（人数）	4 844	16 081	50 569	8 864
孕晚期	5 699	18 919	59 493	10 428
上限（人数）	6 553	21 757	68 417	11 993

图 72　孕晚期子痫前期孕妇血清维生素 E 水平分布

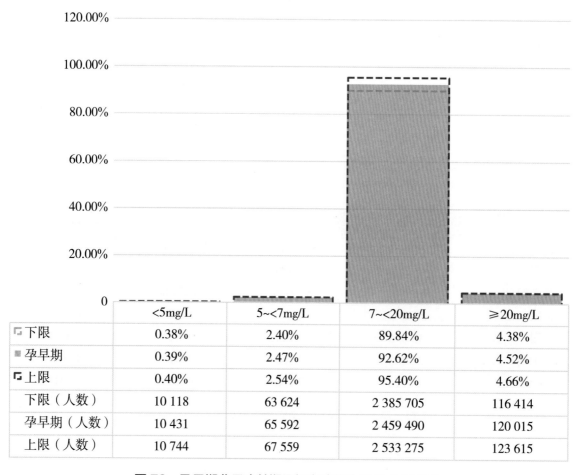

	<5mg/L	5~<7mg/L	7~<20mg/L	≥20mg/L
下限	0.38%	2.40%	89.84%	4.38%
孕早期	0.39%	2.47%	92.62%	4.52%
上限	0.40%	2.54%	95.40%	4.66%
下限（人数）	10 118	63 624	2 385 705	116 414
孕早期（人数）	10 431	65 592	2 459 490	120 015
上限（人数）	10 744	67 559	2 533 275	123 615

图 73　孕早期非子痫前期孕妇血清维生素 E 水平分布

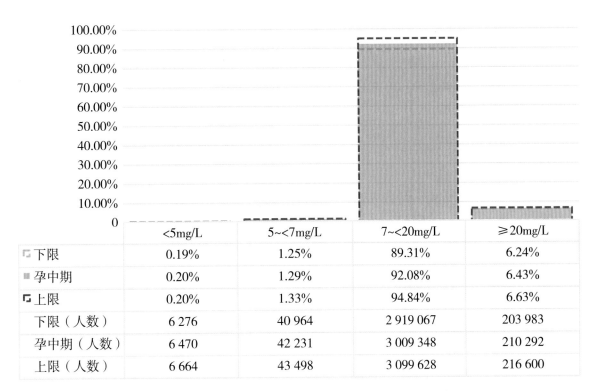

	<5mg/L	5~<7mg/L	7~<20mg/L	≥20mg/L
下限	0.19%	1.25%	89.31%	6.24%
孕中期	0.20%	1.29%	92.08%	6.43%
上限	0.20%	1.33%	94.84%	6.63%
下限（人数）	6 276	40 964	2 919 067	203 983
孕中期（人数）	6 470	42 231	3 009 348	210 292
上限（人数）	6 664	43 498	3 099 628	216 600

图 74　孕中期非子痫前期孕妇血清维生素 E 水平分布

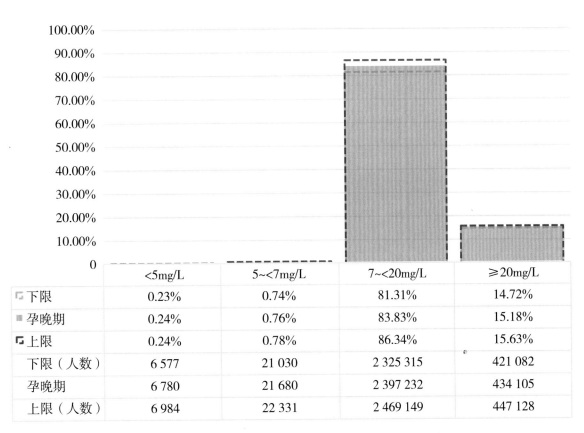

	<5mg/L	5~<7mg/L	7~<20mg/L	≥20mg/L
下限	0.23%	0.74%	81.31%	14.72%
孕晚期	0.24%	0.76%	83.83%	15.18%
上限	0.24%	0.78%	86.34%	15.63%
下限（人数）	6 577	21 030	2 325 315	421 082
孕晚期	6 780	21 680	2 397 232	434 105
上限（人数）	6 984	22 331	2 469 149	447 128

图 75　孕晚期非子痫前期孕妇血清维生素 E 水平分布

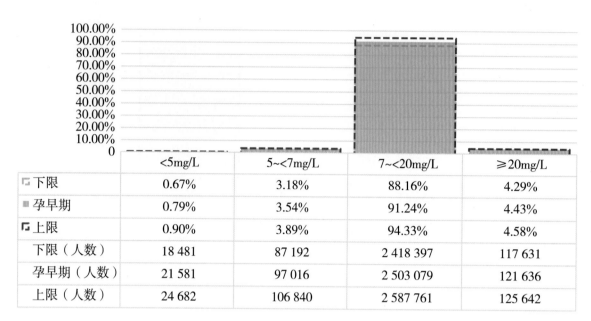

	<5mg/L	5~<7mg/L	7~<20mg/L	≥20mg/L
下限	0.67%	3.18%	88.16%	4.29%
孕早期	0.79%	3.54%	91.24%	4.43%
上限	0.90%	3.89%	94.33%	4.58%
下限（人数）	18 481	87 192	2 418 397	117 631
孕早期（人数）	21 581	97 016	2 503 079	121 636
上限（人数）	24 682	106 840	2 587 761	125 642

图 76　孕早期孕妇血清维生素 E 水平分布

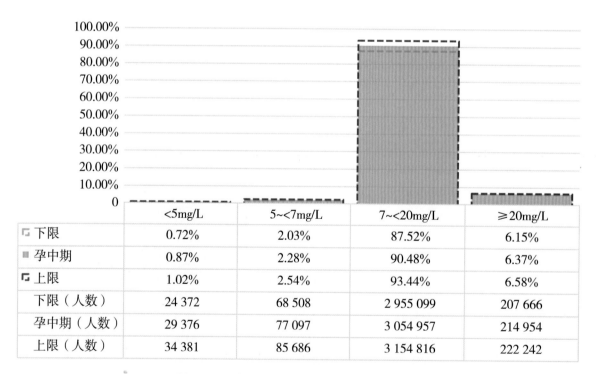

	<5mg/L	5~<7mg/L	7~<20mg/L	≥20mg/L
下限	0.72%	2.03%	87.52%	6.15%
孕中期	0.87%	2.28%	90.48%	6.37%
上限	1.02%	2.54%	93.44%	6.58%
下限（人数）	24 372	68 508	2 955 099	207 666
孕中期（人数）	29 376	77 097	3 054 957	214 954
上限（人数）	34 381	85 686	3 154 816	222 242

图 77　孕中期孕妇血清维生素 E 水平分布

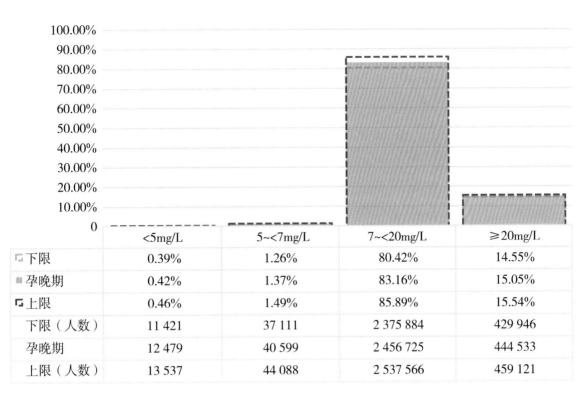

	<5mg/L	5~<7mg/L	7~<20mg/L	≥20mg/L
下限	0.39%	1.26%	80.42%	14.55%
孕晚期	0.42%	1.37%	83.16%	15.05%
上限	0.46%	1.49%	85.89%	15.54%
下限（人数）	11 421	37 111	2 375 884	429 946
孕晚期	12 479	40 599	2 456 725	444 533
上限（人数）	13 537	44 088	2 537 566	459 121

图 78 孕晚期孕妇血清维生素 E 水平分布

妇血清维生素 E 水平 <5mg/L。按照孕早期孕妇的人口基数,约 21 600 名孕早期孕妇血清维生素 E 水平 <5mg/L,其 95% 置信区间为(18481,24682);全国城镇孕妇中约有 0.87% 的孕中期孕妇维生素 E 水平 <5mg/L,按照孕中期孕妇的人口基数,约 29 000 名孕中期孕妇血清维生素 E 水平 <5mg/L,其 95% 置信区间为(24372,34381);全国城镇孕妇中约有 0.42% 的孕晚期孕妇维生素 E 水平 <5mg/L,按照孕晚期孕妇的人口基数,约 12 000 名孕晚期孕妇血清维生素 E 水平 <5mg/L,其 95% 置信区间为(11421,13537)。

三、中国孕妇血清维生素 E 的空间分布

本节分析中国孕妇血清维生素 E 的空间分布特征,根据孕妇的空间位置,将从农村 / 城镇、城市等级、地区、居住方式 4 个维度来分析其血清维生素 E 的空间分布差异。

(一) 城镇地区孕妇血清维生素 E 水平低于农村地区

本节就城市和农村对样本孕妇血清维生素 E 水平进行分析,并推断全国城镇和乡村的孕妇维生素 E 的情况。根据经济发展和卫生等指标,分析时将各县 / 区划分为大城市、中小城市、普通农村、贫困农村。通过绘制不同地区的孕妇血清维生素 E 水平的分布图与箱线图,并计算相应的分布特征,比较农村和城镇孕妇血清维生素 E 水平的差异。

从分布图来看(图 79),城市和农村孕妇的血清维生素 E 水平差别不大,但与维生素 A 不同,农村地区孕妇的维生素 E 水平略高于城市,这可以由血清维生素 E 浓度处于区间 7~20mg/L 和高于 20mg/L 的孕妇比例看出,也可以通过下表的分布特征值得出。

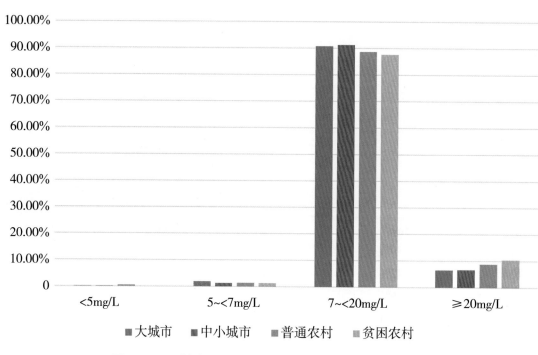

图 79　不同城市大小的孕妇血清维生素 E 水平的分布图

　　普通农村和贫困农村孕妇的血清维生素 E 水平处于 7~20mg/L 的比例稍低于城市孕妇,分别为 88.85% 和 87.85%(表 71);但普通农村和贫困农村孕妇的血清维生素 E 水平高于 20mg/L 的比例高于城市孕妇,分别为 8.96% 和 10.62%。此外,血清维生素 E 水平低于 5mg/L 的孕妇比例城市和农村差别很小。

表 71　不同城市大小的孕妇血清维生素 E 各水平的频数

城市大小	维生素 E 水平 /(mg·L^{-1})			
	<5	5~<7	7~20	>20
大城市	659(0.28%)	4 968(2.08%)	217 591(90.94%)	16 044(6.71%)
中小城市	1 167(0.27%)	6 454(1.49%)	395 224(91.42%)	29 453(6.81%)
普通农村	224(0.66%)	518(1.53%)	30 122(88.85%)	3 039(8.96%)
贫困农村	9(0.08%)	153(1.44%)	9 313(87.85%)	1 126(10.62%)

注:括号内为该频数所占的百分比。

　　普通农村和贫困农村地区的孕妇血清维生素 E 水平分布的中位数和均值高于大城市和中小城市的孕妇(表 72);结合箱线图(图 80)也可以看出,农村地区孕妇的血清维生素 E 水平要高于城市地区,其中贫困农村地区最高。但农村地区孕妇的样本量远少于城市地区,且考虑到检测费用和合作医院的等级等因素,我们认为如将样本中的农村地区孕妇视为全国农村孕妇的一个随机样本是有偏的。

表 72　不同城市大小的孕妇血清维生素 E 水平的分布特征

城市大小	分布特征				
	1st Qu.	中位数	均值	3rd Qu.	样本量
大城市	10.40	12.80	13.41	15.80	239 262
中小城市	10.80	13.10	13.67	15.90	432 298
普通农村	10.90	13.60	14.12	17.00	33 903
贫困农村	11.20	13.90	14.47	17.00	10 601

注:血清维生素 E 水平单位为 mg/L。

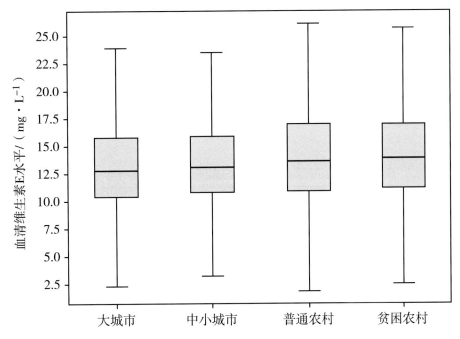

图 80　不同城市大小的孕妇血清维生素 E 水平的箱线图

(二) 一线城市的孕妇血清维生素 E 水平略差于其他城市等级

本节比较样本中各城市等级的孕妇血清维生素 E 水平的差异。城市等级的划分为:一线城市、新一线城市、二线城市、三线城市、四线城市、五线城市。

分析过程如下:首先,按区域属性使用 Python 统计软件对不同城市等级孕妇检测数据进行缺失值与异常值处理;其次,分别描述不同城市等级孕妇血清维生素 E 水平的条件分布。

从分布图来看(图 81),城市等级的不同对孕妇血清维生素 E 的影响较小,绝大多数孕妇的血清维生素 E 浓度高于 7mg/L。如表 73 所示,新一线城市维生素 E 水平处于 7~20mg/L 的孕妇比例最高,达 93.17%;一线城市维生素 E 水平低于 7mg/L 的孕妇比例最高,为 2.95%。

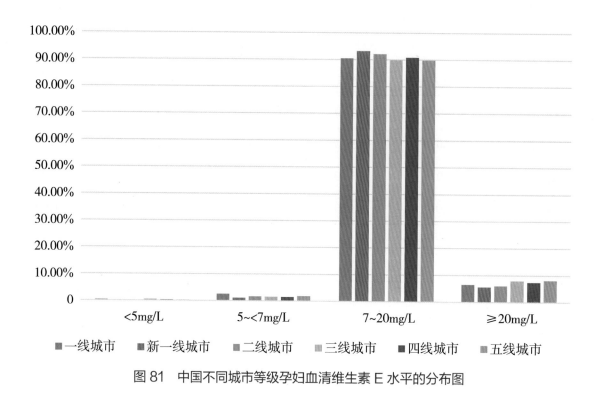

图 81 中国不同城市等级孕妇血清维生素 E 水平的分布图

表 73 中国不同城市等级孕妇血清维生素 E 各水平的频数

城市等级	维生素 E 水平 /(mg·L⁻¹)			
	<5	5~<7	7~20	>20
一线城市	490（0.37%）	3 425（2.58%）	119 984（90.48%）	8 702（6.56%）
新一线城市	101（0.09%）	1 241（1.07%）	107 749（93.17%）	6 556（5.67%）
二线城市	228（0.17%）	2 111（1.59%）	122 055（92.12%）	8 108（6.12%）
三线城市	715（0.49%）	2 245（1.55%）	129 894（89.92%）	11 594（8.03%）
四线城市	358（0.31%）	1 694（1.46%）	105 399（90.82%）	8 599（7.41%）
五线城市	167（0.22%）	1 377（1.84%）	67 169（89.78%）	6 103（8.16%）

注：括号内为该频数所占的百分比。

分布特征表（表 74）和箱线图表明（图 82），一线城市孕妇维生素 E 的均值和中位数低于其他城市等级的孕妇，样本取值较为分散；三线城市孕妇维生素 E 的均值和中位数高于其他城市等级的孕妇。结合分布图分析，随着城市等级下降，孕妇维生素 E 浓度高于 20mg/L 的比例有增加的趋势，相应地，均值和中位数表现为四五线城市高于一二线城市，我们认为维生素 E 摄入过量的可能性增加。

表 74　中国不同城市等级孕妇血清维生素 E 水平的分布特征

城市等级	分布特征				
	1st Qu.	中位数	均值	3rd Qu.	样本量
一线城市	10.10	12.70	13.33	15.90	132 601
新一线城市	10.70	12.80	13.43	15.60	115 647
二线城市	10.70	12.90	13.43	15.60	132 502
三线城市	11.10	13.50	14.02	16.40	144 448
四线城市	10.80	13.10	13.70	16.00	116 050
五线城市	10.80	13.20	13.83	16.20	74 816

注:血清维生素 E 水平单位为 mg/L。

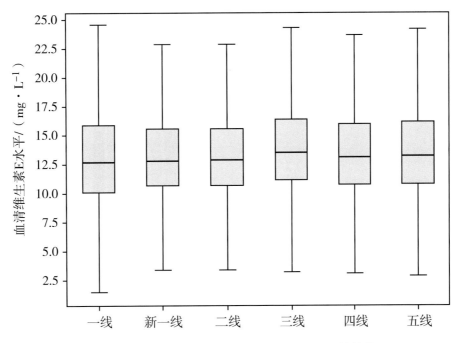

图 82　不同城市等级下孕妇血清维生素 E 水平的箱线图

(三) 东北和华南地区孕妇血清维生素 E 水平低于其他地区

本节对样本各地区孕妇血清维生素 E 水平进行分析,并推断全国各地区的情况。同对维生素 A 进行地区分析时一致,将全国划分为西北、华北、东北、华东、华中、西南、华南 7 个大区。

首先,使用 Python 统计软件按地区属性对样本不同地区孕妇检测数据进行缺失值与异常值处理。经查,实际采集的数据包含的省份如表 75 所示。

其次,描述各地区孕妇血清维生素 E 水平的条件分布。由图 83 和表 76 可知,7 个大区中有 4 个地区缺乏率低于 0.20%。同维生素 A 一样,华南地区情况最好,缺乏率与超高率均最低(分别为 0.06% 和 2.63%);东北地区情况最差,缺乏率最高(达 1.36%),超高率也较高(6.20%)。西南地区的超高率最高(7.76%)。

表 75　实际采集的数据包含的省份

地区	实际采集数据包含的省份	地区	实际采集数据包含的省份
西北地区	青海、宁夏、陕西	华中地区	河南、湖北、湖南
华北地区	内蒙古、山西、河北、北京、天津	西南地区	云南、贵州、重庆、四川
东北地区	辽宁、吉林、黑龙江	华南地区	广东、广西
华东地区	山东、安徽、浙江、江苏		

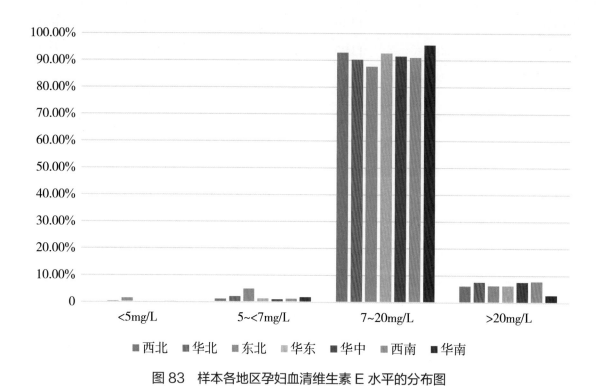

图 83　样本各地区孕妇血清维生素 E 水平的分布图

表 76　样本各地区孕妇血清维生素 E 各水平的频数

地区	维生素 E 水平 /(mg·L⁻¹)			
	<5	5~<7	7~20	>20
西北	155 (0.13%)	1 294 (1.08%)	111 141 (92.75%)	7 237 (6.04%)
华北	562 (0.30%)	3 924 (2.06%)	171 486 (90.17%)	14 207 (7.47%)
东北	777 (1.36%)	2 788 (4.87%)	50 149 (87.57%)	3 551 (6.20%)
华东	98 (0.10%)	1 273 (1.25%)	94 159 (92.51%)	6 252 (6.14%)
华中	43 (0.12%)	340 (0.94%)	33 125 (91.44%)	2 716 (7.50%)
西南	416 (0.21%)	2 251 (1.14%)	180 113 (90.90%)	15 367 (7.76%)
华南	8 (0.06%)	223 (1.76%)	12 077 (95.55%)	332 (2.63%)

注:括号内为该频数所占的百分比。

表 77 是各地区孕妇血清维生素 E 的分布特征。华南和东北地区的孕妇维生素 E 的均值和中位数要明显低于其他区域,图 84 的箱线图也直观地表明了相同的结论。结合华南地区孕妇血清维生素 E 的分布图分析发现,华南地区 95.55% 的孕妇血清维生素 E 处于 7~20mg/L,仅有 0.06% 孕妇的维生素 E 水平低于 5mg/L,处于 5~<7mg/L 范围的孕妇也只有 1.76%,这说明华南地区孕妇的血清维生素 E 水平均值虽比其他地区低,但取值相对集中,绝大多数的孕妇的维生素 E 水平仍处于 7~20mg/L 的范围。而无论从维生素 E 的分布,还是分布特征来看,东北地区孕妇的维生素 E 水平都要差于其他地区。

表 77　中国不同地区孕妇血清维生素 E 水平的分布特征

地区	分布特征				
	1st Qu.	中位数	均值	3rd Qu.	样本量
西北	10.80	13.00	13.56	15.70	119 827
华北	10.40	13.00	13.60	16.10	190 179
东北	10.00	12.70	13.10	15.70	57 265
华东	11.00	13.30	13.72	15.90	101 782
华中	11.00	13.40	14.04	16.70	36 224
西南	10.80	13.10	13.75	16.00	198 147
华南	10.20	12.10	12.51	14.40	12 640

注:血清维生素 E 水平单位为 mg/L。

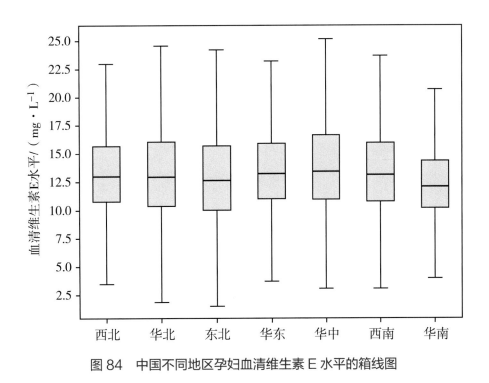

图 84　中国不同地区孕妇血清维生素 E 水平的箱线图

同样假设育龄妇女均为单胎生育,则各地区孕妇数比例结构与新生儿的一致。采用该地区分布结构推算 2017 年我国各地区的孕妇数,以此作为调查期内全国各地区孕妇的总数。

根据公式 1(见 36 页)可知,可以估计得到各个地区孕妇血清维生素 E 的分布及相应的 95% 置信区间,如图 85 和表 78 所示。

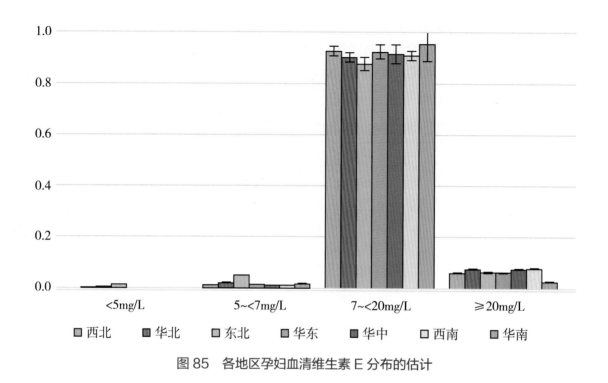

图 85　各地区孕妇血清维生素 E 分布的估计

表 78　各地区孕妇血清维生素 E 分布的估计

地区	估计	维生素 E 水平 /(mg·L⁻¹)			
		<5	5~<7	7~<20	≥20
西北 相对误差:2%	95% 置信下限	0.13%	1.06%	90.90%	5.92%
	点估计	0.13%	1.08%	92.75%	6.04%
	95% 置信上限	0.13%	1.10%	94.61%	6.16%
华北 相对误差:2%	95% 置信下限	0.29%	2.02%	88.37%	7.32%
	点估计	0.30%	2.06%	90.17%	7.47%
	95% 置信上限	0.31%	2.10%	91.97%	7.62%
东北 相对误差:3%	95% 置信下限	1.32%	4.72%	84.94%	6.01%
	点估计	1.36%	4.87%	87.57%	6.20%
	95% 置信上限	1.40%	5.02%	90.20%	6.39%
华东 相对误差:3%	95% 置信下限	0.10%	1.21%	89.73%	5.96%
	点估计	0.10%	1.25%	92.51%	6.14%
	95% 置信上限	0.10%	1.29%	95.29%	6.32%

续表

地区	估计	维生素 E 水平 /(mg·L⁻¹)			
		<5	5~<7	7~<20	≥20
华中 相对误差:4%	95% 置信下限	0.12%	0.90%	87.78%	7.20%
	点估计	0.12%	0.94%	91.44%	7.50%
	95% 置信上限	0.12%	0.98%	95.10%	7.80%
西南 相对误差:2%	95% 置信下限	0.21%	1.12%	89.08%	7.60%
	点估计	0.21%	1.14%	90.90%	7.76%
	95% 置信上限	0.21%	1.16%	92.72%	7.92%
华南 相对误差:7%	95% 置信下限	0.06%	1.64%	88.86%	2.45%
	点估计	0.06%	1.76%	95.55%	2.63%
	95% 置信上限	0.06%	1.88%	100%	2.81%

根据 2017 年全国各地区孕妇数量以及上述各地区段孕妇血清维生素 E 分布,可以估计出各地区孕妇在不同维生素 E 水平下的人数分布,如表 79 所示。

表 79　不同血清维生素 E 水平下各地区孕妇数量分布的估计　　　单位:人

地区	估计	维生素 E 水平 /(mg·L⁻¹)			
		<5	5~<7	7~<20	≥20
西北 相对误差:2%	95% 置信下限	1 681	13 969	1 199 632	78 122
	点估计	1 716	14 254	1 224 115	79 716
	95% 置信上限	1 750	14 539	1 248 597	81 310
华北 相对误差:2%	95% 置信下限	5 740	39 415	1 725 269	142 927
	点估计	5 857	40 219	1 760 479	145 844
	95% 置信上限	5 974	41 024	1 795 689	148 761
东北 相对误差:3%	95% 置信下限	9 294	33 280	598 423	42 369
	点估计	9 581	34 309	616 931	43 679
	95% 置信上限	9 869	35 338	635 439	44 989
华东 相对误差:3%	95% 置信下限	5 277	65 960	4 881 568	323 996
	点估计	5 440	68 000	5 032 544	334 016
	95% 置信上限	5 603	70 040	5 183 520	344 036
华中 相对误差:4%	95% 置信下限	3 516	27 540	2 679 031	219 737
	点估计	3 662	28 688	2 790 657	228 893
	95% 置信上限	3 809	29 835	2 902 284	238 048

续表

地区	估计	维生素 E 水平 /(mg·L⁻¹)			
		<5	5~<7	7~<20	≥20
西南 相对误差:2%	95% 置信下限	5 096	27 665	2 205 938	188 318
	点估计	5 200	28 230	2 250 957	192 161
	95% 置信上限	5 304	28 794	2 295 976	196 004
华南 相对误差:7%	95% 置信下限	1 378	40 424	2 194 612	60 406
	点估计	1 482	43 467	2 359 798	64 953
	95% 置信上限	1 586	46 509	2 469 700	695 00

（四）"流动"居住状态孕妇的血清维生素 E 水平略低于"常住"状态孕妇

本节比较样本不同居住状态下孕妇血清维生素 E 的分布情况。分析过程和前面相同，通过观察不同居住方式下孕妇血清维生素 E 的分布图与箱线图，并计算相应的分布特征来进行研究。

从分布图（图 86）和各区间频率（表 80）来看，不同居住方式下孕妇血清维生素 E 的分布差异很小，城镇常住孕妇血清维生素 E 浓度低于 5mg/L 的比例为 0.31%，略高于流动居住孕妇和农村常住孕妇。而结合分布特征表（表 81）和箱线图（图 87），流动居住的孕妇维生素 E 的均值和中位数要略低于常住孕妇，这表明不同居住状态孕妇的维生素 E 浓度绝大多数均处于 7~20mg/L，但流动居住的孕妇维生素 E 水平要略低于常住孕妇。

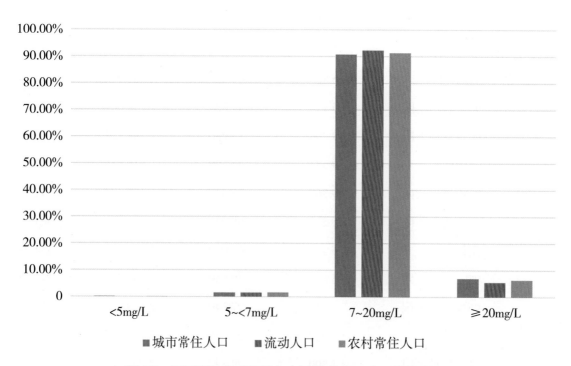

图 86　不同居住方式下孕妇血清维生素 E 水平的分布图

表 80　不同居住方式下孕妇血清维生素 E 各水平的频数

居住方式	维生素 E 水平 /(mg·L⁻¹)			
	<5	5~<7	7~<20	>20
城镇常住人口	1 867(0.31%)	10 106(1.68%)	547 522(90.94%)	42 554(7.07%)
流动人口	55(0.15%)	634(1.70%)	34 567(92.49%)	2 116(5.66%)
农村常住人口	137(0.18%)	1 342(1.77%)	69 535(91.53%)	4 956(6.52%)

注：括号内为该频数所占的百分比。

表 81　不同居住方式下孕妇血清维生素 E 水平的分布特征

居住方式	分布特征				
	1ˢᵗ Qu.	中位数	均值	3ʳᵈ Qu.	样本量
城镇常住人口	10.70	13.10	13.64	16.00	602 049
流动人口	10.40	12.70	13.30	15.60	37 372
农村常住人口	10.60	13.00	13.56	16.00	75 970

注：血清维生素 E 水平单位为 mg/L。

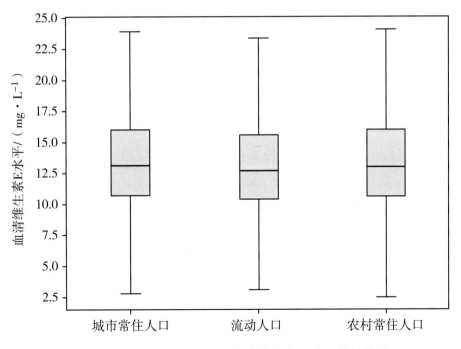

图 87　不同居住方式下孕妇血清维生素 E 水平的箱线图

同样的方式推算全国所有城镇常住孕妇和农村常住孕妇血清维生素 E 分布及其 95% 置信区间，如图 88 和表 82 所示。

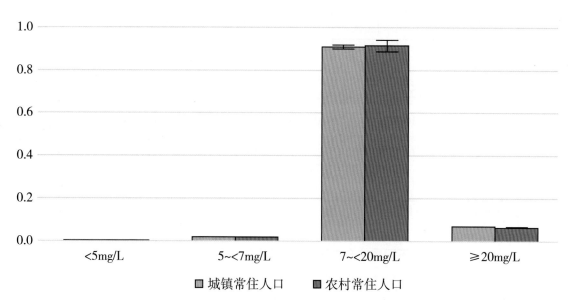

图 88　不同居住方式下孕妇血清维生素 E 分布的估计

表 82　城镇和农村孕妇血清维生素 E 分布的估计

地区	估计	维生素 E 水平 /(mg·L⁻¹)			
		<5	5~<7	7~<20	≥20
城镇 相对误差:1%	95% 置信下限	0.31%	1.66%	90.03%	7.00%
	点估计	0.31%	1.68%	90.94%	7.07%
	95% 置信上限	0.31%	1.70%	91.85%	7.14%
农村 相对误差:3%	95% 置信下限	0.17%	1.72%	88.78%	6.32%
	点估计	0.18%	1.77%	91.53%	6.52%
	95% 置信上限	0.19%	1.82%	94.28%	6.72%

　　根据 2017 年城镇和农村孕妇数量及其血清维生素 E 分布,可以估计出不同居住方式下孕妇在不同维生素 E 水平下的人数分布,如表 83 所示。

表 83　不同血清维生素 E 水平下孕妇数量的估计　　　　　　　单位:人

地区	估计	<5	5~6	7~19	≥20
城镇 相对误差:1%	95% 置信下限	27 848	150 920	8 169 432	635 121
	点估计	28 130	152 444	8 251 952	641 536
	95% 置信上限	28 411	153 969	8 334 472	647 952
农村 相对误差:3%	95% 置信下限	10 748	105 691	5 465 494	389 326
	点估计	11 081	108 960	5 634 530	401 367
	95% 置信上限	11 413	112 229	5 803 566	413 408

注:血清维生素 E 水平单位为 mg/L。

四、中国孕妇血清维生素 E 在不同人口学特征下的分布

本节分析中国孕妇血清维生素 E 在人口学特征上的分布,将从孕妇的年龄、文化程度(学历)和工作性质 3 个维度来分析其血清维生素 E 在人口学特征上的分布差异。

(一)高年龄组孕妇血清维生素 E 水平大于低年龄组

本节描述并比较各年龄段孕妇血清维生素 E 的分布情况。分析数据时先使用 Python 统计软件对各年龄段的孕妇的维生素 E 检测数据进行缺失值与异常值处理,年龄段划分如下:

> (1)小于 20 岁
> (2)20 到 25 岁(不含 25 岁)
> (3)25 到 30 岁(不含 30 岁)
> (4)30 到 35 岁(不含 35 岁)
> (5)大于等于 35 岁

从分布图(图 89)和频数表(表 84)来看,各年龄段绝大多数孕妇的血清维生素 E 水平高于 7mg/L,且低于 5mg/L 的比例相差不大,均在 0.23%~0.32%;高年龄组维生素 E 处于 5~20mg/L 的孕妇比例略低于低年龄组,而大于 20mg/L 的孕妇比例高于低年龄组。

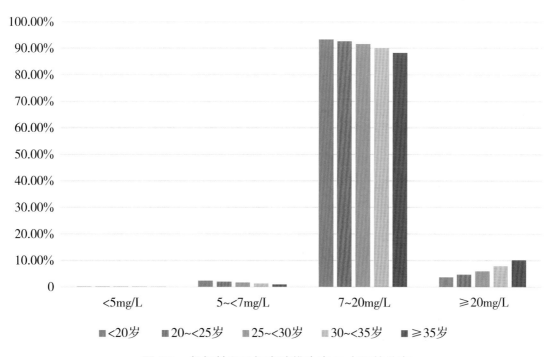

图 89　各年龄段孕妇血清维生素 E 水平的分布

表 84　各年龄段孕妇血清维生素 E 各水平的频数

年龄段	维生素 E 水平 /(mg·L⁻¹)			
	<5	5~<7	7~20	>20
<20 岁	19(0.25%)	187(2.48%)	7 051(93.43%)	290(3.84%)
20~<25 岁	328(0.32%)	2 148(2.10%)	94 669(92.73%)	4 942(4.84%)
25~<30 岁	955(0.29%)	6 070(1.85%)	300 925(91.74%)	20 062(6.12%)
30~<35 岁	552(0.29%)	2 752(1.44%)	172 426(90.23%)	15 372(8.04%)
≥35 岁	205(0.23%)	941(1.07%)	77 450(88.40%)	9 018(10.29%)

注:括号内为该频数所占的百分比。

同样地,通过分布特征表(表 85)和箱线图(图 90),我们也发现孕妇血清维生素 E 的分布特征也表现为高年龄组大于低年龄组的趋势,其中小于 20 岁的孕妇血清维生素 E 水平最低。

表 85　各年龄段孕妇血清维生素 E 水平的分布特征

年龄段	分布特征				
	1ˢᵗ Qu.	中位数	均值	3ʳᵈ Qu.	样本量
<20 岁	10.10	12.30	12.75	15.00	7 547
20~<25 岁	10.20	12.40	12.97	15.20	102 087
25~<30 岁	10.50	12.80	13.39	15.70	328 012
30~<35 岁	11.00	13.40	13.95	16.30	191 102
≥35 岁	11.50	13.90	14.53	16.90	87 614

注:血清维生素 E 水平单位为 mg/L。

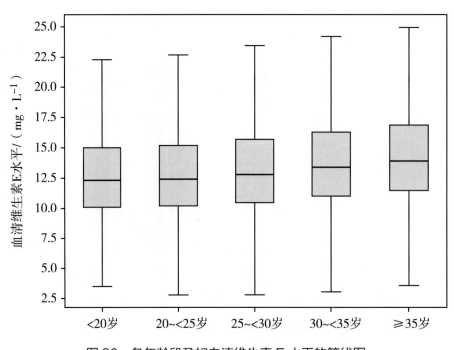

图 90　各年龄段孕妇血清维生素 E 水平的箱线图

采用同样的方法来推算全国各年龄段孕妇血清维生素 E 分布及相应的置信区间,如图 91 和表 86 所示。

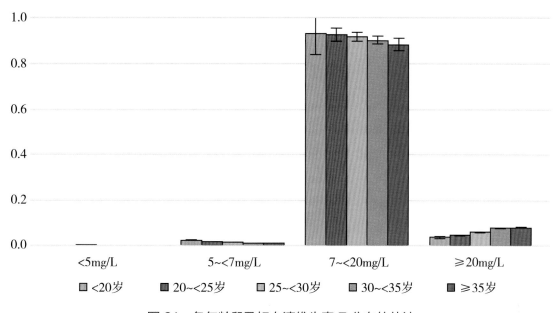

图 91　各年龄段孕妇血清维生素 E 分布的估计

表 86　各年龄段孕妇血清维生素 E 分布的估计

年龄段	估计	维生素 E 水平 /(mg·L⁻¹)			
		<5	5~<7	7~<20	≥20
<20 岁 相对误差:10%	95% 置信下限	0.23%	2.23%	84.09%	3.46%
	点估计	0.25%	2.48%	93.43%	3.84%
	95% 置信上限	0.28%	2.73%	100%	4.23%
20~<25 岁 相对误差:3%	95% 置信下限	0.31%	2.04%	89.95%	4.70%
	点估计	0.32%	2.10%	92.73%	4.84%
	95% 置信上限	0.33%	2.17%	95.52%	4.99%
25~<30 岁 相对误差:2%	95% 置信下限	0.29%	1.81%	89.91%	5.99%
	点估计	0.29%	1.85%	91.74%	6.12%
	95% 置信上限	0.30%	1.89%	93.58%	6.24%
30~<35 岁 相对误差:2%	95% 置信下限	0.28%	1.41%	88.42%	7.88%
	点估计	0.29%	1.44%	90.23%	8.04%
	95% 置信上限	0.29%	1.47%	92.03%	8.20%
≥35 岁 相对误差:3%	95% 置信下限	0.23%	1.27%	85.75%	7.80%
	点估计	0.23%	1.31%	88.40%	8.04%
	95% 置信上限	0.24%	1.35%	91.05%	8.29%

根据 2017 年全国各年龄段孕妇数量以及上述各年龄段孕妇血清维生素 E 分布,可以估计出各年龄段孕妇在不同维生素 E 水平下的人数分布,如表 87 所示。

表 87　不同血清维生素 E 水平下孕妇数量的估计　　　　单位:人

年龄段	估计	维生素 E 水平 /(mg·L⁻¹)			
		<5	5~6	7~19	≥20
<20 岁 相对误差:10%	置信下限	1 194	11 749	442 997	18 220
	点估计	1 326	13 054	492 219	20 244
	置信上限	1 459	14 360	526 844	22 269
20~<25 岁 相对误差:3%	置信下限	13 052	85 474	3 767 122	196 655
	点估计	13 456	88 118	3 883 631	202 737
	置信上限	13 859	90 762	4 000 140	208 819
25~<30 岁 相对误差:2%	置信下限	20 162	128 151	6 353 177	423 552
	点估计	20 574	130 766	6 482 834	432 196
	置信上限	20 985	133 381	6 612 491	440 840
30~<35 岁 相对误差:2%	置信下限	9 831	49 011	3 070 746	273 761
	点估计	10 031	50 011	3 133 414	279 348
	置信上限	10 232	51 011	3 196 082	284 935
≥35 岁 相对误差:3%	置信下限	4 893	27 355	1 848 743	168 226
	点估计	5 045	28 201	1 905 920	173 429
	置信上限	5 196	29 047	1 963 098	178 632

(二) 不同文化程度的孕妇血清维生素 E 水平差异很小

本节比较样本不同文化程度下孕妇血清维生素 E 水平的差异。分析数据时使用 Python 统计软件对各文化程度的孕妇维生素 E 检测数据进行缺失值与异常值处理。

从分布图(图 92)和频数表(表 88)来看,不同文化程度下孕妇血清维生素 E 水平差别很小,维生素 E 水平处于 7~20mg/L 的孕妇比例在 90.81%~92.23%,绝大多数孕妇的维生素水平大于 7mg/L。

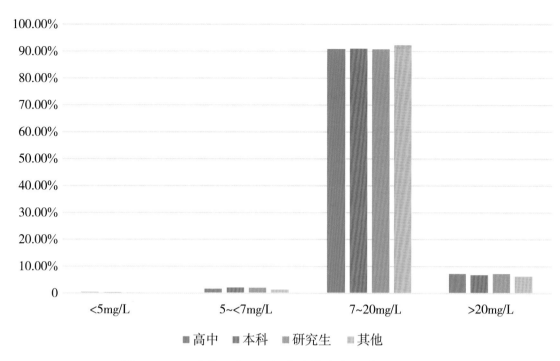

图 92　不同文化程度下孕妇血清维生素 E 水平的分布图

表 88　不同文化程度下孕妇血清维生素 E 各水平的频数

文化程度	维生素 E 水平 /(mg·L⁻¹)			
	<5	5~<7	7~20	>20
高中	1 354（0.34%）	6 597（1.65%）	364 020（90.81%）	28 895（7.21%）
本科	444（0.29%）	3 142（2.04%）	139 730（90.91%）	10 378（6.75%）
研究生	54（0.18%）	576（1.97%）	26 522（90.67%）	2 100（7.18%）
其他	207（0.16%）	1 774（1.35%）	121 499（92.23%）	8 260（6.27%）

注：括号内为该频数所占的百分比。

由分布特征表（表 89）和箱线图（图 93）可知，高中、本科及其他文化程度的孕妇维生素 E 水平几乎没有差别，而研究生孕妇的血清维生素 E 水平的分布中位数和均值低于其他文化程度的孕妇。

表 89　不同文化程度下孕妇血清维生素 E 水平的分布特征

文化程度	分布特征				
	1ˢᵗ Qu.	中位数	均值	3ʳᵈ Qu.	样本量
高中	10.70	13.00	13.62	15.90	400 866
本科	10.70	13.10	13.63	16.00	153 694
研究生	10.30	12.60	13.40	15.90	29 252
其他	10.70	13.10	13.62	15.90	131 740

注：血清维生素 E 水平单位为 mg/L。

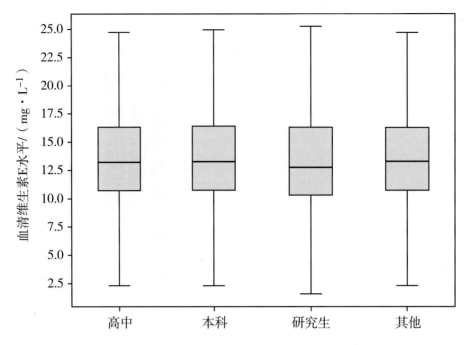

图 93　不同文化程度下孕妇血清维生素 E 水平的箱线图

（三）不同工作性质的孕妇血清维生素 E 水平差异较小

本节比较样本不同工作的孕妇血清维生素 E 水平的差异。分析数据时使用 Python 统计软件对各工作性质的孕妇维生素 E 检测数据进行缺失值与异常值处理。

从分布图（图 94）和频数表（表 90）来看，不同工作性质的孕妇血清维生素 E 水平差别很小，维生素 E 水平处于 7~20mg/L 的孕妇比例在 91.20%~91.97%，绝大多数孕妇的维生素水平大于 7mg/L，"两者兼顾"状态的孕妇维生素 E 水平略优于其他状态孕妇。

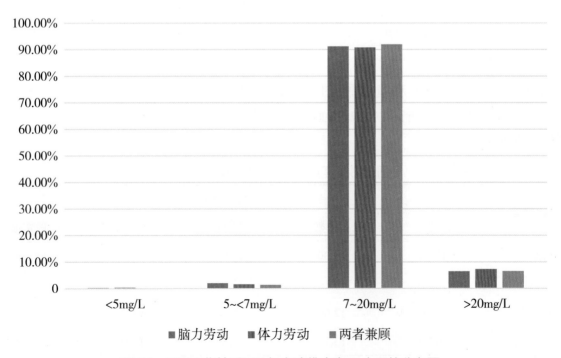

图 94　不同工作性质下孕妇血清维生素 E 水平的分布图

表 90　不同工作性质下孕妇血清维生素 E 各水平的频数

工作性质	维生素 E 水平 /(mg·L⁻¹)			
	<5	5~<7	7~20	>20
脑力劳动	490(0.28%)	3 548(2.04%)	158 749(91.20%)	11 280(6.48%)
体力劳动	1 366(0.33%)	6 766(1.65%)	372 980(90.76%)	29 857(7.27%)
两者兼顾	203(0.16%)	1 776(1.36%)	119 839(91.97%)	8 486(6.51%)

注:括号内为该频数所占的百分比。

不同工作性质下孕妇血清维生素 E 水平的分布特征(表 91 和图 95)显示,工作性质为脑力劳动与体力劳动兼顾的孕妇血清维生素 E 水平中位数和均值分别为 13.30mg/L 和 13.74mg/L,略高于单独脑力劳动、体力劳动工作性质的孕妇,这与维生素 A 的结论相反。

表 91　不同工作性质下孕妇血清维生素 E 水平的分布特征

工作性质	分布特征				
	1st Qu.	中位数	均值	3rd Qu.	样本量
脑力劳动	10.60	13.00	13.52	15.90	174 067
体力劳动	10.70	13.00	13.61	15.90	410 969
两者兼顾	10.90	13.30	13.74	16.10	130 304

注:血清维生素 E 水平单位为 mg/L。

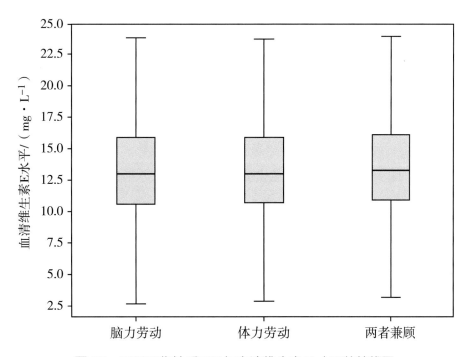

图 95　不同工作性质下孕妇血清维生素 E 水平的箱线图

五、中国孕妇血清维生素 E 在不同机体特征下的分布

本节分析中国孕妇血清维生素 E 在不同机体特征上的分布,将从是否补充维生素、体质指数(BMI)、受孕方式、孕次、胎数、孕期和居住方式 7 个维度来分析其血清维生素 E 在机体特征上的分布差异。

(一)未补充维生素的孕妇血清维生素 E 水平高于补充维生素 E 的孕妇

本节通过绘制有 / 无补充维生素的孕妇血清维生素 E 水平的分布图与箱线图,并计算其分布特征,分析样本有 / 无补充维生素的孕妇血清维生素 E 水平的差异。

从分布图(图 96)和频数表(表 92)可知,未补充维生素组孕妇血清维生素 E 浓度小于 7mg/L 的比例为 1.84%,而有补充维生素组孕妇的为 2.97%;未补充维生素组孕妇血清维生素 E 水平略优于有补充维生素组孕妇,但差别很小。

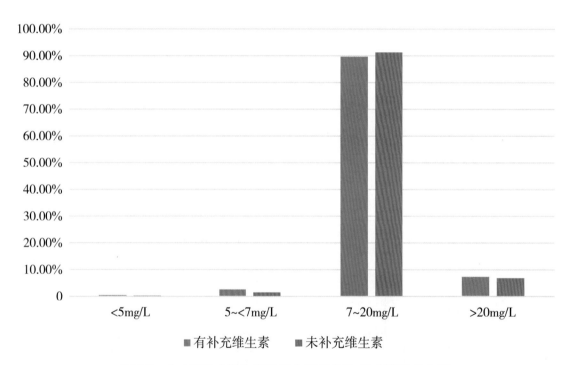

图 96 有 / 无补充维生素孕妇血清维生素 E 水平的分布图

表 92 有 / 无补充维生素孕妇血清维生素 E 各水平的频数

维生素补充情况	维生素 E 水平 /(mg·L^{-1})			
	<5	5~<7	7~20	>20
有补充维生素	350(0.40%)	2 224(2.57%)	77 727(89.68%)	6 372(7.35%)
未补充维生素	1 709(0.27%)	9 869(1.57%)	574 523(91.28%)	43 290(6.88%)

注:括号内为该频数所占的百分比。

由分布特征表（表93）和箱线图（图97）可知，未补充维生素组孕妇血清维生素 E 水平的中位数和均值分别为 13.02mg/L 和 13.63mg/L，略高于有补充维生素组的孕妇。

表 93　有 / 无补充维生素孕妇血清维生素 E 水平的分布特征

维生素补充情况	分布特征				
	1st Qu.	中位数	均值	3rd Qu.	样本量
有补充维生素	10.40	12.90	13.52	16.10	86 673
未补充维生素	10.70	13.02	13.63	15.90	629 391

注：血清维生素 E 水平单位为 mg/L。

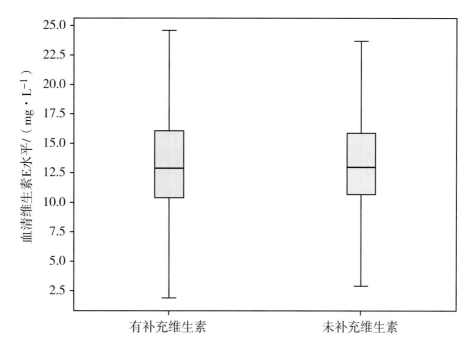

图 97　有 / 无补充维生素孕妇血清维生素 E 水平的箱线图

（二）孕妇血清维生素 E 水平随体质指数（BMI）增加而升高

本节通过绘制不同体质指数（body mass index，BMI）的孕妇血清维生素 E 水平的分布图与箱线图，并计算相应的分布特征，分析各级 BMI 指数下孕妇血清维生素 E 水平的差异。2003 年，卫生部疾病控制司发布的《中国成人超重和肥胖症预防与控制指南》（试行）将体质指数（BMI）分类如下：

（1）体重过低，BMI<18.5kg/m^2。

（2）体重正常，BMI 为 18.5~23.9kg/m^2。

（3）超重，BMI 为 24.0~27.9kg/m^2。

（4）肥胖，BMI≥28.0kg/m^2。

鉴于此分类中 BMI 在 23.9~<24.0 的分类不周严，依据统计分组遵循"不重不漏"的原则，本报告将体质指数（BMI）分组表达如下：

（1）BMI<18.5kg/m^2。

（2）18.5kg/m² ≤ BMI<23.9kg/m²。

（3）23.9kg/m² ≤ BMI<28.0kg/m²。

（4）BMI ≥ 28.0kg/m²。

从各体质指数孕妇血清维生素 E 分布（图 98）可以看出，随着体质指数的增大，孕妇血清维生素 E 低于 5mg/L 的比例升高，同时维生素 E 高于 20mg/L 的比例也在升高，而处于 7~20mg/L 的孕妇比例在下降。

BMI<18.5kg/m² 和 BMI 处于 18.5~<23.9kg/m² 的孕妇血清维生素 E 水平处于 7~20mg/L 的比例分别为 91.25% 和 91.26%，高于其他组的孕妇；BMI ≥ 28.0kg/m² 的孕妇血清维生素 E 水平低于 5mg/L 的比例为 0.68%，高于其他组孕妇。见表 94。

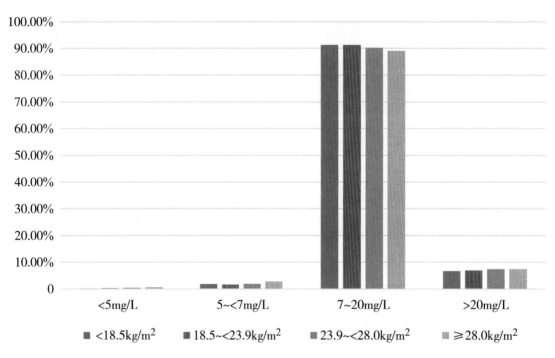

图 98　不同体质指数（BMI）孕妇血清维生素 E 水平的分布

表 94　不同体质指数（BMI）孕妇血清维生素 E 各水平的频数

体质指数 /(kg·m⁻²)	维生素 E 水平 /(mg·L⁻¹)			
	<5	5~<7	7~20	>20
<18.5	214（0.21%）	1 837（1.82%）	91 971（91.25%）	6 765（6.71%）
18.5~<23.9	1 397（0.27%）	8 222（1.58%）	473 976（91.26%）	35 777（6.89%）
23.9~<28.0	298（0.40%）	1 424（1.92%）	66 976（90.26%）	5 503（7.42%）
≥28	150（0.68%）	615（2.80%）	19 598（89.07%）	1 639（7.45%）

注：括号内为该频数所占的百分比。

结合分布特征表(表 95)和箱线图(图 99)同样发现,孕妇血清维生素 E 水平有随 BMI 指数的增大而增加的趋势。BMI<18.5kg/m² 的孕妇血清维生素 E 水平的中位数和均值分别为 12.90mg/L 和 13.46mg/L,低于其他组孕妇;而 BMI 处于 23.9~<28.0kg/m² 的孕妇血清维生素 E 水平的中位数和均值分别达到 13.21mg/L 和 13.78mg/L,高于其他组孕妇。

表 95　各体质指数孕妇血清维生素 E 水平的分布特征

体质指数 /(kg·m⁻²)	分布特征				
	1ˢᵗ Qu.	中位数	均值	3ʳᵈ Qu.	样本量
<18.5	10.50	12.90	13.46	15.80	100 787
18.5~<23.9	10.70	13.00	13.62	15.90	519 372
23.9~<28	10.90	13.21	13.78	16.10	74 201
≥28	10.70	13.20	13.68	16.10	22 002

注:血清维生素 E 水平单位为 mg/L。

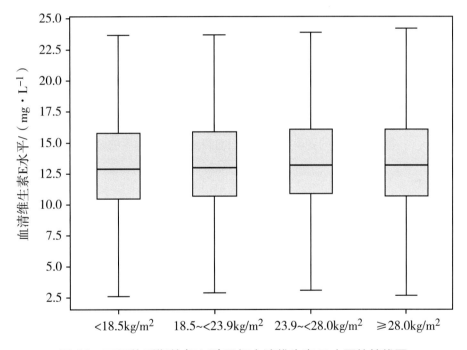

图 99　不同体质指数(BMI)孕妇血清维生素 E 水平的箱线图

(三) 自然受孕的孕妇血清维生素 E 水平低于人工辅助受孕的孕妇

在中国,孕妇人工辅助受孕方式并不罕见。不孕症的发生率在 7%~10%,其中有约 20% 的不孕夫妇需要借助人类辅助生殖技术进行治疗[1]。

本节比较样本不同受孕方式下孕妇血清维生素 E 水平的差异。分析数据时使用 Python 统计软件对不同受孕方式下的孕妇维生素 E 检测数据进行缺失值与异常值处理。

1. 数据来源于中华人民共和国国家卫生健康委员会。

从不同受孕方式下孕妇的血清维生素 E 分布图(图 100)可以看出,人工辅助受孕的孕妇血清维生素 E 的分布优于自然受孕孕妇。两种受孕方式下维生素 E 水平低于 7mg/L 的孕妇比例非常接近,分别为 1.98% 和 1.70%,但人工辅助受孕的孕妇血清维生素 E 高于 20mg/L 的比例为 10.32%,比自然受孕孕妇高出 3.40%。见表 96。

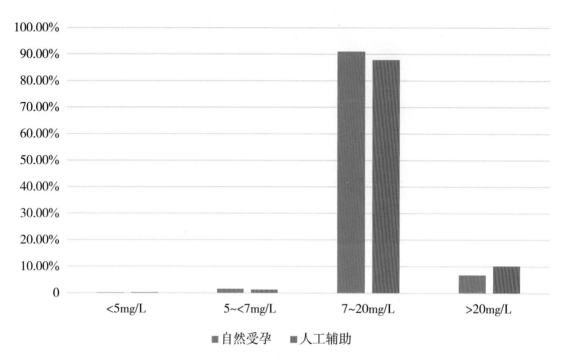

图 100　不同受孕方式下孕妇血清维生素 E 水平的分布图

表 96　不同受孕方式下孕妇血清维生素 E 各水平的频数

受孕方式	维生素 E 水平 /(mg·L⁻¹)			
	<5	5~<7	7~20	>20
自然受孕	2 046(0.29%)	12 041(1.69%)	648 889(91.10%)	49 268(6.92%)
人工辅助	13(0.34%)	52(1.36%)	3 358(87.97%)	394(10.32%)

注:括号内为该频数所占的百分比。

由箱线图(图 101)可以得到与分布特征表(表 97)相同的结论,即人工辅助受孕的孕妇血清维生素 E 水平高于自然受孕的孕妇。由于人工辅助受孕过程中可能不免使用药物,这与补充维生素 E 者往往血清维生素 E 水平偏高的逻辑相一致。

人工辅助受孕的孕妇血清维生素 E 水平分布的中位数和均值分别为 13.60mg/L 和 14.23mg/L,而自然受孕的孕妇的血清维生素 E 水平分布的中位数为 13.00mg/L,均值为 13.61mg/L,可见自然受孕的孕妇血清维生素 E 水平低于人工辅助受孕的孕妇。

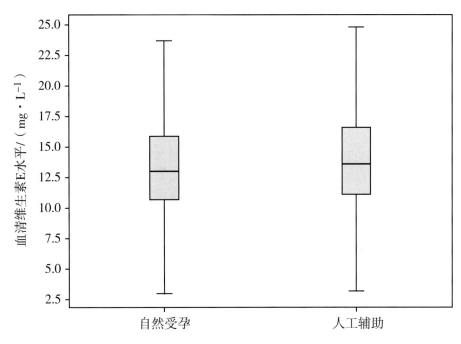

图 101　不同受孕方式下孕妇血清维生素 E 水平的箱线图

表 97　不同受孕方式下孕妇血清维生素 E 水平的分布特征

受孕方式	分布特征				
	1st Qu.	中位数	均值	3rd Qu.	样本量
自然受孕	10.70	13.00	13.61	15.90	712 244
人工辅助	11.10	13.60	14.23	16.60	3 817

注:血清维生素 E 水平单位为 mg/L。

(四) 孕妇血清维生素 E 水平随孕次增加有上升趋势

本节将对不同孕次的孕妇血清维生素 E 水平进行分析,通过绘制不同孕次的孕妇血清维生素 E 水平的分布图与箱线图,并计算相应的分布特征,比较不同孕次孕妇血清维生素 E 水平的差异。

孕妇血清维生素 E 水平随孕妇孕次的增加有增高的趋势,首次怀孕的孕妇血清维生素 E 的缺乏率高于其他怀孕次数的孕妇,超高率低于其他怀孕次数的孕妇。数据显示出的怀孕次数为 6 次的孕妇血清维生素 E 缺乏率与其他组别差异很大(可能与孕次为 6 和 7 的孕妇组别样本量相对较小有关,待加以考究)。首次怀孕的孕妇血清维生素 E 水平处于 7~<20mg/L 的比例为 91.26%,略高于其他孕次组别的孕妇。由各孕次组别孕妇血清维生素 E 水平的箱线图及相应的分布特征,我们可以得到相同的结论。见图 102、图 103,表 98、表 99。

首次怀孕的孕妇血清维生素 E 水平最低,其低于 7mg/L 的孕妇比例为各孕次组别最高,为 2.22%。

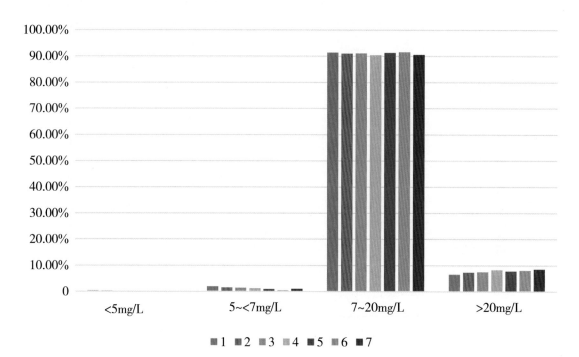

图 102　不同孕次孕妇血清维生素 E 水平的分布图

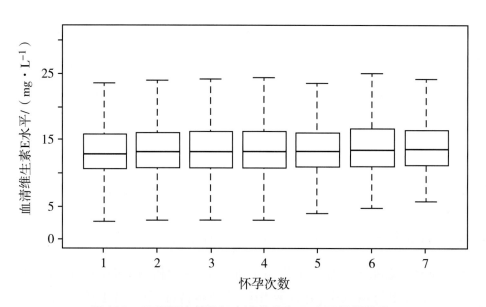

图 103　不同孕次的孕妇血清维生素 E 水平的箱线图

表 98　不同孕次孕妇血清维生素 E 各水平的频数

孕次	维生素 E 水平 /(mg·L⁻¹)			
	<5	5~<7	7~20	>20
孕次 1	1 357(0.34%)	7 445(1.88%)	361 216(91.26%)	25 806(6.52%)
孕次 2	499(0.24%)	3 201(1.54%)	188 346(90.88%)	15 194(7.33%)
孕次 3	133(0.21%)	874(1.35%)	58 953(90.98%)	4 837(7.46%)
孕次 4	34(0.14%)	299(1.24%)	21 750(90.34%)	1 993(8.28%)

续表

孕次	维生素 E 水平 /(mg·L⁻¹)			
	<5	5~<7	7~20	>20
孕次 5	7(0.09%)	74(0.92%)	7 297(91.21%)	622(7.78%)
孕次 6	3(0.15%)	9(0.44%)	1 873(91.46%)	163(7.96%)
孕次 7	0(0)	5(1.02%)	445(90.45%)	42(8.54%)

注:括号内为该频数所占的百分比。

表 99　不同孕次孕妇血清维生素 E 水平的分布特征

孕次	分布特征				
	1st Qu.	中位数	均值	3rd Qu.	样本量
孕次 1	10.56	12.90	13.48	15.80	395 824
孕次 2	10.80	13.20	13.75	16.10	207 240
孕次 3	10.90	13.30	13.85	16.20	64 797
孕次 4	10.90	13.30	13.96	16.30	24 076
孕次 5	11.00	13.20	13.87	16.00	8 000
孕次 6	11.00	13.50	14.08	16.60	2 048
孕次 7	11.20	13.70	14.26	16.40	492

注:血清维生素 E 水平单位为 mg/L。

从累积分布差异度(表 100)来看,不同孕次组别的孕妇血清维生素 E 水平累积分布差异度总体较小,组别之间互相的累积分布差异度均不超过 5%。

表 100　不同孕次的孕妇血清维生素 E 水平的累积分布差异度

累积分布差异度	孕次 1	孕次 2	孕次 3	孕次 4	孕次 5	孕次 6	孕次 7
孕次 1	0	1.63%	1.88%	3.52%	2.52%	3.27%	4.03%
孕次 2	1.63%	0	0.45%	1.89%	1.55%	2.40%	2.40%
孕次 3	1.88%	0.45%	0	1.64%	1.10%	1.95%	2.15%
孕次 4	3.52%	1.89%	1.64%	0	1.74%	2.25%	0.73%
孕次 5	2.52%	1.55%	1.10%	1.74%	0	0.97%	1.71%
孕次 6	3.27%	2.40%	1.95%	2.25%	0.97%	0	2.32%
孕次 7	4.03%	2.40%	2.15%	0.73%	1.71%	2.32%	0

(五)双胎孕妇血清维生素 E 缺乏比例高于单胎孕妇

本节比较不同妊娠胎数孕妇血清维生素 E 水平的差异。分析数据时使用 Python 统计软件对不同妊娠胎数孕妇维生素 E 检测数据进行缺失值与异常值处理。不同妊娠胎数孕妇的血清维生素 E 分布见图 104。

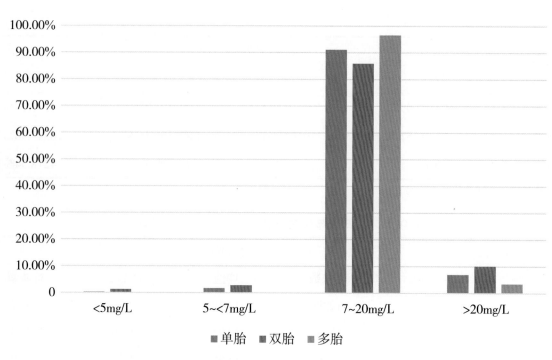

图 104 孕妇不同胎数血清维生素 E 水平的分布图

双胎孕妇血清维生素 E 在 7~20mg/L 的比例为 85.92%,低于单胎孕妇;而双胎孕妇血清维生素 E 水平低于 5mg/L 的比例为 1.25%,高于单胎孕妇。多胎孕妇的血清维生素 E 水平均高于 7mg/L,因其样本量相对太少,结论的可靠性不高。见表 101。

表 101 孕妇不同胎数血清维生素 E 各水平的频数

胎数	维生素 E 水平 /(mg·L⁻¹)			
	<5	5~<7	7~20	>20
单胎	2 037(0.29%)	12 044(1.69%)	650 709(91.10%)	49 484(6.93%)
双胎	22(1.25%)	49(2.78%)	1 513(85.92%)	177(10.05%)
多胎	0(0)	0(0)	28(96.55%)	1(3.45%)

注:括号内为该频数所占的百分比。

结合分布特征表(表 102)和箱线图(图 105),双胎孕妇血清维生素 E 的中位数与均值为 13.50mg/L 和 13.93mg/L,高于单胎孕妇。

表 102 孕妇不同胎数血清维生素 E 水平的分布特征

胎数	分布特征				
	1st Qu.	中位数	均值	3rd Qu.	样本量
单胎	10.70	13.00	13.61	15.90	714 274
双胎	11.00	13.50	13.93	16.30	1 761
多胎	10.50	12.90	13.94	15.60	29

注:血清维生素 E 水平单位为 mg/L。

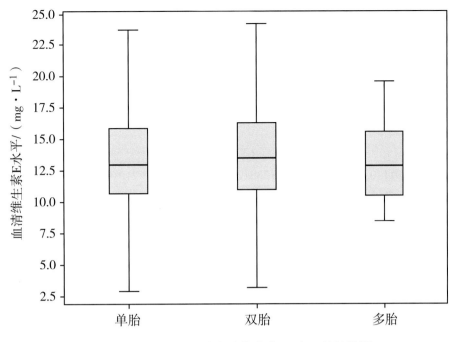

图 105 孕妇不同胎数血清维生素 E 水平的箱线图

（六）孕晚期孕妇血清维生素 E 水平更高

本节比较处于不同孕期的孕妇血清维生素 E 水平的差异。数据采集时已按孕妇怀孕周数分为孕早期、孕中期和孕晚期,分析数据时使用 Python 统计软件对不同孕期的孕妇维生素 E 检测数据进行缺失值与异常值处理。

由各孕期孕妇的血清维生素 E 的分布图(图 106)来看,样本数据中不同孕期孕妇的血清维生素 E 呈现出与孕妇各年龄段维生素 E 相似的规律,孕周数越大的孕妇维生素 E

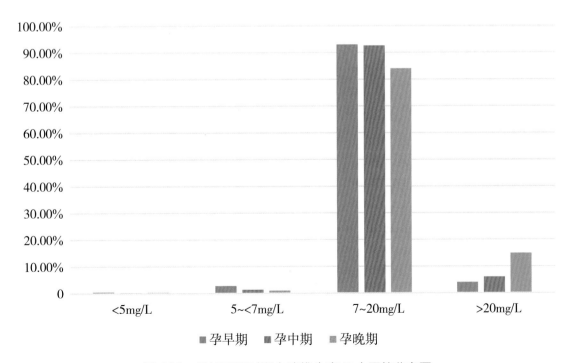

图 106 孕妇不同时期血清维生素 E 水平的分布图

水平越高。绝大多数孕妇的维生素 E 浓度高于 7mg/L,孕晚期孕妇血清维生素 E 水平处于 7~20mg/L 的比例为 83.99%,低于孕早期和孕中期孕妇,而其大于 20mg/L 的比例高达14.80%,比孕早期和孕中期高出很多。见表 103。

表 103　孕妇不同时期血清维生素 E 各水平的频数

孕期	维生素 E 水平 /(mg·L^{-1})			
	<5	5~<7	7~20	>20
孕早期	911(0.40%)	6 283(2.74%)	213 210(92.93%)	9 035(3.94%)
孕中期	783(0.22%)	4 592(1.29%)	328 710(92.52%)	21 186(5.96%)
孕晚期	365(0.28%)	1 218(0.93%)	110 330(83.99%)	19 441(14.80%)

注:括号内为该频数所占的百分比。

同样,结合分布特征表(表 104)和箱线图(图 107)分析发现,孕周数越大的孕妇维生素 E 的分布特征值越大,孕晚期组孕妇血清维生素 E 水平的中位数和均值分别为 15.50mg/L 和 15.86mg/L,高于孕早期和孕中期孕妇;且孕中期孕妇血清维生素 E 水平的中位数和均值高于孕早期孕妇。

表 104　孕妇不同时期血清维生素 E 水平的分布特征

孕期	分布特征				
	1st Qu.	中位数	均值	3rd Qu.	样本量
孕早期	9.70	11.80	12.40	14.40	229 439
孕中期	10.80	13.00	13.57	15.70	355 271
孕晚期	12.90	15.50	15.86	18.30	131 354

注:血清维生素 E 水平单位为 mg/L。

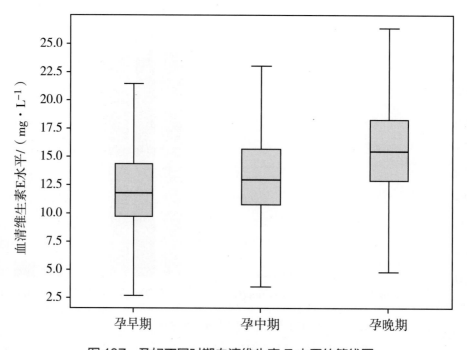

图 107　孕妇不同时期血清维生素 E 水平的箱线图

（七）农村孕早期孕妇的血清维生素 E 水平更低

本节分析样本不同的居住方式各孕期孕妇血清维生素 E 水平的差异。

从居住方式和孕期交互的孕妇血清维生素 E 的分布情况图（图 108）可知，居住方式相同时孕妇血清维生素 E 的水平仍表现为孕晚期 > 孕中期 > 孕早期，但农村常住孕妇维生素 E 各孕期的差别比城镇常住孕妇各孕期的差别大。样本中农村孕早期孕妇的维生素 E 水平略低于其他状态的孕妇，维生素 E 低于 7mg/L 的比例达 4.36%，高于孕早期的其他居住状态孕妇；而农村孕晚期孕妇维生素 E 浓度大于 7mg/L 的比例高达 99.53%，优于其他状态孕妇。见表 105。

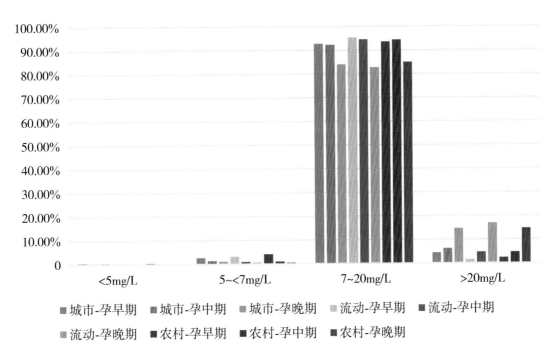

图 108　不同居住方式下不同孕期孕妇血清维生素 E 水平的分布图

表 105　不同居住方式下不同孕期孕妇血清维生素 E 各水平的频数

居住方式 - 孕期	维生素 E 水平 /(mg·L⁻¹)			
	<5	5~<7)	7~20	>20
城市 - 孕早期	804（0.42%）	4 865（2.55%）	177 146（96.69%）	8 296（4.34%）
城市 - 孕中期	720（0.23%）	4 133（1.35%）	283 313（92.24%）	18 987（6.18%）
城市 - 孕晚期	343（0.33%）	1 109（1.06%）	87 410（83.93%）	15 288（14.68%）
流动 - 孕早期	30（0.21%）	460（3.16%）	13 874（95.20%）	210（1.44%）
流动 - 孕中期	20（0.13%）	141（0.89%）	14 894（94.43%）	717（4.55%）
流动 - 孕晚期	5（0.07%）	33（0.47%）	5 835（82.63%）	1 189（16.84%）
农村 - 孕早期	77（0.33%）	953（4.03%）	22 078（93.42%）	525（2.22%）
农村 - 孕中期	43（0.13%）	313（0.97%）	30 520（94.30%）	1 490（4.60%）
农村 - 孕晚期	17（0.08%）	76（0.38%）	17 044（84.86%）	2 947（14.67%）

注：括号内为该频数所占的百分比。

　　由分布特征表(表 106)和箱线图(图 109)发现,每个居住状态下孕妇维生素 E 的各分布特征值呈现出孕早期 < 孕中期 < 孕晚期的趋势,且流动人口和农村常住的孕早期孕妇维生素 E 的中位数和均值低于其他状态的孕妇。

表 106　不同居住方式下不同孕期孕妇血清维生素 E 水平的分布特征

居住方式 - 孕期	分布特征				
	1st Qu.	中位数	均值	3rd Qu.	样本量
城市 - 孕早期	9.90	12.00	12.59	14.70	191 111
城市 - 孕中期	10.80	13.00	13.58	15.76	307 153
城市 - 孕晚期	12.80	15.40	15.77	18.30	104 150
流动 - 孕早期	9.20	11.00	11.39	12.90	14 574
流动 - 孕中期	11.10	13.30	13.68	15.80	15 772
流动 - 孕晚期	13.50	16.00	16.40	18.70	7 062
农村 - 孕早期	9.20	11.00	11.57	13.30	23 633
农村 - 孕中期	10.90	12.90	13.43	15.50	32 366
农村 - 孕晚期	13.30	15.80	16.12	18.20	20 084

注:血清维生素 E 水平单位为 mg/L。

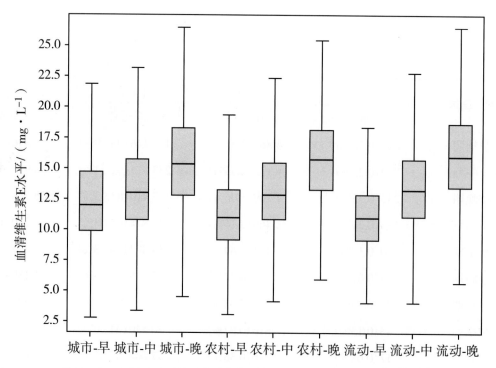

图 109　不同居住方式下不同孕期孕妇血清维生素 E 水平的箱线图

六、中国孕妇血清维生素 E 在不同医院特征下的分布

本节根据孕妇就诊医院的等级和属性将孕妇划分为若干组,分析各组孕妇的血清维生素 E 的分布。

(一) 不同医院等级孕妇血清维生素 E 水平分布总体差异较小

本节比较样本中不同医院等级孕妇血清维生素 E 水平的差异。数据涉及的医院等级依次划分为"三级甲等""三级乙等""三级""二级甲等""二级乙等""二级""一级甲等""未定级"。

由分布图(图 110)可知,在不同医院进行检测的孕妇血清维生素 E 水平差别很小,孕妇血清维生素 E 水平处于 7~20mg/L 的比例在 89.72%~92.88%;而三级医院和二级甲等医院检测的维生素 E 水平低于 7mg/L 的孕妇比例略高于其他医院等级,分别为 2.94% 和 2.48%。见表 107。

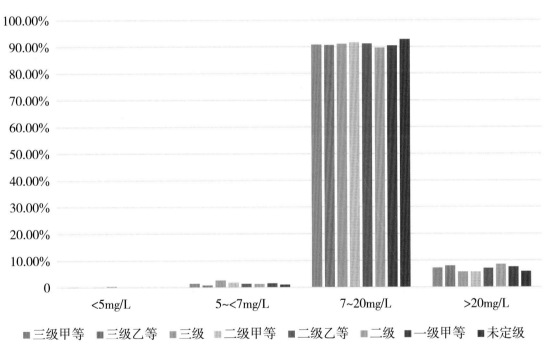

图 110　中国不同医院等级孕妇血清维生素 E 水平的分布图

表 107　不同医院等级孕妇血清维生素 E 各水平的频数

医院等级	维生素 E 水平 /(mg·L⁻¹)			
	<5	5~<7	7~20	>20
三级甲等	823(0.21%)	6 050(1.54%)	358 241(90.90%)	28 979(7.35%)
三级乙等	73(0.15%)	418(0.87%)	43 589(90.80%)	3 928(8.18%)

续表

医院等级	维生素 E 水平 /(mg·L⁻¹)			
	<5	5~<7	7~20	>20
三级	175 (0.24%)	1 963 (2.70%)	66 320 (91.22%)	4 248 (5.84%)
二级甲等	935 (0.57%)	3 124 (1.91%)	149 798 (91.69%)	9 511 (5.82%)
二级乙等	2 (0.05%)	63 (1.45%)	3 970 (91.26%)	315 (7.24%)
二级	32 (0.17%)	268 (1.41%)	17 069 (89.72%)	1 655 (8.70%)
一级甲等	14 (0.15%)	151 (1.62%)	8 436 (90.53%)	717 (7.69%)
未定级	5 (0.10%)	56 (1.08%)	4 827 (92.88%)	309 (5.95%)

注:括号内为该频数所占的百分比。

由分布特征表 108 和箱线图 111 可知,三级乙等和二级医院检测的孕妇维生素 E 的均值和中位数高于其他等级医院的检测结果,而三级和二级甲等医院则低于其他等级医院。

表 108　不同医院等级孕妇血清维生素 E 水平的分布特征

医院等级	分布特征				
	1ˢᵗ Qu.	中位数	均值	3ʳᵈ Qu.	样本量
三级甲等	10.90	13.20	13.78	16.00	394 093
三级乙等	11.00	13.40	14.01	16.40	48 008
三级	10.10	12.70	13.20	15.60	72 706
二级甲等	10.30	12.60	13.24	15.60	163 368
二级乙等	10.60	13.00	13.64	16.10	4 350
二级	11.00	13.60	14.09	16.60	19 024
一级甲等	10.70	13.10	13.67	16.00	9 318
未定级	10.70	12.80	13.44	15.40	5 197

注:血清维生素 E 水平单位为 mg/L。

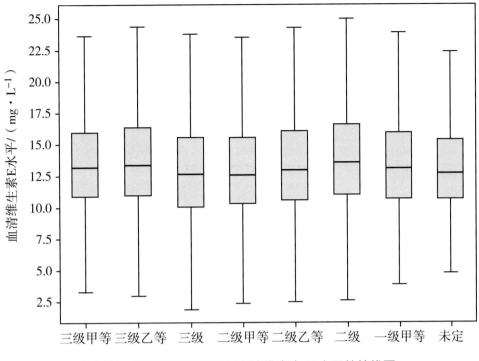

图 111　不同医院等级孕妇血清维生素 E 水平的箱线图

（二）综合医院孕妇血清维生素 E 水平略高于妇幼保健院

本节分析不同性质的医院就诊的孕妇血清维生素 E 的分布情况。数据涉及的医院性质分别为"妇幼保健院""专科医院""综合医院"。

妇幼保健院和综合医院的孕妇血清维生素 E 水平处于 7~20mg/L 的比例分别为 92.18% 和 90.32%，低于 5mg/L 的比例分别为 0.31% 和 0.27%，分布的差异很小。见图 112 和表 109。

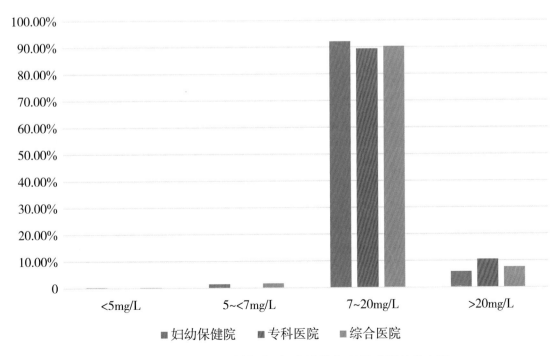

图 112　中国不同医院性质孕妇血清维生素 E 水平的分布图

表 109　不同医院性质孕妇血清维生素 E 各水平的频数

医院性质	维生素 E 水平 /(mg·L⁻¹)			
	<5	5~<7	7~20	>20
妇幼保健院	913(0.31%)	4 567(1.55%)	271 863(92.18%)	17 587(5.96%)
专科医院	0(0)	0(0)	17(89.47%)	2(10.53%)
综合医院	1 146(0.27%)	7 526(1.79%)	380 370(90.32%)	32 073(7.62%)

注:括号内为该频数所占的百分比。

从分布特征上(表 110)和箱线图(图 113)看,综合医院孕妇血清维生素 E 水平的中位数和均值略高于妇幼保健院的孕妇血清维生素 E 水平。专科医院的样本量仅为 19,参考价值较小。

表 110　不同医院性质孕妇血清维生素 E 水平的分布特征

医院性质	分布特征				
	1ˢᵗ Qu.	中位数	均值	3ʳᵈ Qu.	样本量
妇幼保健院	10.50	12.80	13.38	15.70	294 930
专科医院	9.60	12.50	13.36	16.70	19
综合医院	10.80	13.20	13.78	16.10	421 115

注:血清维生素 E 水平单位为 mg/L。

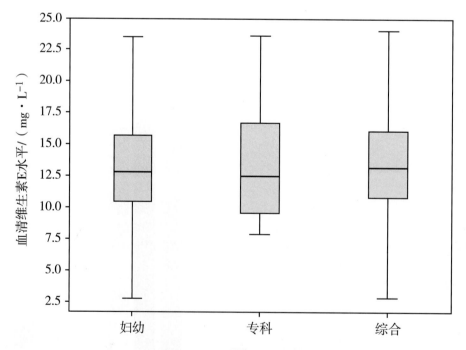

图 113　不同医院性质孕妇血清维生素 E 水平的箱线图

第四章　健康孕妇血清维生素 A 的水平

为了比较健康孕妇和非健康孕妇血清维生素 A、维生素 E 分布的条件差异,第四章至第七章将分别描述健康孕妇血清维生素 A、E 分布(第四章和第五章)和非健康孕妇血清维生素 A、维生素 E 分布(第六章和第七章),分析维度和全国孕妇一致。本报告中健康孕妇是指在本次课题检查项目中没有出现异常指标的孕妇,并不包含原本有病但未检查出疾病的孕妇(具体标准详见"术语与指标定义")。非健康孕妇是指不满足健康孕妇标准的其余所有孕妇。

本章针对的总体为中国健康孕妇群体,所依据的样本数据是课题组所调查的 279 457 例健康孕妇临床检测数据。

目标是基于样本数据对全国健康孕妇血清维生素 A 的分布以及平均水平进行整体分析,然后从空间、人口学特征、机体特征和就诊医院特征 4 个维度依次考察样本的血清维生素 A 的条件分布。最后通过分布差异度、均值、标准差、箱线图等统计指标(或图形)比较不同条件下维生素 A 分布的差异程度。

主要结论:同全国孕妇的整体状况一致,健康孕妇的维生素 A 水平整体状况良好,其血清维生素 A 的平均水平(± 标准差)为 0.43(± 0.12)mg/L。缺乏血清维生素 A 的比例为 0.82%,边缘缺乏的比例为 7.54%,正常的比例为 90.16%,超高的比例为 1.48%。依次从空间、人口学特征、孕妇体征和就诊医院特征 4 个维度依次描述健康孕妇维生素 A 的条件分布发现:

(1) 健康孕妇血清维生素 A 水平的空间差异明显。

(2) 具有不同人口学特征的健康孕妇血清维生素 A 水平差异较大。健康孕妇血清维生素 A 缺乏率与年龄大致成反比,而超高率则与年龄成正比。健康孕妇的学历越高,其血清维生素 A 的缺乏率和超高率越低。

(3) 孕妇体征与医疗干预是造成血清维生素 A 水平差异的主要因素。孕妇中不补充维生素 A 者其血清维生素 A 缺乏率更高;孕妇维生素 A 水平随体质指数(BMI)的增加而升高;人工辅助受孕孕妇的缺乏率远低于自然受孕者的缺乏率;孕晚期健康孕妇的血清维生素 A 缺乏率更高。

(4) 就诊于不同医院的孕妇血清维生素 A 水平差异明显。

本章结构安排如下:

第一节分析健康孕妇血清维生素 A 的空间差异,依次按照农村 / 城镇、城市等级、7 个大区和居住方式 4 个维度进行分析。

第二节分析健康孕妇血清维生素 A 的人口学特征差异,依次按照年龄、学历、工作性质 3 个维度进行分析。

第三节分析健康孕妇血清维生素 A 的不同机体特征差异,依次按照是否补充维生素、体质指数(BMI)、受孕方式、孕次、胎数、孕期和居住方式 7 个维度进行分析。

第四节分析在不同等级和属性的医院就诊的各组孕妇血清维生素 A 的分布差异,依次按照就诊医院等级和就诊医院性质 2 个维度进行分析。

一、健康孕妇血清维生素 A 的空间分布

本节分析全国健康孕妇血清维生素 A 的空间分布特征,根据孕妇的空间位置,将从农村 / 城镇、城市等级、地区、居住方式 4 个维度来分析其血清维生素 A 的空间分布差异。

(一)农村地区孕妇血清维生素 A 水平低于城镇地区

本节通过绘制不同城市大小的健康孕妇血清维生素 A 水平的分布图与箱线图,并计算相应的分布特征,比较农村和城镇健康孕妇血清维生素 A 水平的差异。

由图 114 和表 111 可知,孕妇血清维生素 A 的城乡差异很大。农村地区的健康孕妇血清维生素 A 水平低于城镇地区的健康孕妇血清维生素 A 水平。到贫困农村医院就诊的孕妇缺乏率最高(达 2.56%),高出到大城市就诊的 3 倍之多。到普通农村医院就诊的孕妇超高率最低,仅为 0.69%,比超高率最高的中小城市地区(1.47%)低一半左右。

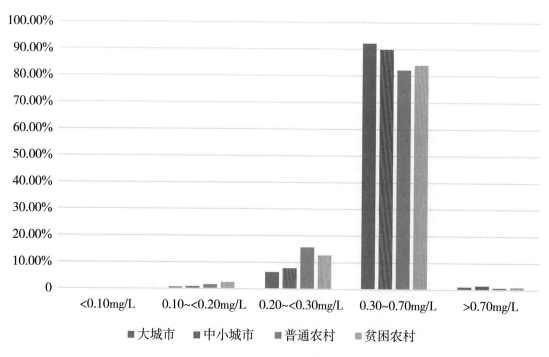

图 114　不同城市大小的健康孕妇血清维生素 A 水平的分布图

表 111　不同城市大小的健康孕妇血清维生素 A 各水平的频数

城市大小	维生素 A 水平 /(mg·L⁻¹)				
	<0.10	0.10~<0.20	0.20~<0.30	0.30~0.70	>0.70
大城市	24（0.02%）	594（0.60%）	6 213（6.23%）	91 919（92.10%）	1 051（1.05%）
中小城市	49（0.03%）	1 387（0.83%）	13 070（7.82%）	150 185（89.85%）	2 465（1.47%）
普通农村	5（0.07%）	111（1.50%）	1 156（15.62%）	6 076（82.12%）	51（0.69%）
贫困农村	7（0.14%）	123（2.42%）	641（12.62%）	4 262（83.90%）	47（0.93%）

注:括号内为该频数所占的百分比。

为验证不同城市大小的健康孕妇血清维生素 A 水平分布特征的差异是否显著,进行了方差分析,结果表明,在 0.05 显著性水平下,不同城市大小健康孕妇血清维生素 A 水平的均值存在显著差异（P 值 <0.0001）。见表 112。

表 112　不同城市大小的健康孕妇血清维生素 A 水平的分布特征

城市大小	分布特征					
	1ˢᵗ Qu.	中位数	均值	3ʳᵈ Qu.	标准差	样本量
大城市	0.36	0.42	0.43	0.49	0.11	99 801
中小城市	0.36	0.42	0.43	0.49	0.13	167 156
普通农村	0.32	0.38	0.39	0.45	0.11	7 399
贫困农村	0.33	0.40	0.41	0.47	0.13	5 080

注:血清维生素 A 水平单位为 mg/L。

由图 115 和表 113 可知,普通农村和贫困农村的健康孕妇的血清维生素 A 水平处于

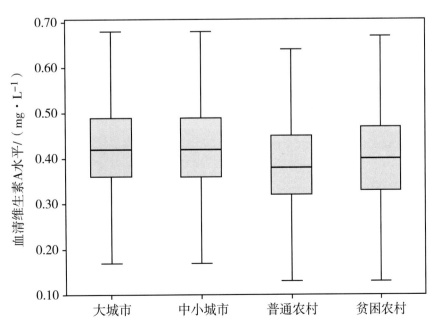

图 115　不同城市大小的健康孕妇血清维生素 A 水平的箱线图

0.30~0.70mg/L 的比例较低,分别为 82.12% 和 83.90%。城市和农村的维生素 A 水平差异很大,计算得到普通农村与中小城市健康孕妇血清维生素 A 水平的累积分布差异度为 17.03%,与大城市健康孕妇血清维生素 A 水平的累积分布差异度为 20.69%,贫困农村与中小城市健康孕妇血清维生素 A 水平的累积分布差异度为 13.00%,与大城市健康孕妇血清维生素 A 水平的累积分布差异度为 16.67%。因此普通农村和贫困农村的健康孕妇血清维生素 A 水平较之大城市和中小城市孕妇更需要进一步提高。

表 113　不同城市大小的健康孕妇血清维生素 A 水平的累积分布差异度

累积分布差异度	大城市	中小城市	普通农村	贫困农村
大城市	0	4.51%	20.69%	16.67%
中小城市	4.51%	0	17.03%	13.00%
普通农村	20.69%	17.03%	0	6.01%
贫困农村	16.67%	13.00%	6.01%	0

(二)五线城市的孕妇血清维生素 A 水平综合看最低

本节通过绘制不同城市等级的健康孕妇血清维生素 A 水平的分布图与箱线图,并计算相应的分布特征,分析不同城市等级的健康孕妇血清维生素 A 水平的差异。城市等级的划分为一线城市、新一线城市、二线城市、三线城市、四线城市、五线城市。

首先,按区域属性使用 Python 统计软件对不同城市等级健康孕妇检测数据进行缺失值与异常值处理,其次,分别描述不同城市等级健康孕妇血清维生素 A 水平的条件分布。

由图 116 和表 114 可知,血清维生素 A 的缺乏率与孕妇所在的城市等级大致成反比。

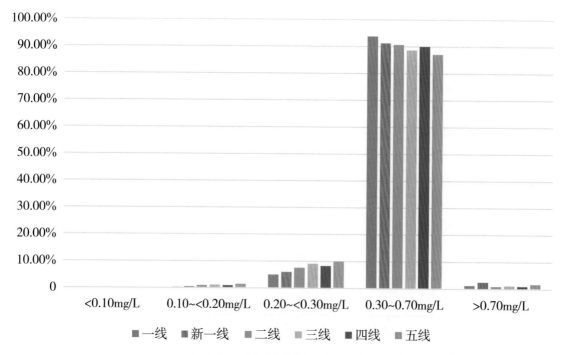

图 116　中国不同城市等级健康孕妇血清维生素 A 水平的分布图

五线城市孕妇的缺乏率最高,达 1.42%;一线城市的缺乏率为 0.20%。新一线城市的超高率最高,达 2.46%,五线城市的次高(1.72%),二线城市最低(0.89%)。三线、四线、五线城市健康孕妇的血清维生素 A 水平处于 0.30~0.70mg/L 的比例低于其他地区,其 <0.3mg/L 的比例分别为 10.19%、9.13% 和 11.27%,而一线、新一线、二线城市 <0.3mg/L 的比例仅为 5.10%、6.35% 和 8.47%。

表 114　中国不同城市等级健康孕妇血清维生素 A 各水平的频数

城市等级	维生素 A 水平 /(mg·L⁻¹)				
	<0.10	0.10~<0.20	0.20~<0.30	0.30~0.70	>0.70
一线城市	0(0)	101(0.20%)	2 525(4.90%)	48 334(93.72%)	611(1.18%)
新一线城市	3(0.01%)	140(0.41%)	2 029(5.93%)	31 209(91.19%)	843(2.46%)
二线城市	23(0.04%)	580(0.90%)	4 849(7.53%)	58 352(90.65%)	570(0.89%)
三线城市	28(0.05%)	632(1.06%)	5 401(9.08%)	52 728(88.66%)	680(1.14%)
四线城市	14(0.04%)	317(0.85%)	3 081(8.24%)	33 608(89.93%)	353(0.94%)
五线城市	17(0.05%)	445(1.37%)	3 195(9.85%)	28 211(87.00%)	557(1.72%)

注:括号内为该频数所占的百分比。

从分布特征上看五线城市健康孕妇血清维生素 A 水平的中位数和均值低于其他城市等级的健康孕妇血清维生素 A 水平。方差分析结果表明,在 0.05 显著性水平下,不同城市等级的健康孕妇血清维生素 A 水平的均值存在显著差异(P 值 <0.0001)。见表 115 和图 117。

表 115　中国不同城市等级健康孕妇血清维生素 A 水平的分布特征

城市等级	分布特征					
	1st Qu.	中位数	均值	3rd Qu.	标准差	样本量
一线城市	0.37	0.42	0.44	0.49	0.11	51 571
新一线城市	0.36	0.42	0.44	0.49	0.16	34 224
二线城市	0.36	0.42	0.43	0.49	0.11	64 374
三线城市	0.35	0.42	0.42	0.49	0.12	59 469
四线城市	0.36	0.42	0.43	0.49	0.12	37 373
五线城市	0.34	0.41	0.42	0.48	0.12	32 425

注:血清维生素 A 水平单位为 mg/L

计算得到的五线城市与一线城市的累积分布差异度超过 13%,差异较大,提示五线城市中健康孕妇血清维生素 A 水平较之其他城市等级健康孕妇更需要进一步提高。见表 116。

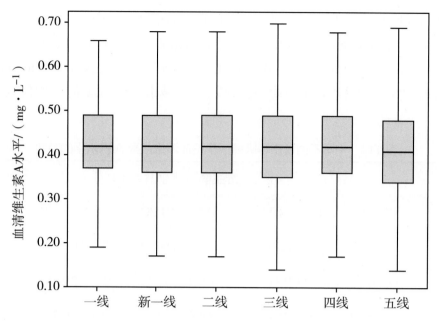

图 117　不同城市等级下健康孕妇血清维生素 A 水平的箱线图

表 116　不同城市等级健康孕妇血清维生素 A 水平的累积分布差异度

累积分布差异度	一线	新一线	二线	三线	四线	五线
一线	0	5.07%	6.75%	10.20%	8.08%	13.44%
新一线	5.07%	0	4.25%	7.69%	5.57%	9.86%
二线	6.75%	4.25%	0	3.96%	1.54%	7.28%
三线	10.20%	7.69%	3.96%	0	2.52%	3.32%
四线	8.08%	5.57%	1.54%	2.52%	0	5.84%
五线	13.44%	9.86%	7.28%	3.32%	5.84%	0

（三）华中与东北部地区的孕妇其血清维生素 A 水平低于其他地区

本节对各地区健康孕妇血清维生素 A 水平进行分析，这里以第二章的区划方式，将全国划分为西北、华北、东北、华东、华中、西南、华南 7 个大区。

首先，按地域属性使用 Python 统计软件对中国不同地区健康孕妇检测数据进行缺失值与异常值处理；实际采集的数据包含的省份如表 117 所示。

表 117　实际采集的数据包含的省份

地区	实际采集数据包含的省份	地区	实际采集数据包含的省份
西北地区	青海、宁夏、陕西	华中地区	河南、湖北、湖南
华北地区	内蒙古、山西、河北、北京、天津	西南地区	云南、贵州、重庆、四川
东北地区	辽宁、吉林、黑龙江	华南地区	广东、广西
华东地区	山东、安徽、浙江、江苏		

其次,分别描述各地区健康孕妇血清维生素 A 水平的条件分布。

由图 118 和表 118 可知,7 个大区中有 4 个地区缺乏率不高于 1%。华南地区情况最好,缺乏率与超高率均属最低(分别为 0.15% 和 0.35%)。东北地区的情况最差,其缺乏率和超高率均最高(分别为 1.64% 和 1.91%);华中地区也很差,其缺乏率均属次高(为 1.42%)。

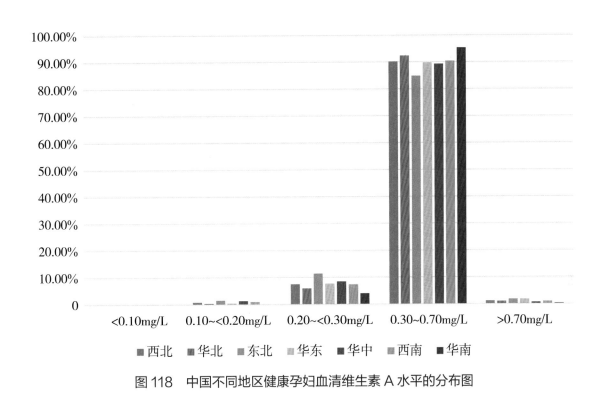

图 118 中国不同地区健康孕妇血清维生素 A 水平的分布图

表 118 中国各地区健康孕妇血清维生素 A 各水平的频数

地区	维生素 A 水平 /(mg·L⁻¹)				
	<0.10	0.10~<0.20	0.20~<0.30	0.30~<0.70	>0.70
西北	11(0.02%)	404(0.91%)	3 363(7.57%)	40 094(90.28%)	540(1.22%)
华北	18(0.02%)	325(0.41%)	4 854(6.06%)	74 019(92.45%)	850(1.06%)
东北	17(0.06%)	457(1.58%)	3 329(11.51%)	24 565(84.94%)	551(1.91%)
华东	11(0.02%)	273(0.52%)	4 038(7.71%)	47 044(89.86%)	988(1.89%)
华中	6(0.04%)	197(1.38%)	1 217(8.50%)	12 803(89.39%)	100(0.7%)
西南	22(0.04%)	553(1.00%)	4 113(7.43%)	50 064(90.49%)	571(1.03%)
华南	0(0)	6(0.15%)	166(4.11%)	3 853(95.39%)	14(0.35%)

注:括号内为该频数所占的百分比。

具体来说,华中、东北部健康孕妇的血清维生素 A 水平处于 0.30~0.70mg/L 的比例低于其他地区,华中和东北部 <0.3mg/L 的比例最高,可达 9.92% 和 13.15%,而华南、华北、华东、西南、西北部地区 <0.3mg/L 的比例为 4.26%、6.49%、8.25%、8.47% 和 8.50%。

（1）由表 119 可知，不同地区健康孕妇血清维生素 A 水平的均值存在显著差异（P 值 <0.0001）。

表 119　中国不同地区健康孕妇血清维生素 A 水平的分布特征

地区	分布特征					
	1st Qu.	中位数	均值	3rd Qu.	标准差	样本量
西北	0.36	0.42	0.43	0.49	0.12	44 412
华北	0.36	0.42	0.43	0.49	0.11	80 066
东北	0.34	0.40	0.42	0.48	0.15	28 919
华东	0.36	0.42	0.44	0.49	0.14	52 354
华中	0.35	0.41	0.42	0.48	0.10	14 323
西南	0.36	0.42	0.43	0.49	0.11	55 323
华南	0.37	0.44	0.45	0.51	0.10	4 039

注：血清维生素 A 水平单位为 mg/L。

（2）由表 120 可知，华东和西北部、西南部健康孕妇血清维生素 A 分布状况相近，计算得到华东与西北部的累积分布差异度为 1.62%，华东与西南部的累积分布差异度为 2.27%，差异较小。

表 120　中国各地区健康孕妇血清维生素 A 水平的累积分布差异度

累积分布差异度	西北	华北	东北	华东	华中	西南	华南
西北	0	4.34%	10.67%	1.62%	2.81%	0.64%	10.23%
华北	4.34%	0	15.01%	5.18%	6.85%	3.97%	5.89%
东北	10.67%	15.01%	0	9.83%	8.89%	11.10%	20.90%
华东	1.62%	5.18%	9.83%	0	3.32%	2.27%	11.07%
华中	2.81%	6.85%	8.89%	3.32%	0	2.88%	12.01%
西南	0.64%	3.97%	11.10%	2.27%	2.88%	0	9.80%
华南	10.23%	5.89%	20.90%	11.07%	12.01%	9.80%	0

（四）居住方式不同造成的孕妇血清维生素 A 水平差异很小

本节通过绘制不同居住方式下健康孕妇血清维生素 A 水平的分布图与箱线图，并计算相应的分布特征来分析各居住地健康孕妇血清维生素 A 水平的差异。

由图 119、图 120 和表 121、表 122 可知，健康孕妇中农村常住人口的血清维生素 A 水平比较低，其 <0.3mg/L 的比例达到 9.38%。计算得到与城镇常住人口的累积分布差异度为 2.15%，与流动人口的累积分布差异度为 3.65%，差异均较小。农村常住人口中健康孕妇血清维生素 A 水平较之城镇常住人口与流动人口有可能需要进一步提高。

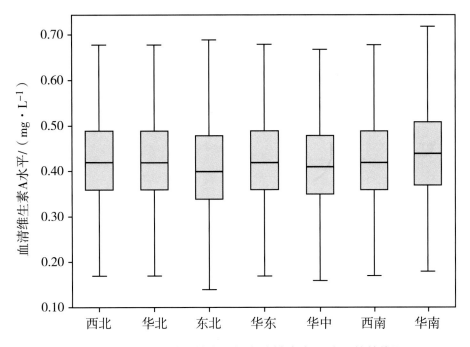

图 119 中国不同地区健康孕妇血清维生素 A 水平的箱线图

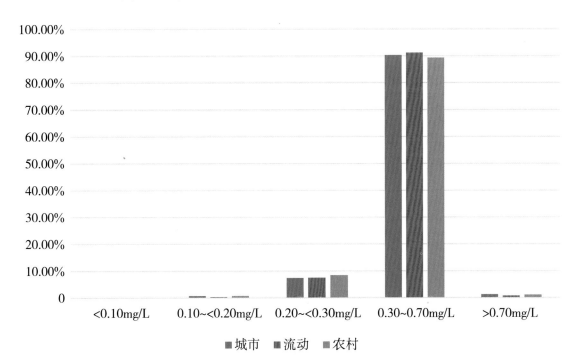

■城市 ■流动 ■农村

图 120 不同居住方式下健康孕妇血清维生素 A 水平的分布图

表 121 不同居住方式下健康孕妇血清维生素 A 各水平的频数

居住方式	维生素 A 水平 /(mg·L⁻¹)				
	<0.10	0.10~<0.20	0.20~<0.30	0.30~0.70	>0.70
城镇常住人口	75(0.03%)	2 037(0.81%)	18 879(7.47%)	228 353(90.37%)	3 332(1.32%)
流动人口	0(0)	29(0.34%)	636(7.54%)	7 697(91.28%)	70(0.83%)
农村常住人口	10(0.05%)	149(0.81%)	1 557(8.52%)	16 357(89.46%)	212(1.16%)

注:括号内为该频数所占的百分比。

表 122　不同居住方式下健康孕妇血清维生素 A 水平的分布特征

居住方式	分布特征					
	1st Qu.	中位数	均值	3rd Qu.	标准差	样本量
城镇常住人口	0.36	0.42	0.43	0.49	0.12	252 676
流动人口	0.36	0.41	0.42	0.48	0.10	8 432
农村常住人口	0.35	0.41	0.42	0.48	0.12	18 285

注:血清维生素 A 水平单位为 mg/L。

　　农村常住人口中的健康孕妇血清维生素 A 水平 <0.3mg/L 高于城镇常住人口和流动人口中的健康孕妇血清维生素 A。城镇常住人口中的健康孕妇血清维生素 A 水平中位数和均值略高于流动人口和农村常住人口中的健康孕妇血清维生素 A 水平。方差分析结果表明,在 0.05 显著性水平下,不同居住方式下健康孕妇血清维生素 A 水平的均值存在显著差异(P 值 <0.0001)。见图 121 和表 123。

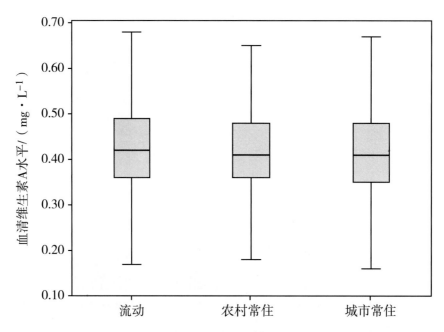

图 121　不同居住方式下健康孕妇血清维生素 A 水平的箱线图

表 123　不同居住方式下健康孕妇血清维生素 A 水平的累积分布差异度

累积分布差异度	城镇常住人口	流动人口	农村常住人口
城镇常住人口	0	1.96%	2.15%
流动人口	1.96%	0	3.65%
农村常住人口	2.15%	3.65%	0

二、健康孕妇血清维生素 A 在不同人口学特征下的分布

本节分析全国健康孕妇血清维生素 A 在人口学特征上的分布，将从孕妇的年龄、文化程度(学历)和工作性质 3 个维度来分析其血清维生素 A 在人口学特征上的分布差异。

(一)健康孕妇血清维生素 A 水平随受孕年龄增加而升高

本节通过绘制各年龄段健康孕妇血清维生素 A 水平的频率分布图与箱线图，并计算各年龄段的分布特征，描述并比较其分布情况。分析数据时先使用 Python 统计软件对各年龄段的健康孕妇的维生素 A 检测数据进行缺失值与异常值处理，年龄段划分如下：

> (1) 小于 20 岁
> (2) 20~25 岁(不含 25 岁)
> (3) 25~30 岁(不含 30 岁)
> (4) 30~35 岁(不含 35 岁)
> (5) 大于等于 35 岁

各年龄段健康孕妇血清维生素 A 水平的分布如图 122、表 124，孕妇维生素 A 缺乏率与年龄大致成反比，而超高率则与年龄成正比。

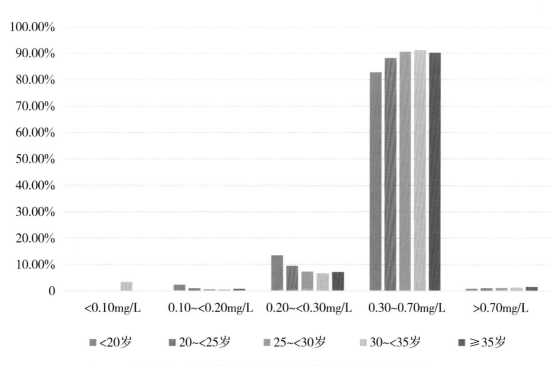

图 122　各年龄段健康孕妇血清维生素 A 水平的分布

表 124　各年龄段健康孕妇血清维生素 A 各水平的频数

| 年龄段 | 维生素 A 水平 /(mg·L⁻¹) | | | | |
	<0.10	0.10~<0.20	0.20~<0.30	0.30~0.70	>0.70
<20 岁	5(0.22%)	56(2.44%)	312(13.62%)	1 897(82.80%)	21(0.92%)
20~<25 岁	17(0.05%)	398(1.05%)	3 594(9.52%)	33 330(88.25%)	429(1.14%)
25~<30 岁	32(0.02%)	963(0.74%)	9 656(7.40%)	118 336(90.64%)	1 575(1.21%)
30~35 岁	21(0.03%)	499(0.67%)	4 989(6.73%)	67 605(91.19%)	1 024(1.38%)
≥35 岁	10(0.03%)	293(0.85%)	2 491(7.26%)	30 930(90.21%)	564(1.64%)

注:括号内为该频数所占的百分比。

由各年龄段健康孕妇血清维生素 A 水平的箱线图及相应的分布特征,我们可以得到相同的结论,见图 123 和表 125。

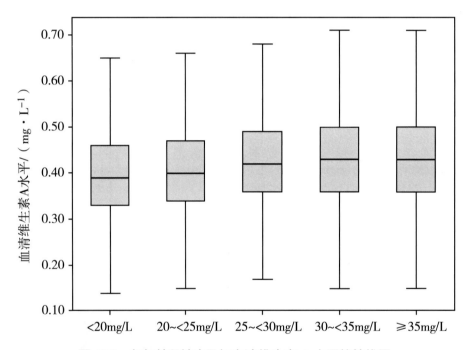

图 123　各年龄段健康孕妇血清维生素 A 水平的箱线图

表 125　各年龄段健康孕妇血清维生素 A 水平的分布特征

| 年龄段 | 分布特征 | | | | | |
	1ˢᵗ Qu.	中位数	均值	3ʳᵈ Qu.	标准差	样本量
<20 岁	0.33	0.39	0.40	0.46	0.13	2 291
20~<25 岁	0.34	0.40	0.41	0.47	0.12	37 768
25~<30 岁	0.36	0.42	0.43	0.49	0.12	130 562
30~<35 岁	0.36	0.43	0.44	0.50	0.12	74 138
≥35 岁	0.36	0.42	0.43	0.49	0.12	34 288

注:血清维生素 A 水平单位为 mg/L。

从表 125 的分布特征及图 123 的箱线图看出,健康孕妇血清维生素 A 水平随孕妇年龄的增大有增加的趋势,其中小于 20 岁的健康孕妇血清维生素 A 水平最低,其低于健康孕妇范围的孕妇比例为各年龄段最高,达 16.28%。方差分析结果表明,在 0.05 显著性水平下,不同年龄段健康孕妇血清维生素 A 水平的均值存在显著差异(P 值 <0.0001)。

各年龄段的分布差异度显示,低于 20 岁的孕妇与其他年龄段孕妇的维生素 A 水平差异较大,甚至差异很大;而高于 20 岁的各年龄段孕妇维生素 A 的分布差异度不大。见表 126。

表 126　各年龄段健康孕妇血清维生素 A 水平的累积分布差异度

累积分布差异度	<20 岁	20~<25 岁	25~<30 岁	30~<35 岁	≥35 岁
<20 岁	0	11.33%	16.25%	17.70%	16.26%
20~<25 岁	11.33%	0	4.91%	6.37%	4.93%
25~<30 岁	16.25%	4.91%	0	1.46%	1.12%
30~<35 岁	17.70%	6.37%	1.46%	0	1.96%
≥35 岁	16.26%	4.93%	1.12%	1.96%	0

(二)本科学历的孕妇血清维生素 A 水平更高

本节通过绘制健康孕妇不同文化程度下血清维生素 A 水平的分布图与箱线图,并计算相应的分布特征来比较不同文化程度下健康孕妇血清维生素 A 水平的差异。见图 124、图 125,表 127、表 128。

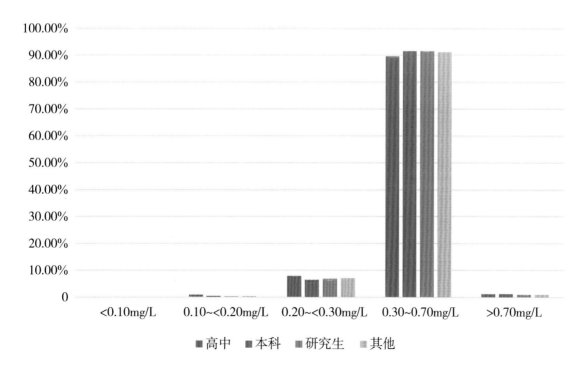

图 124　不同文化程度下健康孕妇血清维生素 A 水平的分布图

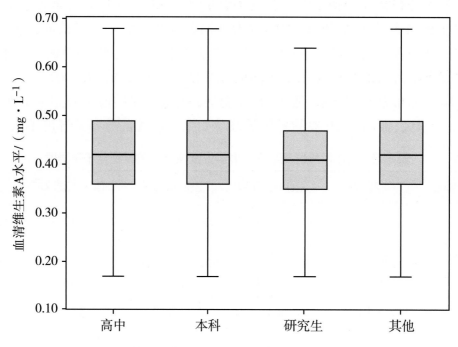

图 125　不同文化程度下健康孕妇血清维生素 A 水平的箱线图

表 127　不同文化程度下健康孕妇血清维生素 A 各水平的频数

文化程度	维生素 A 水平 /(mg·L⁻¹)				
	<0.10	0.10~<0.20	0.20~<0.30	0.30~0.70	>0.70
高中	68(0.04%)	1 751(0.98%)	14 275(7.97%)	160 602(89.68%)	2 394(1.34%)
本科	6(0.01%)	265(0.49%)	3 494(6.51%)	49 182(91.67%)	706(1.32%)
研究生	0(0)	33(0.36%)	633(6.92%)	8 388(91.63%)	100(1.09%)
其他	11(0.03%)	166(0.44%)	2 675(7.13%)	34 232(91.29%)	414(1.10%)

注:括号内为该频数所占的百分比。

表 128　不同文化程度下健康孕妇血清维生素 A 水平的分布特征

文化程度	分布特征					
	1ˢᵗ Qu.	中位数	均值	3ʳᵈ Qu.	标准差	样本量
高中	0.36	0.42	0.43	0.49	0.12	179 090
本科	0.36	0.42	0.43	0.49	0.12	53 653
研究生	0.35	0.41	0.42	0.47	0.12	9 154
其他	0.36	0.42	0.43	0.49	0.11	37 498

注:血清维生素 A 水平单位为 mg/L。

各文化程度下健康孕妇血清维生素 A 水平处于 0.30~0.70mg/L 的比例在 89.5%~92.0%，高中文化水平的健康孕妇血清维生素 A 水平处于 0.30~0.70mg/L 的比例最低，为 89.68%，本科文化水平的健康孕妇血清维生素 A 水平处于 0.30~0.70mg/L 的比例最高，为 91.67%。方差分析结果表明，在 0.05 显著性水平下，不同文化程度下健康孕妇血清维生素 A 水平的均值存在显著差异（P 值 <0.0001）。见表 129。

表 129 不同文化程度下健康孕妇血清维生素 A 水平的累积分布差异度

累积分布差异度	高中	本科	研究生	其他
高中	0	3.98%	3.91%	3.23%
本科	3.98%	0	0.81%	1.28%
研究生	3.91%	0.81%	0	0.68%
其他	3.23%	1.28%	0.68%	0

不同文化程度下健康孕妇血清维生素 A 水平的累积分布差异度显示，高中、本科、研究生和其他文化程度的健康孕妇血清维生素 A 的累积分布差异较小。

（三）体力劳动的孕妇血清维生素 A 水平与脑力劳动的差异不大

本节通过绘制不同工作性质下健康孕妇血清维生素 A 水平的分布图与箱线图，并计算相应地分布特征来比较不同工作的健康孕妇血清维生素 A 水平的差异。见图 126，表 130。

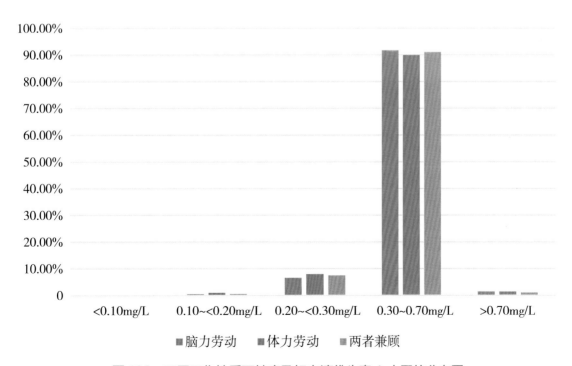

图 126 不同工作性质下健康孕妇血清维生素 A 水平的分布图

表 130　不同工作性质下健康孕妇血清维生素 A 各水平的频数

工作性质	维生素 A 水平 /(mg·L⁻¹)				
	<0.10	0.10~<0.20	0.20~<0.30	0.30~0.70	>0.70
脑力劳动	6(0.01%)	241(0.43%)	3 700(6.54%)	51 860(91.63%)	789(1.39%)
体力劳动	70(0.04%)	1 776(0.96%)	14 618(7.87%)	166 779(89.81%)	2 453(1.32%)
两者兼顾	9(0.02%)	198(0.53%)	2 759(7.45%)	33 704(90.99%)	372(1.00%)

注:括号内为该频数所占的百分比。

工作性质为体力劳动的健康孕妇血清维生素 A 水平 <0.3mg/L 的比例最高,达到 8.87%,而单独脑力劳动、脑力劳动与体力劳动兼顾工作性质的健康孕妇血清维生素 A<0.3mg/L 的比例为 6.97% 和 8.00%。方差分析结果表明,在 0.05 显著性水平下,不同工作性质下健康孕妇血清维生素 A 水平的均值存在显著差异(P 值 <0.0001)。见图 127 和表 131。

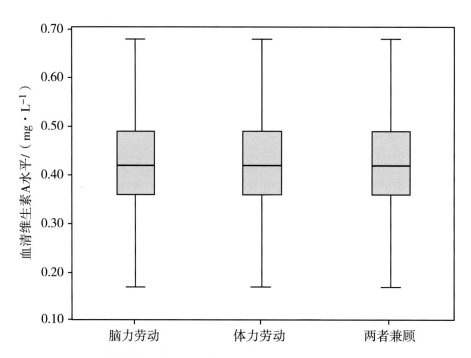

图 127　不同工作性质下健康孕妇血清维生素 A 水平的箱线图

表 131　不同工作性质下健康孕妇血清维生素 A 水平的分布特征

工作性质	分布特征					
	1ˢᵗ Qu.	中位数	均值	3ʳᵈ Qu.	标准差	样本量
脑力劳动	0.36	0.42	0.43	0.49	0.12	56 596
体力劳动	0.36	0.42	0.43	0.49	0.12	185 696
两者兼顾	0.36	0.42	0.43	0.49	0.11	37 042

注:血清维生素 A 水平单位为 mg/L。

不同工作性质下健康孕妇血清维生素 A 水平的累积分布差异度显示(表 132),从事脑力劳动、体力劳动或两者兼顾的健康孕妇血清维生素 A 的累积分布差异较小。

表 132　不同工作性质下健康孕妇血清维生素 A 水平的累积分布差异度

累积分布差异度	脑力劳动	体力劳动	两者兼顾
脑力劳动	0	3.78%	2.07%
体力劳动	3.78%	0	2.35%
两者兼顾	2.07%	2.35%	0

三、健康孕妇血清维生素 A 在不同体征下的分布

本节分析全国健康孕妇血清维生素 A 在不同机体特征上的分布,将从是否补充维生素、体质指数(BMI)、受孕方式、胎数、孕期和居住方式 6 个维度来分析其血清维生素 A 在机体特征上的分布差异。

(一)补充维生素的孕妇血清维生素 A 水平高于未补充维生素 A 的孕妇

本节通过绘制有 / 无补充维生素的健康孕妇血清维生素 A 水平的分布图与箱线图,并计算其分布特征,分析有 / 无补充维生素的健康孕妇血清维生素 A 水平的差异。

由图 128 和表 133 可知,有补充维生素组健康孕妇血清维生素 A 水平处于 0.30~0.70mg/L 的比例高于未补充维生素组健康孕妇,其值分别为 93.83% 和 89.90%,未补充维生素组健康孕妇血清维生素 A 水平 <0.3mg/L 的比例为 8.78%,而补充维生素组健康孕妇血清维生素 A 水平 <0.3mg/L 的比例仅为 5.03%。

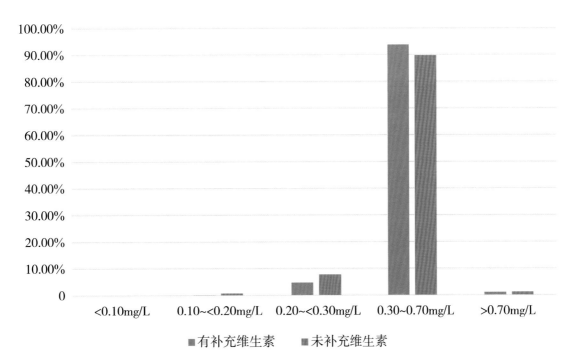

图 128　有 / 无补充维生素健康孕妇血清维生素 A 水平的分布图

表 133   有 / 无补充维生素健康孕妇血清维生素 A 各水平的频数

维生素补充情况	维生素 A 水平 /(mg·L⁻¹)				
	<0.10	0.10~<0.20	0.20~<0.30	0.30~0.70	>0.70
有补充维生素	1(0)	58(0.19%)	1 507(4.84%)	29 196(93.83%)	355(1.14%)
未补充维生素	84(0.03%)	2 157(0.87%)	19 573(7.88%)	223 246(89.90%)	3 259(1.31%)

注:括号内为该频数所占的百分比。

从图 129 和表 134 可见,有 / 无补充维生素健康孕妇血清维生素 A 分布特征及箱线图可获得与上述同样的结论,未补充维生素组健康孕妇血清维生素 A 水平的中位数和均值均低于有补充维生素组健康孕妇,t 检验结果表明,在 0.05 显著性水平下,有 / 无补充维生素的健康孕妇血清维生素 A 水平的均值存在显著差异(P 值 <0.0001)。因此孕妇应注重维生素 A 的补充。

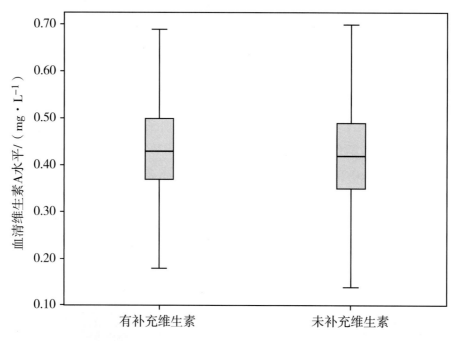

图 129   有 / 无补充维生素健康孕妇血清维生素 A 水平的箱线图

表 134   有 / 无补充维生素健康孕妇血清维生素 A 水平的分布特征

维生素补充情况	分布特征					
	1ˢᵗ Qu.	中位数	均值	3ʳᵈ Qu.	标准差	样本量
有补充维生素	0.37	0.43	0.44	0.50	0.11	31 117
未补充维生素	0.35	0.42	0.43	0.49	0.12	248 319

注:血清维生素 A 水平单位为 mg/L。

通过计算得到有补充维生素组和未补充维生素组健康孕妇血清维生素 A 水平的累积分布差异度为 7.85%,差异不大。见表 135。

表 135 有 / 无补充维生素健康孕妇血清维生素 A 水平的累积分布差异度

累积分布差异度	有补充维生素	未补充维生素
有补充维生素	0	7.85%
未补充维生素	7.85%	0

（二）孕妇血清维生素 A 水平随体质指数（BMI）增加而升高

本节通过绘制不同体质指数（body mass index，BMI）的孕妇血清维生素 A 水平的分布图与箱线图，并计算相应的分布特征，分析各级 BMI 指数下孕妇血清维生素 A 水平的差异。2003 年，卫生部疾病控制司发布的《中国成人超重和肥胖症预防与控制指南》（试行）将体质指数（BMI）分类如下：

（1）体重过低，BMI<18.5kg/m^2。

（2）体重正常，18.5~23.9kg/m^2。

（3）超重，24.0~27.9kg/m^2。

（4）肥胖，BMI≥28.0kg/m^2。

鉴于此分类中 BMI 在 23.9~<24.0kg/m^2 范围的分类不周严，依据统计分组遵循"不重不漏"的原则，本报告将体质指数（BMI）分组表达如下：

（1）BMI<18.5kg/m^2。

（2）18.5kg/m^2≤BMI<23.9kg/m^2。

（3）23.9kg/m^2≤BMI<28.0kg/m^2。

（4）BMI≥28.0kg/m^2。

由图 130 和表 136 可知，体质指数低的健康孕妇血清维生素 A 水平处于 0.30~0.70mg/L

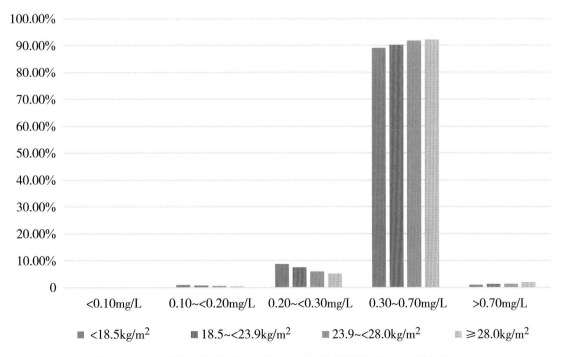

图 130　不同体质指数（BMI）健康孕妇血清维生素 A 水平的分布

的比例低于体质指数高的健康孕妇。以下绘制各体质指数健康孕妇血清维生素 A 水平的箱线图及相应的分布特征,可以得到相同的结论,见图 131 和表 137。

表 136　不同体质指数(BMI)健康孕妇血清维生素 A 各水平的频数

体质指数 / (kg·m⁻²)	维生素 A 水平 /(mg·L⁻¹)				
	<0.10	0.10~<0.20	0.20~<0.30	0.30~0.70	>0.70
<18.5	18(0.05%)	377(1.01%)	3 300(8.81%)	33 395(89.14%)	375(1.00%)
18.5~<23.9	56(0.03%)	1 623(0.79%)	15 663(7.59%)	186 272(90.29%)	2 699(1.31%)
23.9~<28.0	7(0.02%)	180(0.62%)	1 743(6.05%)	26 494(91.89%)	407(1.41%)
≥28	4(0.06%)	29(0.45%)	336(5.22%)	5 937(92.22%)	132(2.05%)

注:括号内为该频数所占的百分比。

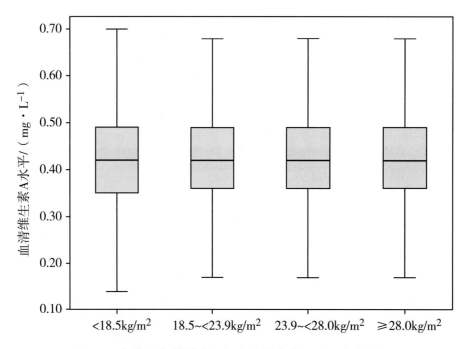

图 131　各体质指数健康孕妇血清维生素 A 水平的箱线图

表 137　各体质指数健康孕妇血清维生素 A 水平的分布特征

体质指数 / (kg·m⁻²)	分布特征					
	1ˢᵗ Qu.	中位数	均值	3ʳᵈ Qu.	标准差	样本量
<18.5	0.35	0.41	0.42	0.48	0.11	37 465
18.5~<23.9	0.36	0.42	0.43	0.49	0.12	206 313
23.9~<28.0	0.37	0.43	0.44	0.50	0.12	28 831
≥28	0.38	0.44	0.45	0.51	0.11	6 438

注:血清维生素 A 水平单位为 mg/L。

　　由表 137 的分布特征及绘制的箱线图 132 看出,健康孕妇血清维生素 A 水平随 BMI
指数的增大有增加的趋势,其中 BMI<18.5kg/m² 的健康孕妇血清维生素 A 水平最低,其
<0.3mg/L 为各体质指数组别最高,达 9.87%。方差分析结果表明,在 0.05 显著性水平下,不
同 BMI 组别健康孕妇血清维生素 A 水平的均值存在显著差异(P 值 <0.0001)。

　　计算结果显示,不同 BMI 的健康孕妇之间血清维生素 A 水平的累积分布差异不大,其
中 BMI≥28.0kg/m² 与 BMI 处于 23.9~<28.0kg/m² 的健康孕妇,BMI<18.5kg/m² 与 BMI 处于
18.5~<23.9kg/m² 的健康孕妇,血清维生素 A 水平的累积分布差异度均不超过 3%。见表 138。

表 138　不同 BMI 健康孕妇血清维生素 A 水平的累积分布差异度

累积分布差异度	<18.5	18.5~<23.9	23.9~<28.0	≥28
<18.5	0	2.91%	6.34%	8.29%
18.5~<23.9	2.91%	0	3.42%	5.42%
23.9~<28.0	6.34%	3.42%	3.42%	2.00%
≥28	8.29%	5.42%	2.00%	0

注:体质指数(BMI)单位为 kg/m²。

(三) 自然受孕的孕妇血清维生素 A 水平低于人工辅助受孕的孕妇

　　本节通过绘制不同受孕方式下健康孕妇血清维生素 A 水平的分布图与箱线图,并计算
相应的分布特征来分析不同受孕方式下健康孕妇血清维生素 A 水平的差异。

　　由图 132 和表 139 可知,有 6.71% 的人工辅助受孕方式和 8.37% 自然受孕的受孕方式
血清维生素 A 水平 <0.3mg/L。

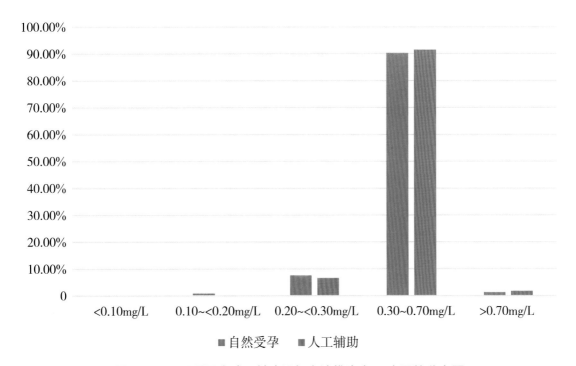

图 132　不同受孕方式下健康孕妇血清维生素 A 水平的分布图

表 139　不同受孕方式下健康孕妇血清维生素 A 各水平的频数

受孕方式	维生素 A 水平 /(mg·L⁻¹)				
	<0.10	0.10~<0.20	0.20~<0.30	0.30~0.70	>0.70
自然受孕	85(0.03%)	2 214(0.79%)	21 021(7.55%)	251 624(90.34%)	3 598(1.29%)
人工辅助	0(0)	1(0.11%)	59(6.60%)	818(91.50%)	16(1.79%)

注:括号内为该频数所占的百分比。

由图 133 和表 140,自然受孕的健康孕妇血清维生素 A 浓度的中位数和均值均小于人工辅助受孕的健康孕妇,可见自然受孕的健康孕妇血清维生素 A 水平低于人工辅助受孕的健康孕妇。t 检验结果表明,在 0.05 显著性水平下,不同受孕方式的健康孕妇血清维生素 A 水平的均值存在显著差异(P 值 <0.0001)。因此孕妇应注重维生素 A 的补充。

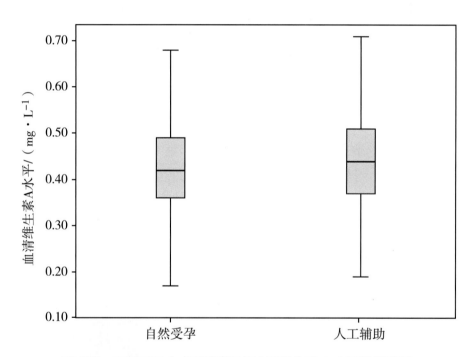

图 133　不同受孕方式下健康孕妇血清维生素 A 水平的箱线图

表 140　不同受孕方式下健康孕妇血清维生素 A 水平的分布特征

受孕方式	分布特征					
	1ˢᵗ Qu.	中位数	均值	3ʳᵈ Qu.	标准差	样本量
自然受孕	0.37	0.43	0.43	0.50	0.12	278 542
人工辅助	0.37	0.44	0.45	0.51	0.16	894

注:血清维生素 A 水平单位为 mg/L。

由表 141 可见,自然受孕和人工辅助受孕的健康孕妇血清维生素 A 水平的累积分布差异较小。

表 141　不同受孕方式下健康孕妇血清维生素 A 水平的累积分布差异度

累积分布差异度	自然受孕	人工受孕
自然受孕	0	3.32%
人工辅助	3.32%	0

（四）首次怀孕的健康孕妇血清维生素 A 水平处于正常范围的比例低于其他组别

本节考察不同孕次的健康孕妇血清维生素 A 是否有显著差异,通过绘制各组健康孕妇血清维生素 A 水平的频率分布图和箱线图,并计算各组健康孕妇维生素 A 的分布特征,来比较分布差异情况。

首次怀孕的健康孕妇血清维生素 A 的缺乏率高于怀孕次数为 2、3、4 的健康孕妇,而超高率则差异不大,健康孕妇孕次增加至 5、6 和 7 时,血清维生素 A 的缺乏率和超高率有上升趋势。首次怀孕的健康孕妇血清维生素 A 水平处于 0.30~0.70mg/L 的比例为 89.37%,低于其他孕次组别的健康孕妇。由各孕次组别健康孕妇血清维生素 A 水平的箱线图及相应的分布特征,我们可以得到相同的结论。见图 134、图 135,表 142、表 143。

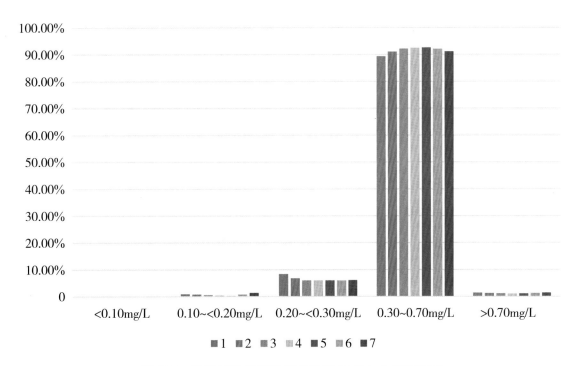

图 134　不同孕次健康孕妇血清维生素 A 水平的分布

健康孕妇血清维生素 A 水平随孕次的增加有增高的趋势,其中首次怀孕的健康孕妇血清维生素 A 水平最低,其低于 0.3mg/L 的健康孕妇比例为各孕次组别最高,达 9.27%,怀孕次数高达 7 次的健康孕妇血清维生素 A 平均水平低于孕次为 2 到 6 的健康孕妇。

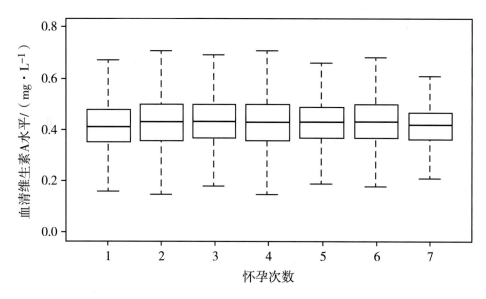

图 135　不同孕次健康孕妇血清维生素 A 水平的箱线图

表 142　不同孕次健康孕妇血清维生素 A 水平的分布特征

孕次	分布特征				
	1st Qu.	中位数	均值	3rd Qu.	样本量
孕次 1	0.35	0.41	0.42	0.48	152 042
孕次 2	0.36	0.43	0.43	0.50	83 845
孕次 3	0.37	0.43	0.44	0.50	24 014
孕次 4	0.36	0.43	0.44	0.50	8 671
孕次 5	0.37	0.43	0.43	0.49	2 912
孕次 6	0.37	0.43	0.44	0.50	659
孕次 7	0.37	0.42	0.43	0.47	147

注:血清维生素 A 水平单位为 mg/L。

表 143　不同孕次健康孕妇血清维生素 A 各水平的频数

孕次	维生素 A 水平 /(mg·L^{-1})				
	<0.10	0.10~<0.20	0.20~<0.30	0.30~0.70	>0.70
孕次 1	45(0.03%)	1 355(0.89%)	12 699(8.35%)	135 882(89.37%)	2 061(1.36%)
孕次 2	30(0.04%)	646(0.77%)	5 721(6.82%)	76 382(91.10%)	1 066(1.27%)
孕次 3	6(0.02%)	137(0.57%)	1 454(6.05%)	22 139(92.19%)	278(1.16%)
孕次 4	2(0.02%)	38(0.44%)	524(6.04%)	8 020(92.49%)	87(1.00%)
孕次 5	2(0.07%)	6(0.21%)	176(6.04%)	2 696(92.58%)	32(1.10%)
孕次 6	0(0)	5(0.76%)	39(5.92%)	607(92.11%)	8(1.21%)
孕次 7	0(0)	2(1.36%)	9(6.12%)	134(91.16%)	2(1.36%)

注:括号内为该频数所占的百分比。

从累积分布差异度来看,不同孕次组别的健康孕妇血清维生素 A 水平累积分布差异度总体较小或不大,组别之间互相的累积分布差异度均不超过 7%。见表 144。

表 144　不同孕次的健康孕妇血清维生素 A 水平的累积分布差异度

累积分布差异度	孕次 1	孕次 2	孕次 3	孕次 4	孕次 5	孕次 6	孕次 7
孕次 1	0	3.48%	5.65%	6.25%	6.50%	5.48%	4.52%
孕次 2	3.48%	0	2.19%	2.79%	3.02%	2.02%	1.48%
孕次 3	5.65%	2.19%	0	0.60%	0.87%	0.47%	2.11%
孕次 4	6.25%	2.79%	0.60%	0	0.47%	1.05%	2.71%
孕次 5	6.50%	3.02%	0.87%	0.47%	0	1.32%	2.98%
孕次 6	5.48%	2.02%	0.47%	1.05%	1.32%	0	1.90%
孕次 7	4.52%	1.48%	2.11%	2.71%	2.98%	1.90%	0

(五) 单胎孕妇血清维生素 A 浓度相比双胎和多胎差异不大

本节通过绘制健康孕妇单胎、双胎、多胎血清维生素 A 水平的分布图与箱线图,并计算健康孕妇单胎、双胎、多胎血清维生素 A 水平的分布特征来分析不同妊娠胎数健康孕妇血清维生素 A 水平的差异。

由图 136 和表 145 可知,单胎和双胎孕妇的维生素 A 缺乏率与超高率差别均不大。单胎健康孕妇血清维生素 A 水平 <0.3mg/L 的比例高于双胎健康孕妇和多胎健康孕妇,为 8.37%。

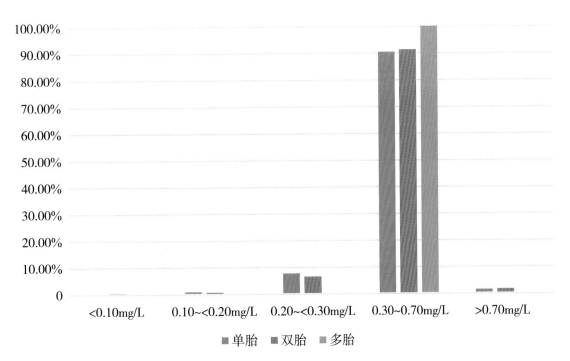

图 136　健康孕妇不同胎数血清维生素 A 水平的分布图

表 145　健康孕妇不同胎数血清维生素 A 各水平的频数

胎数	维生素 A 水平 /(mg·L⁻¹)				
	<0.10	0.10~<0.20	0.20~<0.30	0.30~0.70	>0.70
单胎	84(0.03%)	2 213(0.79%)	21 059(7.55%)	252 138(90.34%)	3 609(1.29%)
双胎	1(0.30%)	2(0.61%)	21(6.38%)	300(91.19%)	5(1.52%)
多胎	0(0)	0(0)	0(0)	4(100.00%)	0(0)

注:括号内为该频数所占的百分比。

由表 146 可知,单胎健康孕妇血清维生素 A 的中位数与均值均高于 0.30mg/L,血清维生素 A 水平在健康孕妇范围比例为 90.34%。进一步的方差分析结果表明,在 0.05 显著性水平下,不同胎数的健康孕妇血清维生素 A 水平的均值不存在统计学上的显著差异(P 值 = 0.851 3)。

表 146　健康孕妇不同胎数血清维生素 A 水平的分布特征

胎数	分布特征					
	1st Qu.	中位数	均值	3rd Qu.	标准差	样本量
单胎	0.36	0.42	0.43	0.49	0.12	279 103
双胎	0.35	0.41	0.43	0.49	0.11	329
多胎	0.39	0.42	0.42	0.45	0.07	4

注:血清维生素 A 水平单位为 mg/L。

采集的数据中多胎健康孕妇样本较少,箱线图(图 137)和累计分布(表 147)差异度显示多胎健康孕妇血清维生素 A 分布状况与单胎和双胎的健康孕妇血清维生素 A 分布状况差异很大。

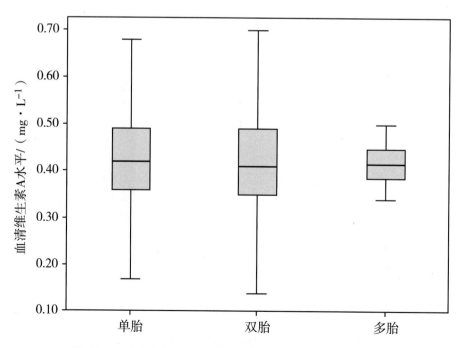

图 137　健康孕妇不同胎数血清维生素 A 水平的箱线图

表 147　不同胎数健康孕妇血清维生素 A 水平的累积分布差异度

累积分布差异度	单胎	双胎	多胎
单胎	0	2.69%	19.32%
双胎	2.69%	0	17.63%
多胎	19.32%	17.63%	0

（六）孕晚期孕妇血清维生素 A 水平更低

本节通过绘制健康孕妇不同孕期血清维生素 A 水平的分布图与箱线图,并计算相应的分布特征来分析健康孕妇不同阶段血清维生素 A 水平的差异。

由图 138 和表 138 可知,孕晚期孕妇维生素 A 的缺乏率高达 2.96%,是孕早期和孕中期的 4 倍左右,且孕晚期孕妇维生素 A 的平均水平最低。超高率则相差不大。具体来说,孕晚期健康孕妇血清维生素 A 水平 >0.3mg/L 比例低于孕早期和孕中期组健康孕妇,为 79.48%,孕晚期组健康孕妇维生素 A 的异常比例为 20.52%。

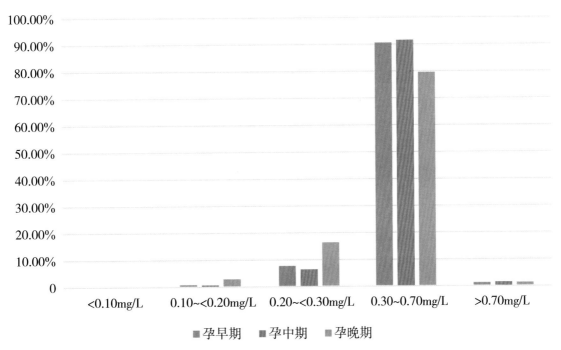

图 138　健康孕妇不同时期血清维生素 A 水平的分布图

表 148　健康孕妇不同时期血清维生素 A 各水平的频数

孕期	维生素 A 水平 /(mg·L⁻¹)				
	<0.10	0.10~<0.20	0.20~<0.30	0.30~0.70	>0.70
孕早期	36(0.02%)	1 114(0.73%)	11 597(7.60%)	138 025(90.46%)	1 806(1.18%)
孕中期	33(0.03%)	704(0.62%)	7 211(6.38%)	103 356(91.51%)	1 638(1.45%)
孕晚期	16(0.11%)	397(2.85%)	2 272(16.33%)	11 061(79.48%)	170(1.22%)

注:括号内为该频数所占的百分比。

从图 139 和表 149 可见,各时期健康孕妇血清维生素 A 分布特征及箱线图可获得与上述同样的结论,孕晚期组健康孕妇血清维生素 A 水平的中位数和均值最低,分别为 0.39mg/L 和 0.40mg/L。方差分析结果表明,在 0.05 显著性水平下,不同孕期的健康孕妇血清维生素 A 水平的均值存在显著差异(P 值 <0.0001)。这是否提示孕妇在孕晚期也应注重维生素 A 的补充?

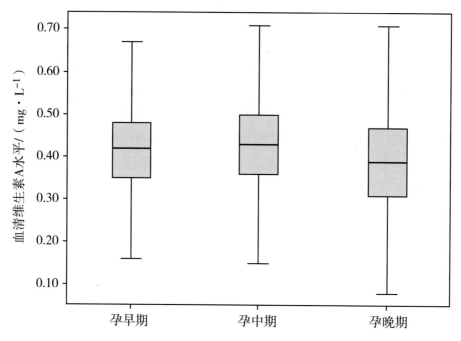

图 139　健康孕妇不同时期血清维生素 A 水平的箱线图

表 149　健康孕妇不同时期血清维生素 A 水平的分布特征

孕期	分布特征					
	1st Qu.	中位数	均值	3rd Qu.	标准差	样本量
孕早期	0.36	0.43	0.44	0.50	0.12	152 578
孕中期	0.35	0.42	0.43	0.48	0.12	112 942
孕晚期	0.32	0.39	0.40	0.47	0.13	13 916

注:血清维生素 A 水平单位为 mg/L。

通过计算得到健康孕妇孕晚期与其他时期血清维生素 A 水平的累积分布差异极大,孕早期与孕中期的累积分布差异度较小。见表 150。

表 150　健康孕妇不同时期血清维生素 A 水平的累积分布差异度

累积分布差异度	孕早期	孕中期	孕晚期
孕早期	0	2.65%	21.96%
孕中期	2.65%	0	24.51%
孕晚期	21.96%	24.51%	0

（七）流动人口中的孕妇孕晚期血清维生素 A 水平更低

本节通过绘制不同居住方式下不同孕期健康孕妇血清维生素 A 水平的分布图与箱线图，并计算相应的分布特征来分析不同居住方式下不同孕期健康孕妇血清维生素 A 水平的差异。

由图 140 和表 151 可知，城镇常住人口、流动人口和农村常住人口中的孕晚期组健康孕妇血清维生素 A 水平 >0.3mg/L 比例均低于相应的孕早期和孕中期组健康孕妇，其中流动人口中的孕晚期组健康孕妇维生素 A 的异常比例最大，为 25.23%。

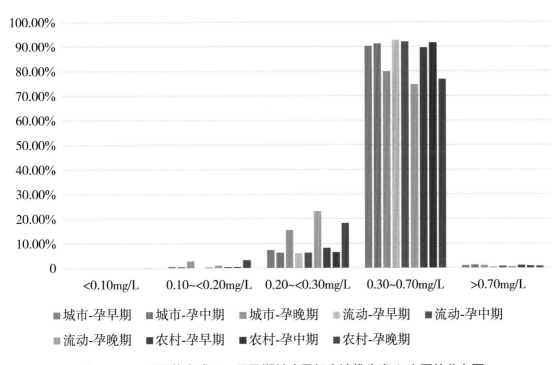

图 140　不同居住方式下不同孕期健康孕妇血清维生素 A 水平的分布图

表 151　不同居住方式下不同孕期健康孕妇血清维生素 A 各水平的频数

居住方式 - 孕期	维生素 A 水平 /(mg·L⁻¹)				
	<0.10	0.10~<0.20	0.20~<0.30	0.30~0.70	>0.70
城市 - 孕早期	32(0.02%)	1 045(0.76%)	10 441(7.60%)	124 302(90.43%)	1 642(1.19%)
城市 - 孕中期	31(0.03%)	655(0.63%)	6 602(6.38%)	94 664(91.47%)	1 540(1.49%)
城市 - 孕晚期	12(0.10%)	337(2.87%)	1 836(15.66%)	9 387(80.08%)	150(1.28%)
流动 - 孕早期	0(0)	10(0.20%)	309(6.19%)	4 639(92.87%)	37(0.74%)
流动 - 孕中期	0(0)	11(0.39%)	177(6.34%)	2 575(92.26%)	28(1.00%)
流动 - 孕晚期	0(0)	8(1.24%)	150(23.22%)	483(74.77%)	5(0.77%)
农村 - 孕早期	4(0.04%)	59(0.58%)	841(8.33%)	9 061(89.78%)	127(1.26%)
农村 - 孕中期	2(0.03%)	38(0.57%)	431(6.49%)	6 105(91.86%)	70(1.05%)
农村 - 孕晚期	4(0.26%)	52(3.36%)	285(18.42%)	1 191(76.99%)	15(0.97%)

注：括号内为该频数所占的百分比。

从图 141 和表 152 可见,不同居住方式下健康孕妇不同孕期血清维生素 A 分布特征及箱线图可获得与上述同样的结论,流动人口中的孕晚期组健康孕妇血清维生素 A 水平的中位数和均值最低,分别为 0.36mg/L 和 0.37mg/L。方差分析结果表明,在 0.05 显著性水平下,不同居住方式下不同孕期的健康孕妇血清维生素 A 水平的均值存在显著差异(P 值 <0.0001)。这是否提示流动人口中的健康孕妇在孕晚期应更加注重维生素 A 的补充?

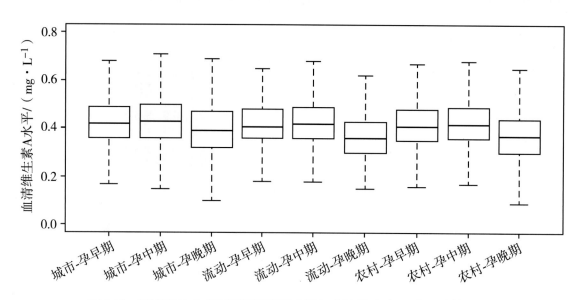

图 141 不同居住方式下不同孕期健康孕妇血清维生素 A 水平的箱线图

表 152 不同居住方式下不同孕期健康孕妇血清维生素 A 水平的分布特征

居住方式 - 孕期	分布特征					
	1st Qu.	中位数	均值	3rd Qu.	标准差	样本量
城市 - 孕早期	0.36	0.42	0.43	0.49	0.12	137 462
城市 - 孕中期	0.36	0.43	0.44	0.50	0.12	103 492
城市 - 孕晚期	0.32	0.39	0.40	0.47	0.13	11 722
流动 - 孕早期	0.36	0.41	0.42	0.48	0.10	4 995
流动 - 孕中期	0.36	0.42	0.43	0.49	0.10	2 791
流动 - 孕晚期	0.30	0.36	0.37	0.43	0.10	646
农村 - 孕早期	0.35	0.41	0.42	0.48	0.12	10 092
农村 - 孕中期	0.36	0.42	0.43	0.49	0.11	6 646
农村 - 孕晚期	0.30	0.37	0.38	0.44	0.15	1 547

注:血清维生素 A 水平单位为 mg/L。

通过计算得到流动人口中的孕晚期与孕早期、孕中期健康孕妇之间的血清维生素 A 水平的累积分布差异极大,分别达 36.21% 和 35.44%。各居住方式健康孕妇不同孕期的血清维生素 A 水平分布的累积分布差异度见表 153。

表 153　不同居住方式下不同孕期健康孕妇血清维生素 A 水平的累积分布差异度

累积分布差异度	城市-孕早期	城市-孕中期	城市-孕晚期	流动-孕早期	流动-孕中期	流动-孕晚期	农村-孕早期	农村-孕中期	农村-孕晚期
城市-孕早期	0	2.69%	20.69%	4.89%	3.67%	32.20%	1.64%	2.88%	27.33%
城市-孕中期	2.69%	0	23.20%	2.81%	1.58%	34.89%	3.93%	0.99%	30.00%
城市-孕晚期	20.69%	23.20%	0	25.59%	24.36%	15.11%	19.41%	23.56%	6.80%
流动-孕早期	4.89%	2.81%	25.59%	0	1.22%	36.21%	6.18%	2.03%	31.77%
流动-孕中期	3.67%	1.58%	24.36%	1.22%	0	35.44%	4.95%	0.80%	30.61%
流动-孕晚期	32.20%	34.89%	15.11%	36.21%	35.44%	0	31.08%	34.80%	9.59%
农村-孕早期	1.64%	3.93%	19.41%	6.18%	4.95%	31.08%	0	4.15%	26.17%
农村-孕中期	2.88%	0.99%	23.56%	2.03%	0.80%	34.80%	4.15%	0	29.91%
农村-孕晚期	27.33%	30.00%	6.80%	31.77%	30.61%	9.59%	26.17%	29.91%	0

四、健康孕妇血清维生素 A 在不同医院特征下的分布

本节根据孕妇就诊医院的等级和属性将孕妇划分为若干组,分析各组孕妇的血清维生素 A 的分布。

(一)不同医院等级间孕妇血清维生素 A 水平分布的差异较小

本节通过绘制不同医院等级中健康孕妇血清维生素 A 水平的分布图与箱线图,并计算对应的分布特征来分析不同医院等级健康孕妇血清维生素 A 水平的差异。数据涉及的医院等级依次划分为"三级甲等""三级乙等""三级""二级甲等""二级乙等""二级""一级甲等""未定级"。

到不同等级医院就诊的孕妇维生素 A 水平差异很大。就诊于二级医院的缺乏率最高(达 1.48%),到二级乙等医院的缺乏率最低(0.30%);到三级医院的孕妇维生素 A 超高率最高(2.87%),二级乙等的超高率最低(0.79%)。三级甲等、三级乙等和三级医院的健康孕妇血清维生素 A 水平处于 0.30~0.70mg/L 的比例呈现小幅下降的趋势,二级甲等、二级乙等和二级医院的健康孕妇血清维生素 A 水平处于 0.30~0.70mg/L 的比例也呈现此趋势。见图 142 和表 154。

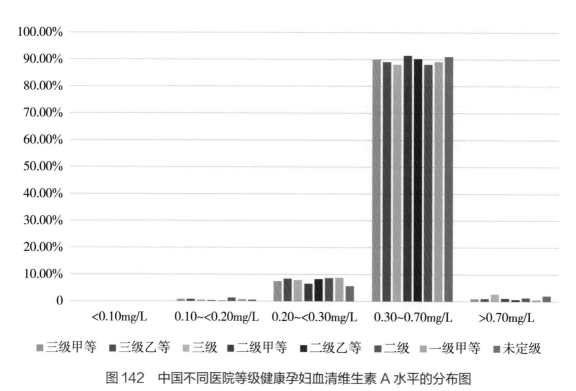

图 142　中国不同医院等级健康孕妇血清维生素 A 水平的分布图

表 154　不同医院等级健康孕妇血清维生素 A 各水平的频数

医院等级	维生素 A 水平 /(mg·L⁻¹)				
	<0.10	0.10~<0.20	0.20~<0.30	0.30~<0.70	>0.70
三级甲等	64(0.04%)	1 497(0.93%)	12 347(7.66%)	145 578(90.28%)	1 765(1.09%)
三级乙等	3(0.02%)	125(0.98%)	1 099(8.61%)	11 392(89.24%)	147(1.15%)
三级	8(0.03%)	172(0.70%)	1 983(8.10%)	21 629(88.30%)	702(2.87%)
二级甲等	7(0.01%)	297(0.43%)	4 640(6.72%)	63 256(91.60%)	859(1.24%)
二级乙等	0(0)	3(0.30%)	86(8.48%)	917(90.43%)	8(0.79%)
二级	1(0.02%)	61(1.46%)	368(8.81%)	3 686(88.25%)	61(1.46%)
一级甲等	2(0.04%)	51(0.95%)	481(8.95%)	4 799(89.27%)	43(0.80%)
未定级	0(0)	9(0.69%)	76(5.85%)	1 185(91.22%)	29(2.23%)

注:括号内为该频数所占的百分比。

　　方差分析结果表明,在 0.05 显著性水平下,不同医院等级的健康孕妇血清维生素 A 水平的均值存在显著差异(P 值 <0.0001)。见表 155。

表 155　不同医院等级健康孕妇血清维生素 A 水平的分布特征

医院等级	分布特征					
	1st Qu.	中位数	均值	3rd Qu.	标准差	样本量
三级甲等	0.37	0.42	0.44	0.49	0.11	161 251
三级乙等	0.36	0.42	0.44	0.49	0.13	12 766
三级	0.36	0.42	0.43	0.49	0.16	24 494
二级甲等	0.35	0.42	0.42	0.49	0.11	69 059
二级乙等	0.36	0.42	0.43	0.49	0.10	1 014
二级	0.34	0.41	0.42	0.48	0.11	4 177
一级甲等	0.37	0.42	0.44	0.49	0.12	5 376
未定级	0.36	0.42	0.44	0.49	0.11	1 299

注：血清维生素 A 水平单位为 mg/L。

计算得到的累计分布差异度如表 156 所示，数据显示不同医院等级的健康孕妇血清维生素 A 分布状况相近，差异不大。

表 156　不同医院等级健康孕妇血清维生素 A 水平的累积分布差异度

累积分布差异度	三级甲等	三级乙等	三级	二级甲等	二级乙等	二级	一级甲等	未定级
三级甲等	0	2.12%	4.42%	2.93%	1.96%	4.10%	2.62%	4.16%
三级乙等	2.12%	0	3.45%	4.90%	2.39%	1.98%	0.76%	6.14%
三级	4.42%	3.45%	0	6.59%	5.03%	2.94%	4.13%	5.84%
二级甲等	2.93%	4.90%	6.59%	0	3.52%	6.70%	5.55%	2.50%
二级乙等	1.96%	2.39%	5.03%	3.52%	0	4.38%	2.33%	5.26%
二级	4.10%	1.98%	2.94%	6.70%	4.38%	0	2.34%	7.50%
一级甲等	2.62%	0.76%	4.13%	5.55%	2.33%	2.34%	0	6.78%
未定级	4.16%	6.14%	5.84%	2.50%	5.26%	7.50%	6.78%	0

（二）妇幼保健院和综合医院间的孕妇血清维生素 A 水平差异不大

本节通过绘制不同医院性质中健康孕妇血清维生素 A 水平的分布图与箱线图（图 143），并计算其分布特征来分析不同医院性质中健康孕妇血清维生素 A 水平的差异。数据涉及的医院性质分别为"妇幼保健院""专科医院""综合医院"。

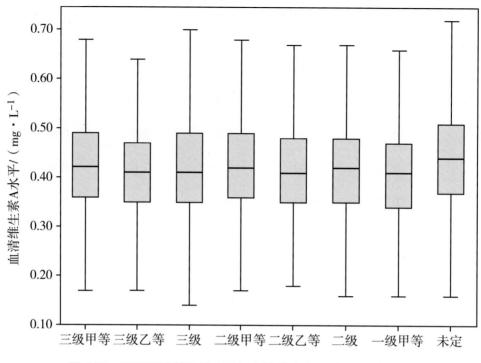

图 143　不同医院等级健康孕妇血清维生素 A 水平的箱线图

就诊于综合医院的孕妇维生素 A 缺乏率（1.04%）和超高率（1.41%）分别高于就诊于妇幼保健院的孕妇（分别为 0.52%，1.14%）。妇幼保健院和综合医院的健康孕妇血清维生素 A 水平 0.3~0.7mg/L 比例分别为 91.78% 和 89.26%，样本中来自专科医院的健康孕妇血清维生素 A 水平全部处于健康孕妇范围。见图 144 和表 157。

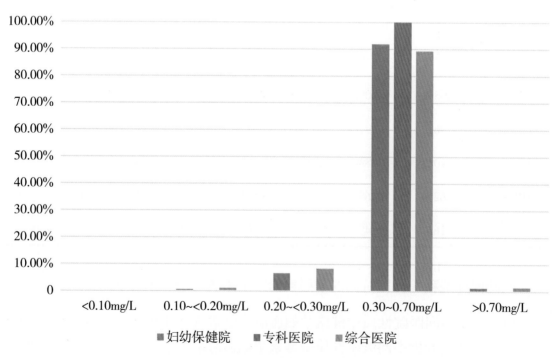

图 144　中国不同医院性质健康孕妇血清维生素 A 水平的分布图

表 157　不同医院性质健康孕妇血清维生素 A 各水平的频数

医院性质	维生素 A 水平 /(mg·L^{-1})				
	<0.10	0.10~<0.20	0.20~<0.30	0.30~0.70	>0.70
妇幼保健院	16(0.01%)	616(0.51%)	7 869(6.55%)	110 190(91.78%)	1 374(1.14%)
专科医院	0(0)	0(0)	0(0)	7(100.00%)	0(0)
综合医院	69(0.04%)	1 599(1.00%)	13 211(8.29%)	142 245(89.26%)	2 240(1.41%)

注:括号内为该频数所占的百分比。

方差分析结果表明,在 0.05 显著性水平下,不同医院性质的健康孕妇血清维生素 A 水平的均值不存在显著差异(P 值 =0.1862)。见表 158。

表 158　不同医院性质健康孕妇血清维生素 A 水平的分布特征

医院性质	分布特征					
	1st Qu.	中位数	均值	3rd Qu.	标准差	样本量
妇幼保健院	0.36	0.42	0.43	0.49	0.11	120 065
专科医院	0.41	0.46	0.50	0.57	0.12	7
综合医院	0.35	0.42	0.43	0.49	0.13	159 364

注:血清维生素 A 水平单位为 mg/L。

计算得到的累计分布差异度如表 159 所示,采集的数据中专科医院样本较少,数据显示专科医院的健康孕妇血清维生素 A 分布状况与妇幼保健院的健康孕妇血清维生素 A 分布状况差异很大,专科医院的健康孕妇血清维生素 A 分布状况与综合医院的健康孕妇血清维生素 A 分布状况差异极大,绘制出的箱线图(图 145)也得到相同结论。

表 159　不同医院性质健康孕妇血清维生素 A 水平的累积分布差异度

累积分布差异度	妇幼保健院	专科医院	综合医院
妇幼保健院	0	16.45%	5.03%
专科医院	16.45%	0	21.48%
综合医院	5.03%	21.48%	0

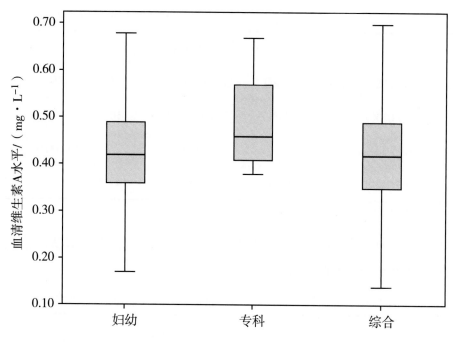

图 145　不同医院性质健康孕妇血清维生素 A 水平的箱线图

第五章　健康孕妇血清维生素 E 的水平

为了比较健康孕妇和非健康孕妇血清维生素 A、维生素 E 分布的条件差异,第四章至第七章将分别描述健康孕妇血清维生素 A、维生素 E 分布(第四章和第五章)和非健康孕妇血清维生素 A、维生素 E 分布(第六章和第七章),分析维度和全国孕妇一致。本报告中健康孕妇是指在本次课题检查项目中没有出现异常指标的孕妇,并不包含原本有病但未检查出疾病的孕妇(具体标准详见"术语与指标定义")。非健康孕妇是指不满足健康孕妇标准的其余所有孕妇。

本章针对的总体为中国健康孕妇群体,所依据的样本数据是课题组所调查的 279 457 例健康孕妇临床检测数据。

目标是基于样本数据对全国健康孕妇血清维生素 E 的分布以及平均水平进行整体分析,然后从空间、人口学特征、机体特征和就诊医院特征 4 个维度依次考察样本的血清维生素 E 的条件分布。最后通过分布差异度、均值、标准差、箱线图等统计指标(或图形)比较不同条件下维生素 E 分布的差异程度。

主要结论:同全国孕妇的整体状况一致,健康孕妇的维生素 E 水平整体状况良好,其血清维生素 E 的平均水平($\pm$标准差)为 13.01($\pm$3.88)mg/L。缺乏血清维生素 E 的比例为 0.18%,边缘缺乏的比例为 1.82%,正常的比例为 92.84%,超高的比例为 5.16%。依次从空间、人口学特征、孕妇体征和就诊医院特征 4 个维度依次描述健康孕妇维生素 E 的条件分布发现:

(1) 健康孕妇的血清维生素 E 水平城乡差异很大。

(2) 不同人口学特征的孕妇血清维生素 E 水平差异程度不一。孕妇维生素 E 的缺乏率大致与年龄成反比,而超高率则与年龄成正比。不同学历孕妇的缺乏率和超高率差异不大。从事不同工作的孕妇血清维生素 E 缺乏率差异不大。

(3) 孕妇体征与医疗干预是造成血清维生素 E 水平差异的主要因素。孕妇中补充维生素 E 者的缺乏率和正常率均更高。孕妇的血清维生素 E 水平随体质指数(BMI)的变化差异明显。人工辅助受孕孕妇血清维生素 E 的缺乏率和超高率都比自然受孕者的高,但整体来说二者差异均不大。相比于单胎,双胎孕妇的缺乏率与超高率均更高。孕晚期孕妇维生素 E 的缺乏率和超高率均最高。

(4) 孕妇的血清维生素 E 与就诊医院等级两者并无一致的趋势性关系。

本章结构安排如下:

第一节分析健康孕妇血清维生素 E 的空间差异,依次按照农村 / 城镇、7 个大区、城市等级和居住方式 4 个维度进行分析。

　　第二节分析健康孕妇血清维生素 E 的人口学特征差异,依次按照年龄、学历、工作性质 3 个维度进行分析。

　　第三节分析健康孕妇血清维生素 E 的不同机体特征差异,依次按照是否补充维生素、体质指数(BMI)、受孕方式、孕次、胎数、孕期和居住方式 7 个维度进行分析。

　　第四节分析在不同等级和属性的医院就诊的各组孕妇血清维生素 E 的分布差异,依次按照就诊医院等级和就诊医院性质 2 个维度进行分析。

一、健康孕妇血清维生素 E 的空间分布

　　本节分析全国健康孕妇血清维生素 E 的空间分布特征,根据孕妇的空间位置,将从农村/城镇、城市等级、地区、居住方式 4 个维度来分析其血清维生素 E 的空间分布差异。

(一)农村地区孕妇血清维生素 E 水平缺乏比例高于城镇地区

　　本节通过绘制不同城市大小的健康孕妇血清维生素 E 水平的分布图与箱线图,并计算相应的分布特征,比较农村和城镇健康孕妇血清维生素 E 水平的差异。

　　孕妇血清维生素 E 的城乡差异很大。于普通农村就诊的孕妇其维生素 E 的缺乏率和超高率均属最高(分别为 0.84% 和 11.19%);于城市就诊孕妇的缺乏率低于 0.21%,超高率低于 5.04%。农村地区的健康孕妇血清维生素 E 水平处于 7~20mg/L 的比例低于城镇地区,由图 146 和表 160 可知,普通农村和贫困农村的健康孕妇的血清维生素 E 水平处于 7~20mg/L 的比例分别为 85.97% 和 90.61%。

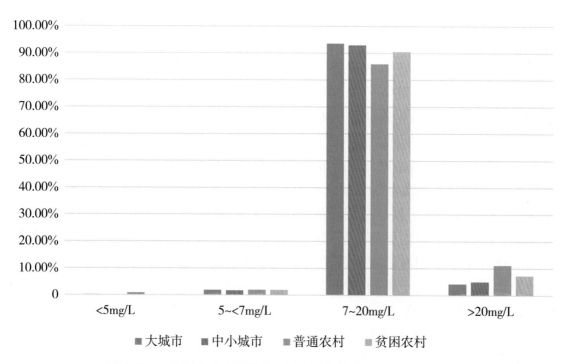

图 146　不同城市大小的健康孕妇血清维生素 E 水平的分布图

表 160　不同城市大小的健康孕妇血清维生素 E 各水平的频数及百分比

城市大小	维生素 E 水平 /(mg·L⁻¹)			
	<5	5~<7	7~20	>20
大城市	212(0.21%)	1 914(1.92%)	93 453(93.64%)	4 222(4.23%)
中小城市	234(0.14%)	2 926(1.75%)	155 563(93.06%)	8 433(5.04%)
普通农村	62(0.84%)	148(2.00%)	6 361(85.97%)	828(11.19%)
贫困农村	3(0.06%)	100(1.97%)	4 603(90.61%)	374(7.36%)

注:括号内为该频数所占的百分比。

农村地区的健康孕妇血清维生素 E 水平中位数和均值高于城镇地区,其中普通农村的健康孕妇血清维生素 E 水平中位数和均值最高,分别为 13.30mg/L 和 14.01mg/L。方差分析结果表明,在 0.05 显著性水平下,大城市、中小城市、普通农村、贫困农村的健康孕妇血清维生素 E 水平的均值存在显著差异(P 值 <0.0001)。见图 147 和表 161。

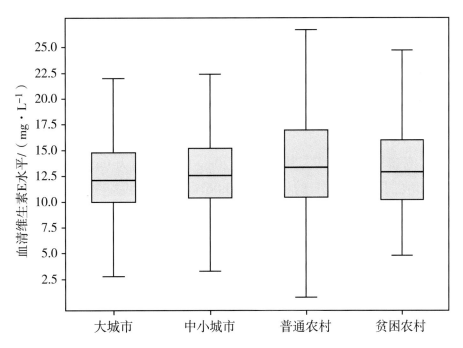

图 147　不同城市大小的健康孕妇血清维生素 E 水的箱线图

表 161　不同城市大小的健康孕妇血清维生素 E 水平的分布特征

城市大小	分布特征					
	1st Qu.	中位数	均值	3rd Qu.	标准差	样本量
大城市	10.00	12.10	12.73	14.80	3.78	99 801
中小城市	10.40	12.60	13.12	15.20	3.86	167 156
普通农村	10.50	13.30	14.01	17.00	4.92	7 399
贫困农村	10.20	12.90	13.48	16.00	4.29	5 080

注:血清维生素 E 水平单位为 mg/L。

普通农村的健康孕妇血清维生素 E 水平和城镇地区健康孕妇血清维生素 E 水平累积分布差异较大(表162)。因此普通农村健康孕妇血清维生素 E 水平较之大城市和中小城市孕妇更需要进一步提高。

表162　不同城市大小的健康孕妇血清维生素 E 水平的累积分布差异度

累积分布差异度	大城市	中小城市	普通农村	贫困农村
大城市	0	1.63%	15.34%	6.36%
中小城市	1.63%	0	14.19%	5.07%
普通农村	15.34%	14.19%	0	9.28%
贫困农村	6.36%	5.07%	9.28%	0

(二) 一线城市孕妇血清维生素 E 水平较低

本节通过绘制不同城市等级的健康孕妇血清维生素 E 水平的分布图与箱线图,并计算相应的分布特征,分析不同城市等级的健康孕妇血清维生素 E 水平的差异。城市等级的划分为一线城市、新一线城市、二线城市、三线城市、四线城市、五线城市。

首先,按区域属性使用 Python 统计软件对不同城市等级健康孕妇检测数据进行缺失值与异常值处理;其次,分别描述不同城市等级健康孕妇血清维生素 E 水平的条件分布。

城市等级与正常率大致呈正相关,一线城市的正常率最高(达 94.64%),新一线城市次高(94.15%),三线以下城市低于 93%。一线城市、新一线城市健康孕妇的血清维生素 E 水平处于 7~20mg/L 的比例高于其他地区,其处于 7~20mg/L 的比例为 94.64%、94.15%,而二线、三线、四线、五线城市处于 7~20mg/L 的比例为 93.06%、91.29%、92.75% 和 92.81%。见图148、表163、表164。

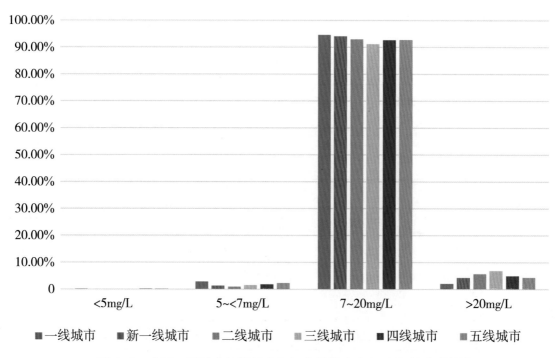

图148　中国不同城市等级健康孕妇血清维生素 E 水平的分布图

表163　中国不同城市等级健康孕妇血清维生素 E 各水平的频数

城市等级	维生素 E 水平 /(mg·L⁻¹)			
	<5	5~<7	7~20	>20
一线城市	145(0.28%)	1 498(2.90%)	48 806(94.64%)	1 122(2.18%)
新一线城市	26(0.08%)	477(1.39%)	32 223(94.15%)	1 498(4.38%)
二线城市	86(0.13%)	655(1.02%)	59 906(93.06%)	3 727(5.79%)
三线城市	63(0.11%)	963(1.62%)	54 290(91.29%)	4 153(6.98%)
四线城市	101(0.27%)	708(1.89%)	34 662(92.75%)	1 902(5.09%)
五线城市	90(0.28%)	787(2.43%)	30 093(92.81%)	1 455(4.49%)

注:括号内为该频数所占的百分比。

表164　中国不同城市等级健康孕妇血清维生素 E 水平的分布特征

城市等级	分布特征					
	1st Qu.	中位数	均值	3rd Qu.	标准差	样本量
一线城市	9.40	11.30	11.90	13.90	3.48	51 571
新一线城市	10.20	12.30	12.90	15.00	3.71	34 224
二线城市	10.80	12.90	13.47	15.50	3.86	64 374
三线城市	10.60	12.96	13.56	15.80	4.13	59 469
四线城市	10.20	12.50	13.00	15.10	3.95	37 373
五线城市	10.40	12.50	12.97	15.10	3.80	32 425

注:血清维生素 E 水平单位为 mg/L。

　　类似地绘制不同城市等级下健康孕妇血清维生素 E 水平的箱线图,见图149,一线城市

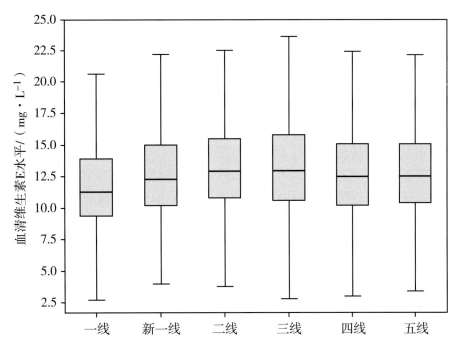

图149　不同城市等级下健康孕妇血清维生素 E 水平的箱线图

健康孕妇的血清维生素 E 水平中位数和均值均低于其他等级城市。方差分析结果表明,在 0.05 显著性水平下,不同城市等级的健康孕妇血清维生素 E 水平的均值存在显著差异(P 值 <0.0001)。

表 165 显示,不同城市等级的健康孕妇血清维生素 E 水平累积分布差异不大。

表 165　不同城市等级健康孕妇血清维生素 E 水平的累积分布差异度

累积分布差异度	一线	新一线	二线	三线	四线	五线
一线	0	4.40%	7.23%	9.62%	5.83%	4.62%
新一线	4.40%	0	2.94%	5.72%	2.81%	2.69%
二线	7.23%	2.94%	0	3.59%	2.03%	3.11%
三线	9.62%	5.72%	3.59%	0	3.79%	4.99%
四线	5.83%	2.81%	2.03%	3.79%	0	1.20%
五线	4.62%	2.69%	3.11%	4.99%	1.20%	0

(三) 华北和华南地区孕妇血清维生素 E 水平低于其他地区

本节对各地区中国健康孕妇血清维生素 E 进行统计描述,地区的划分按照西北、华北、东北、华东、华中、西南、华南 7 个大区的方式进行。

首先,按区域属性使用 Python 统计软件对中国不同地区健康孕妇检测数据进行缺失值与异常值处理;实际采集的数据包含的省份如表 166 所示。

表 166　实际采集数据包含的省份

地区	实际采集数据包含的省份	地区	实际采集数据包含的省份
西北地区	青海、宁夏、陕西	华中地区	河南、湖北、湖南
华北地区	内蒙古、山西、河北、北京、天津	西南地区	云南、贵州、重庆、四川
东北地区	辽宁、吉林、黑龙江	华南地区	广东、广西
华东地区	山东、安徽、浙江、江苏		

其次,分别描述各地区健康孕妇血清维生素 E 水平的条件分布。见图 150。

各地区差异极大。7 个大区中有 4 个地区缺乏率低于 0.20%。华南地区的情况相对最好,缺乏率与超高率均较低(分别为 0.07% 和 2.40%);东北地区相对最差,缺乏率最高(达 0.38%),超高率也较高(6.32%)。华中地区的缺乏率最低(0.02%),但超高率最高(8.00%)。见表 167。

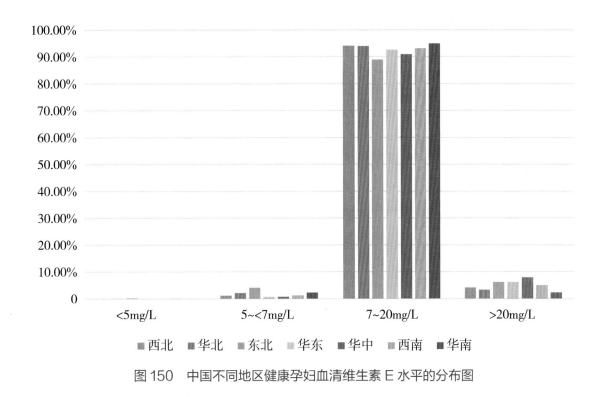

图 150　中国不同地区健康孕妇血清维生素 E 水平的分布图

表 167　中国各地区健康孕妇血清维生素 E 各水平的频数

地区	维生素 E 水平 /(mg·L⁻¹)			
	<5	5~<7	7~20	>20
西北	63 (0.14%)	590 (1.33%)	41 852 (94.24%)	1 907 (4.29%)
华北	182 (0.23%)	1 823 (2.28%)	75 323 (94.08%)	2 738 (3.42%)
东北	110 (0.38%)	1 222 (4.23%)	25 760 (89.08%)	1 827 (6.32%)
华东	33 (0.06%)	454 (0.87%)	48 552 (92.74%)	3 315 (6.33%)
华中	3 (0.02%)	130 (0.91%)	13 044 (91.07%)	1 146 (8.00%)
西南	117 (0.21%)	770 (1.39%)	51 609 (93.29%)	2 827 (5.11%)
华南	3 (0.07%)	99 (2.45%)	3 840 (95.07%)	97 (2.40%)

注:括号内为该频数所占的百分比。

东北部与华中地区的健康孕妇血清维生素 E 水平分布处于 7~20mg/L 的比例低于其他地区,其中东北地区 <7mg/L 比例为各地区最高,为 4.61%。但华北和华南地区维生素 E 水平的均值和中位数都比较低。见图 151。

方差分析结果表明,在 0.05 显著性水平下,不同地区健康孕妇血清维生素 E 水平的均值存在显著差异(P 值 <0.0001)。见表 168。

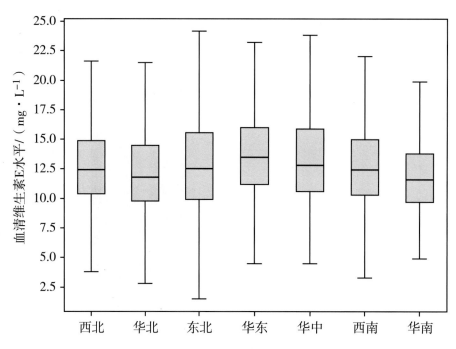

图 151　中国不同地区健康孕妇血清维生素 E 水平的箱线图

表 168　中国不同地区健康孕妇血清维生素 E 水平的分布特征

地区	分布特征					
	1st Qu.	中位数	均值	3rd Qu.	标准差	样本量
西北	10.40	12.40	12.95	14.90	3.65	44 412
华北	9.80	11.80	12.39	14.50	3.69	80 066
东北	9.90	12.50	13.06	15.60	4.32	28 919
华东	11.20	13.50	13.89	16.00	3.82	52 354
华中	10.60	12.80	13.68	15.90	4.26	14 323
西南	10.30	12.40	12.98	15.00	3.89	55 323
华南	9.70	11.60	12.05	13.80	3.38	4 039

注：血清维生素 E 水平单位为 mg/L。

通过计算得到东北部与西北、华北、华南地区的健康孕妇血清维生素 E 水平的累积分布差异较大，其中东北地区与华南地区的累积分布差异度最大，达 11.99%；而西北与西南的累积分布差异度较小，西北、华北与华南之间相互的累计分布差异也较小，各区域的累积分布差异度见表 169。

表 169　中国各地区健康孕妇血清维生素 E 水平的累积分布差异度

累积分布差异度	西北	华北	东北	华东	华中	西南	华南
西北	0	2.07%	10.32%	4.08%	7.41%	1.90%	3.92%
华北	2.07%	0	10.00%	5.82%	9.16%	3.38%	2.34%

累积分布差异度	西北	华北	东北	华东	华中	西南	华南
东北	10.32%	10.00%	0	7.35%	7.35%	8.42%	11.99%
华东	4.08%	5.82%	7.35%	0	3.42%	2.44%	7.86%
华中	7.41%	9.16%	7.35%	3.42%	0	5.78%	11.20%
西南	1.90%	3.38%	8.42%	2.44%	5.78%	0	5.69%
华南	3.92%	2.34%	11.99%	7.86%	11.20%	5.69%	0

（四）流动人口和农村常住人口孕妇血清维生素 E 水平低于城镇常住人口

本节通过绘制不同居住方式下健康孕妇血清维生素 E 水平的分布图与箱线图,并计算不同居住方式下血清维生素 E 水平的分布特征来分析健康孕妇血清维生素 E 水平的差异。

流动人口的维生素 E 情况相对较好,正常率最高,缺乏率仅为 0.06%。农村常住人口的缺乏率最高,达 0.24%,是流动人口的 4 倍;城市常住人口的超高率最高,达 5.07%。由图152 和表 170 可知,健康孕妇中农村常住人口的血清维生素 E 水平 <7mg/L 比例最高,观察图 153、表 171 发现,农村常住人口和流动人口健康孕妇血清维生素 E 平均浓度低于城镇常住人口。方差分析结果表明,在 0.05 显著性水平下,不同居住方式下的健康孕妇血清维生素 E 水平的均值存在显著差异(P 值 <0.0001)。

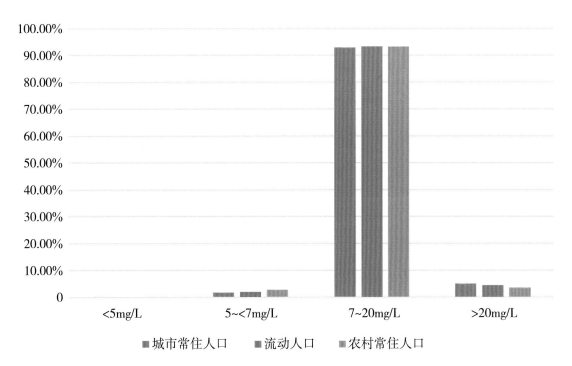

图 152　不同居住方式下健康孕妇血清维生素 E 水平的分布图

表 170　不同居住方式下健康孕妇血清维生素 E 各水平的频数

居住方式	维生素 E 水平/(mg·L⁻¹)			
	<5	5~<7	7~20	>20
城镇常住人口	463(0.18%)	4 404(1.74%)	234 990(93.00%)	12 819(5.07%)
流动人口	5(0.06%)	170(2.02%)	7 880(93.45%)	377(4.47%)
农村常住人口	43(0.24%)	513(2.81%)	17 070(93.36%)	659(3.60%)

注:括号内为该频数所占的百分比。

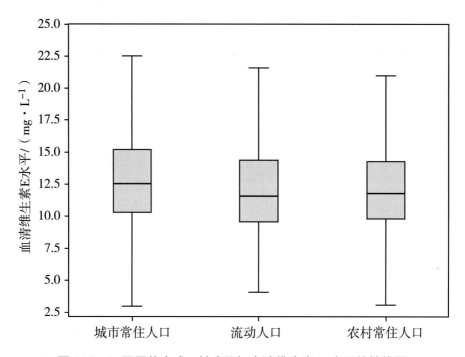

图 153　不同居住方式下健康孕妇血清维生素 E 水平的箱线图

表 171　不同居住方式下健康孕妇血清维生素 E 水平的分布特征

居住方式	分布特征					
	1st Qu.	中位数	均值	3rd Qu.	标准差	样本量
城镇常住人口	10.30	12.50	13.08	15.20	3.89	252 676
流动人口	9.60	11.60	12.38	14.40	3.90	8 432
农村常住人口	9.80	11.80	12.35	14.30	3.73	18 285

注:血清维生素 E 水平单位为 mg/L。

表 172 显示,不同居住方式下健康孕妇血清维生素 E 水平的累积分布差异较小。

表 172　不同居住方式下健康孕妇血清维生素 E 水平的累积分布差异度

累积分布差异度	城镇常住人口	流动人口	农村常住人口
城镇常住人口	0	1.45%	2.94%
流动人口	1.45%	0%	1.93%
农村常住人口	2.94%	1.93%	0

二、健康孕妇血清维生素 E 在不同人口学特征下的分布

本节分析全国健康孕妇血清维生素 E 在人口学特征上的分布,将从孕妇的年龄、文化程度(学历)和工作性质 3 个维度来分析其血清维生素 E 在人口学特征上的分布差异。

(一) 高龄孕妇血清维生素 E 水平高于低龄孕妇

本节通过绘制各年龄段健康孕妇血清维生素 E 水平的分布图与箱线图,并计算各年龄段的分布特征,描述并比较其分布情况。分析数据时先使用 Python 软件对各年龄段健康孕妇的维生素 E 检测数据进行缺失值与异常值处理,年龄段划分如下:

> (1) 小于 20 岁
> (2) 20 到 25 岁(不含 25 岁)
> (3) 25 到 30 岁(不含 30 岁)
> (4) 30 到 35 岁(不含 35 岁)
> (5) 大于等于 35 岁

各年龄段健康孕妇血清维生素 E 水平的分布见图 154。

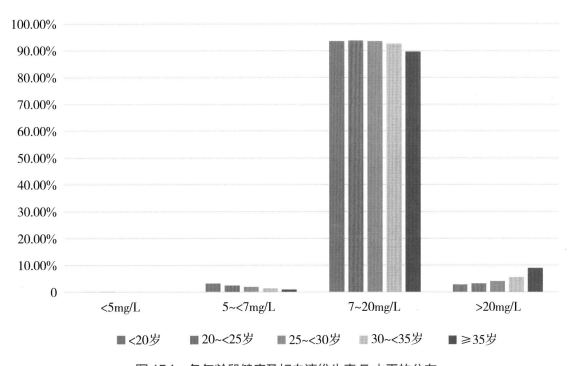

图 154　各年龄段健康孕妇血清维生素 E 水平的分布

由图 154 和表 173 可知,孕妇维生素 E 的缺乏率大致与年龄成反比,而超高率则与年龄成正比。具体来说,超过 35 岁组健康孕妇血清维生素 E 水平处于 7~20mg/L 的比例最低,30~<35 岁和超过 35 岁的健康孕妇血清维生素 E 水平 >20mg/L 的比例高于 5%。以下绘制各年龄段

保健门诊健康孕妇血清维生素 E 水平的箱线图及相应的分布特征,见图 155 和表 174。

表173 各年龄段健康孕妇血清维生素 E 各水平的频数

年龄段	维生素 E 水平 /(mg·L⁻¹)			
	<5	5~<7	7~20	>20
<20 岁	5(0.22%)	74(3.23%)	2 145(93.63%)	67(2.92%)
20~<25 岁	94(0.25%)	958(2.54%)	35 443(93.84%)	1 273(3.37%)
25~<30 岁	238(0.18%)	2 632(2.02%)	122 177(93.58%)	5 515(4.22%)
30~<35 岁	124(0.17%)	1 068(1.44%)	68 738(92.72%)	4 208(5.68%)
≥35 岁	50(0.14%)	355(1.02%)	31 121(89.75%)	3 151(9.09%)

注:括号内为该频数所占的百分比。

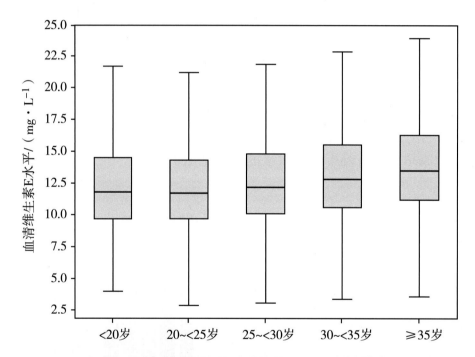

图 155 各年龄段健康孕妇血清维生素 E 水平的箱线图

表174 各年龄段健康孕妇血清维生素 E 水平的分布特征

年龄段	分布特征					
	1st Qu.	中位数	均值	3rd Qu.	标准差	样本量
<20 岁	9.60	11.70	12.18	14.30	3.58	2 291
20~<25 岁	9.70	11.70	12.32	14.30	3.68	37 768
25~<30 岁	10.10	12.20	12.76	14.80	3.76	130 562
30~<35 岁	10.60	12.80	13.34	15.50	3.94	74 138
≥35 岁	11.20	13.50	14.05	16.30	4.14	34 677

注:血清维生素 E 水平单位为 mg/L。

由表 174 的分布特征及图 155 的箱线图看出,健康孕妇血清维生素 E 水平随孕妇年龄的增大有增加的趋势。方差分析结果表明,在 0.05 显著性水平下,不同年龄段健康孕妇血清维生素 E 水平的均值存在显著差异(P 值 <0.0001)。

表 175 显示,整体来看不同年龄段的健康孕妇血清维生素 E 水平的累积分布差异不大,其中年龄≥35 岁的健康孕妇与年龄 <30 岁的健康孕妇血清维生素 E 水平的累积分布差异相对较小。

表 175　各年龄段健康孕妇血清维生素 E 水平的累积分布差异度

累积分布差异度	<20 岁	20~<25 岁	25~<30 岁	30~<35 岁	≥35 岁
<20 岁	0	1.39%	2.60%	5.50%	7.74%
20~<25 岁	1.39%	0	1.71%	4.61%	6.84%
25~<30 岁	2.60%	1.71%	0	2.90%	5.14%
30~<35 岁	5.50%	4.61%	2.90%	0	2.23%
≥35 岁	7.74%	6.84%	5.14%	2.23%	0

(二) 学历越高,孕妇血清维生素 E 水平越低

本节通过绘制健康孕妇不同文化程度下血清维生素 E 水平的分布图与箱线图,并计算不同文化程度下血清维生素 E 水平的分布特征来分析健康孕妇血清维生素 E 水平的差异。

不同学历孕妇的缺乏率和超高率差异不大。研究生学历孕妇的维生素 E 缺乏率最低(0.15%),超高率次低(4.41%)。本科学历孕妇的缺乏率最高(0.23%),但超高率最低(4.11%);高中学历孕妇的超高率最高(5.56%)。学历为高中、本科、研究生及其他的健康孕妇血清维生素 E 水平处于 7~20mg/L 的比例均在 93% 左右,<7mg/L 分别为 1.82%、2.29%、2.35%、2.41%,学历越高的健康孕妇血清维生素 E 水平越低。见图 156 和表 176。

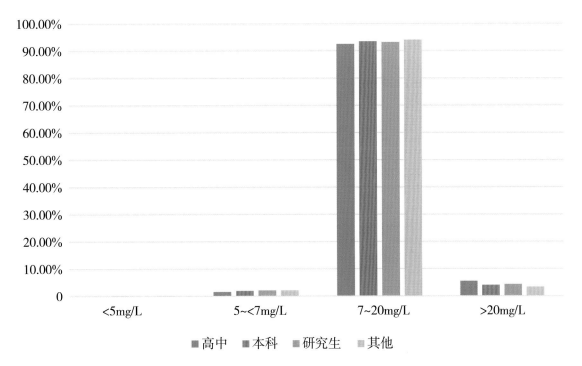

图 156　不同文化程度下健康孕妇血清维生素 E 水平的分布图

表 176   不同文化程度下健康孕妇血清维生素 E 各水平的频数

文化程度	维生素 E 水平 /(mg·L⁻¹)			
	<5	5~<7	7~20	>20
高中	303(0.17%)	2 947(1.65%)	165 884(92.63%)	9 956(5.56%)
本科	123(0.23%)	1 107(2.06%)	50 217(93.60%)	2 206(4.11%)
研究生	14(0.15%)	201(2.20%)	8 535(93.24%)	404(4.41%)
其他	71(0.19%)	833(2.22%)	35 305(94.15%)	1 289(3.44%)

注:括号内为该频数所占的百分比。

分布特征(表 177)和绘制的箱线图(图 157)表明高中、本科、研究生和其他学历的健康孕妇血清维生素 E 水平中位数和均值依次降低。方差分析结果表明,在 0.05 显著性水平下,不同文化程度的健康孕妇血清维生素 E 水平的均值存在显著差异(P 值 <0.0001)。

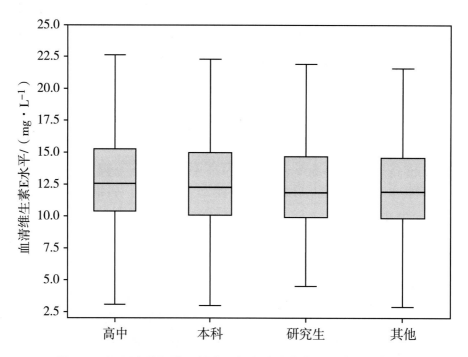

图 157   不同文化程度下健康孕妇血清维生素 E 水平的箱线图

表 177   不同文化程度下健康孕妇血清维生素 E 水平的分布特征

文化程度	分布特征					
	1st Qu.	中位数	均值	3rd Qu.	标准差	样本量
高中	10.40	12.60	13.20	15.30	3.95	179 090
本科	10.10	12.30	12.84	15.00	3.77	53 653
研究生	9.90	11.90	12.59	14.70	3.81	9 154
其他	9.90	11.90	12.47	14.60	3.66	37 498

注:血清维生素 E 水平单位为 mg/L。

　　计算得到的不同学历健康孕妇血清维生素 E 水平累计分布差异度较小,表明不同学历的健康孕妇血清维生素 E 水平分布较相似。见表 178。

表 178　不同文化程度下健康孕妇血清维生素 E 水平的累积分布差异度

累积分布差异度	高中	本科	研究生	其他
高中	0	2.90%	2.32%	4.24%
本科	2.90%	0	0.87%	1.43%
研究生	2.32%	0.87%	0	1.95%
其他	4.24%	1.43%	1.95%	0

(三)脑力劳动工作性质下孕妇血清维生素 E 水平较低

　　本节通过绘制不同工作性质下健康孕妇血清维生素 E 水平的分布图与箱线图,并计算不同工作性质下健康孕妇血清维生素 E 水平的分布特征来分析健康孕妇血清维生素 E 水平的差异。

　　从事不同工作的孕妇维生素 E 缺乏率差异不大。脑力劳动孕妇的缺乏率最高,达 0.25%;体力劳动超高率最高,达 5.45%;两者兼顾孕妇的缺乏率最低为 0.16%。与不同工作性质的全国孕妇维生素 E 情况有所不同。各工作性质下健康孕妇血清维生素 E 水平处于 7~20mg/L 的比例均在 93% 左右,从事脑力劳动的健康孕妇血清维生素 E 水平 <7mg/L 比例最高,为 2.41%。见图 158 和表 179。

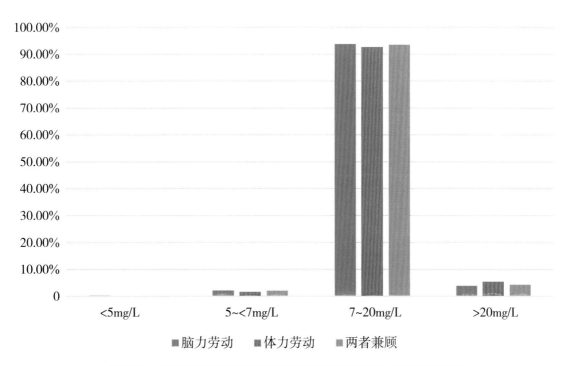

图 158　不同工作性质下健康孕妇血清维生素 E 水平的分布图

表 179　不同工作性质下健康孕妇血清维生素 E 各水平的频数

工作性质	维生素 E 水平 /(mg·L⁻¹)			
	<5	5~<7	7~20	>20
脑力劳动	141(0.25%)	1 222(2.16%)	53 083(93.79%)	2 150(3.80%)
体力劳动	310(0.17%)	3 116(1.68%)	172 154(92.71%)	10 116(5.45%)
两者兼顾	60(0.16%)	750(2.02%)	34 645(93.53%)	1 587(4.28%)

注:括号内为该频数所占的百分比。

绘制的箱线图(图 159)和分布特征表(表 180)显示工作性质为脑力劳动的健康孕妇血清维生素 E 水平 1st Qu,中位数,均值和 3rd Qu 均低于从事脑力劳动和两者兼顾的健康孕妇,表明相较于工作性质为体力劳动和两者兼顾的健康孕妇,从事脑力劳动的健康孕妇血清维生素 E 水平整体更低。方差分析结果表明,在 0.05 显著性水平下,不同工作性质下健康孕妇血清维生素 E 水平的均值存在显著差异(P 值 <0.0001)。

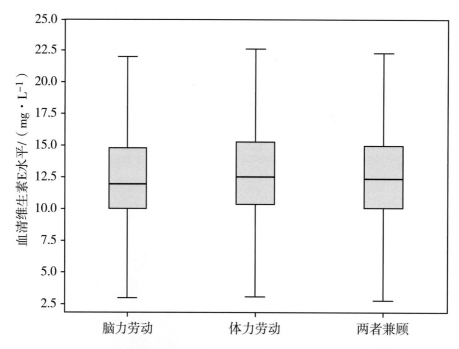

图 159　不同工作性质下健康孕妇血清维生素 E 水平的箱线图

表 180　不同工作性质下健康孕妇血清维生素 E 水平的分布特征

分布特征	1st Qu.	中位数	均值	3rd Qu.	标准差	样本量
脑力劳动	10.00	12.00	12.67	14.80	3.74	56 596
体力劳动	10.40	12.50	13.14	15.30	3.94	185 696
两者兼顾	10.10	12.40	12.85	15.00	3.78	37 042

注:血清维生素 E 水平单位为 mg/L。

表 181 显示,不同工作性质下健康孕妇血清维生素 E 水平的累积分布差异较小,从事单独脑力劳动和从事单独体力劳动的健康孕妇血清维生素 E 水平累计分布差异度为 3.30%。

表181 不同工作性质下健康孕妇血清维生素 E 水平的累积分布差异度

累积分布差异度	脑力劳动	体力劳动	两者兼顾
脑力劳动	0	3.30%	0.97%
体力劳动	3.30%	0	2.34%
两者兼顾	0.97%	2.34%	0

三、健康孕妇血清维生素 E 在不同体征下的分布

本节分析全国健康孕妇血清维生素 E 在不同机体特征上的分布,将从是否补充维生素、体质指数(BMI)、受孕方式、孕次、胎数、孕期和居住方式 7 个维度来分析其血清维生素 E 在机体特征上的分布差异。

(一)补充维生素 E 对孕妇血清维生素 E 水平影响不明显

本节通过绘制有 / 无补充维生素的健康孕妇血清维生素 E 水平的分布图与箱线图,并计算其分布特征,分析有 / 无补充维生素的健康孕妇血清维生素 E 水平的差异。

补充维生素 E 的孕妇其缺乏率和正常率均更高,分别为 0.31% 和 93.90%;未补充者的缺乏率更低(0.17%),但超高率更高,达 5.13%。由图 160 和表 182 可知,有补充维生素组健康孕妇血清维生素 E 水平处于 7~20mg/L 的比例高于未补充维生素组健康孕妇,其值分别为 93.90% 和 92.93%,补充维生素组健康孕妇血清维生素 E 水平 <7mg/L 的比例为 2.50%,未补

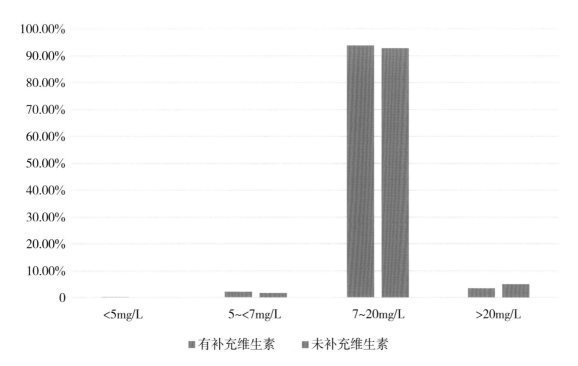

图 160 有 / 无补充维生素健康孕妇血清维生素 E 水平的分布图

充维生素组健康孕妇血清维生素 E 水平 <7mg/L 的比例仅为 1.94%。

表 182　有 / 无补充维生素健康孕妇血清维生素 E 各水平的频数

维生素补充情况	维生素 E 水平 /(mg·L⁻¹)			
	<5	5~<7	7~<20	>20
有补充维生素	95 (0.31%)	682 (2.19%)	29 219 (93.90%)	1 121 (3.60%)
未补充维生素	416 (0.17%)	4 406 (1.77%)	230 761 (92.93%)	12 736 (5.13%)

注:括号内为该频数所占的百分比。

从箱线图 161 和表 183 可见,有补充维生素组健康孕妇血清维生素 E 水平的中位数和均值均低于未补充维生素组健康孕妇。t 检验结果表明,在 0.05 显著性水平下,有 / 无补充维生素的健康孕妇血清维生素 E 水平的均值存在显著差异(P 值 <0.0001)。因此,孕妇应注重维生素 E 的补充。

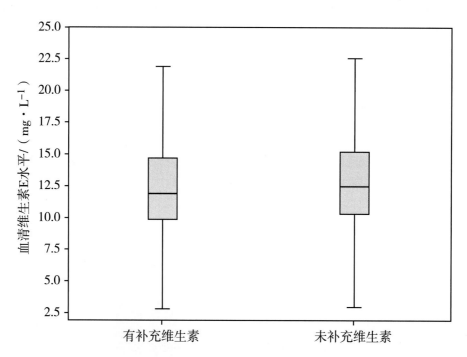

图 161　有 / 无补充维生素健康孕妇血清维生素 E 水平的箱线图

表 183　有 / 无补充维生素健康孕妇血清维生素 E 水平的分布特征

补充维生素	分布特征					
	1ˢᵗ Qu.	中位数	均值	3ʳᵈ Qu.	标准差	样本量
有补充维生素	9.88	11.87	12.54	14.70	3.71	31 117
未补充维生素	10.30	12.50	13.07	15.20	3.90	248 319

注:血清维生素 E 水平单位为 mg/L。

通过计算得到有补充维生素组和未补充维生素组健康孕妇血清维生素 E 水平的累积分布差异度为 3.05%,差异较小,见表 184。

表 184　有 / 无补充维生素健康孕妇血清维生素 E 水平的累积分布差异度

累积分布差异度	有补充维生素	未补充维生素
有补充维生素	0	3.05%
未补充维生素	3.05%	0

（二）BMI≥28.0kg/m² 的孕妇血清维生素 E 水平最低

本节通过绘制不同体质指数（BMI）的孕妇血清维生素 E 水平的分布图与箱线图,并计算相应的分布特征,分析各级 BMI 指数下孕妇血清维生素 E 水平的差异。2003 年,卫生部疾病控制司发布的《中国成人超重和肥胖症预防与控制指南》(试行)将体质指数(BMI)分类如下:

（1）体重过低,BMI<18.5kg/m²。

（2）体重正常,18.5~23.9kg/m²。

（3）超重,24.0~27.9kg/m²。

（4）肥胖,BMI≥28.0kg/m²。

鉴于此分类中 BMI 在 23.9~<24.0 范围的分类不周严,依据统计分组遵循"不重不漏"的原则,本报告将体质指数（BMI）分组表达如下:

（1）BMI<18.5kg/m²。

（2）18.5kg/m²≤BMI<23.9kg/m²。

（3）23.9kg/m²≤BMI<28.0kg/m²。

（4）BMI≥28.0kg/m²。

孕妇血清维生素 E 水平随体质指数(BMI)的变化差异明显;其中,BMI≥28.0kg/m² 的孕妇维生素 E 的缺乏率最高为 0.50%,平均水平最低为 12.51mg/L,BMI 介于 18.5~<23.9 的孕妇维生素 E 的缺乏率最低为 0.17%。不同 BMI 指数的孕妇超高率差异不大,BMI18.5~<23.9kg/m² 的孕妇维生素 E 的超高率最高为 5.03%。由图 162 和表 185 可知,不同体质指数的健康孕

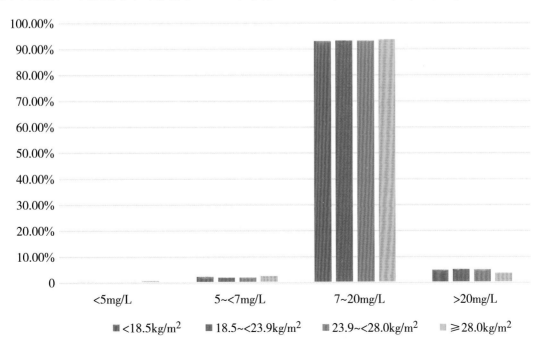

图 162　不同体质指数（BMI）健康孕妇血清维生素 E 水平的分布

妇血清维生素 E 水平处于 7~20mg/L 的比例在 92.91%~93.57%。

表185　不同体质指数（BMI）健康孕妇血清维生素 E 各水平的频数

体质指数 /(kg·m⁻²)	维生素 E 水平 /(mg·L⁻¹)			
	<5	5~<7	7~20	>20
<18.5	71（0.19%）	789（2.11%）	34 808（92.91%）	1 797（4.80%）
18.5~<23.9	342（0.17%）	3 611（1.75%）	191 973（93.05%）	10 387（5.03%）
23.9~<28.0	66（0.23%）	532（1.85%）	26 819（93.02%）	1 414（4.90%）
≥28.0	32（0.50%）	155（2.41%）	6 024（93.57%）	227（3.53%）

注：括号内为该频数所占的百分比。

由表 186 的分布特征及绘制的箱线图（图 163）看出，BMI≥28.0kg/m² 的健康孕妇血清维生素 E 水平分布中位数和均值相对于其他组别较低，其 <7mg/L 比例为各 BMI 组别最高（表 185），为 2.41%。方差分析结果表明，在 0.05 显著性水平下，不同 BMI 健康孕妇血清维生素 E 水平的均值存在显著差异（P 值 <0.0001）。

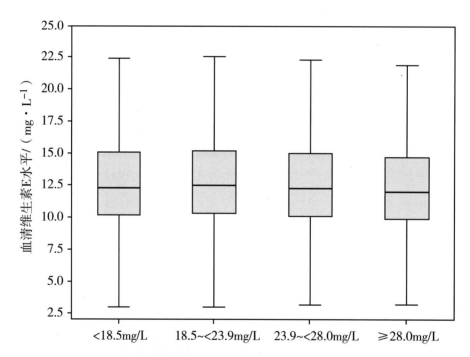

图 163　各年龄段健康孕妇血清维生素 E 水平的箱线图

表186　各体质指数健康孕妇血清维生素 E 水平的分布特征

体质指数 / (kg·m⁻²)	分布特征					
	1ˢᵗ Qu.	中位数	均值	3ʳᵈ Qu.	标准差	样本量
<18.5	10.00	12.10	12.79	15.00	3.89	37 465
18.5~<23.9	10.30	12.50	13.06	15.20	3.88	206 313
23.9~<28.0	10.30	12.50	13.04	15.20	3.89	28 831
≥28	10.00	11.90	12.51	14.60	3.68	6 438

注：血清维生素 E 水平单位为 mg/L。

通过计算得到 BMI<18.5kg/m² ,BMI 在 18.5~<23.9kg/m² 和 23.9~<28.0kg/m² 组别的健康孕妇互相之间的血清维生素 E 水平累积分布差异较小,均不超过 1%,BMI≥28.0kg/m² 的健康孕妇血清维生素 E 水平与其他组别的累积分布差异度相对较大。见表 187。

表 187　不同 BMI 健康孕妇血清维生素 E 水平的累积分布差异度

累积分布差异度	<18.5	18.5~<23.9	23.9~<28.0	≥28
<18.5	0	0.76%	0.52%	2.54%
18.5~<23.9	0.76%	0	0.32%	3.02%
23.9~<28.0	0.52%	0.32%	0.32%	2.76%
≥28	2.54%	3.02%	2.76%	0

注:体质指数(BMI)单位为 kg/m²。

(三) 自然受孕的孕妇血清维生素 E 水平略低于人工辅助受孕的孕妇

本节通过绘制不同受孕方式下健康孕妇血清维生素 E 水平的分布图与箱线图图 165,并计算相应的分布特征来分析不同受孕方式下健康孕妇血清维生素 E 水平的差异(表 189、表 190)。

由图 164 和表 188 可知,人工辅助受孕孕妇的缺乏率和超高率都比自然受孕孕妇的高,但二者差异均不大。有 2.00% 自然受孕的和 1.45% 的人工辅助受孕方式健康孕妇血清维生素 E 水平 <7mg/L。

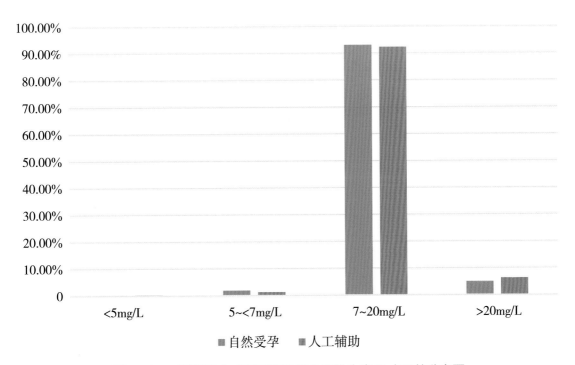

图 164　不同受孕方式下健康孕妇血清维生素 E 水平的分布图

表 188   不同受孕方式下健康孕妇血清维生素 E 各水平的频数

受孕方式	维生素 E 水平 /(mg·L⁻¹)			
	<5	5~<7	7~20	>20
自然受孕	509(0.18%)	5 077(1.82%)	259 155(93.04%)	13 801(4.95%)
人工辅助	2(0.22%)	11(1.23%)	825(92.28%)	56(6.26%)

注:括号内为该频数所占的百分比。

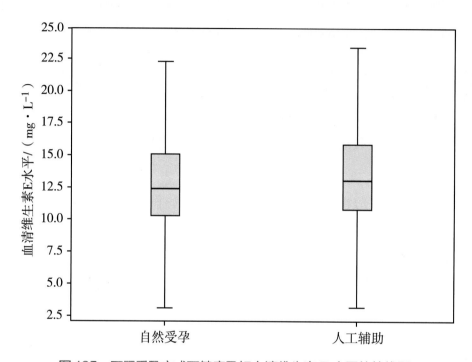

图 165   不同受孕方式下健康孕妇血清维生素 E 水平的箱线图

表 189   不同受孕方式下健康孕妇血清维生素 E 水平的分布特征

受孕方式分布特征	分布特征					
	1st Qu.	中位数	均值	3rd Qu.	标准差	样本量
自然受孕	10.30	12.40	13.01	15.10	3.88	278 542
人工辅助	10.80	13.05	13.58	15.88	4.02	894

注:血清维生素 E 水平单位为 mg/L。

表 190   不同居住方式下健康孕妇血清维生素 E 水平的累积分布差异度

累积分布差异度	自然受孕	人工辅助
自然受孕	0	2.70%
人工辅助	2.70%	0

（四）不同孕次的健康孕妇血清维生素 E 水平差异不大

本节将对不同孕次的健康孕妇血清维生素 E 水平进行分析,通过绘制不同孕次的健康孕妇血清维生素 E 水平的分布图与箱线图,并计算相应的分布特征,比较不同孕次健康孕妇血清维生素 E 水平的差异。

怀孕次数为 1 到 5 组别的健康孕妇血清维生素 E 水平差异不大,怀孕次数为 6、7 组别的健康孕妇血清维生素 E 缺乏率与其他组别差异相对较大(可能与孕次为 6 和 7 的健康孕妇组别样本量相对较小有关,待加以考究),见图 166 和表 191。首次怀孕的健康孕妇血清维生素 E 水平处于 7~20mg/L 的比例为 92.91%,略低于其他孕次组别的健康孕妇。由各孕次组别健康孕妇血清维生素 E 水平的箱线图(图 167)及相应的分布特征(表 192),我们可以得到相同的结论。

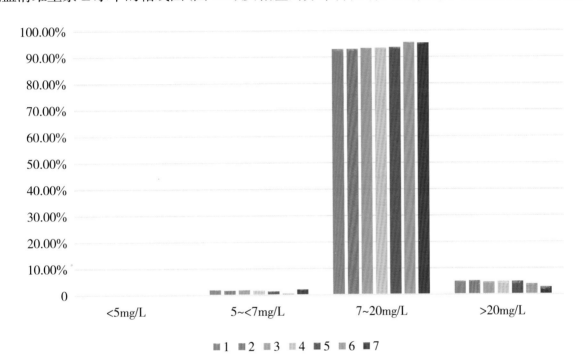

图 166　不同孕次健康孕妇血清维生素 E 水平的分布图

表 191　不同孕次健康孕妇血清维生素 E 各水平的频数

孕次	维生素 E 水平 /(mg·L⁻¹)			
	<5	5~<7	7~20	>20
孕次 1	288（0.19%）	2 889（1.90%）	141 259（92.91%）	7 606（5.00%）
孕次 2	156（0.19%）	1 435（1.71%）	77 938（92.95%）	4 316（5.15%）
孕次 3	40（0.17%）	448（1.87%）	22 404（93.3%）	1 122（4.67%）
孕次 4	10（0.12%）	143（1.65%）	8 097（93.38%）	421（4.86%）
孕次 5	4（0.14%）	41（1.41%）	2 725（93.58%）	142（4.88%）
孕次 6	1（0.15%）	3（0.46%）	629（95.45%）	26（3.95%）
孕次 7	0（0）	3（2.04%）	140（95.24%）	4（2.72%）

注:括号内为该频数所占的百分比。

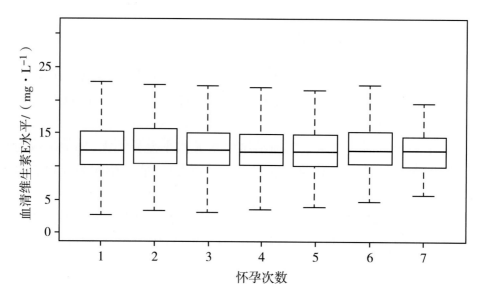

图 167　不同孕次的健康孕妇血清维生素 E 水平的箱线图

由表 191 可知,首次怀孕的健康孕妇血清维生素 E 水平低于 7mg/L 的比例为各孕次组别最高,为 2.09%。

表 192　不同孕次健康孕妇血清维生素 E 水平的分布特征

孕次	分布特征				
	1st Qu.	中位数	均值	3rd Qu.	样本量
孕次 1	10.20	12.40	13.00	15.20	152 042
孕次 2	10.40	12.50	13.10	15.20	83 845
孕次 3	10.30	12.50	12.99	15.03	24 014
孕次 4	10.20	12.30	12.90	14.90	8 671
孕次 5	10.30	12.20	12.86	14.80	2 912
孕次 6	10.40	12.40	13.03	15.20	659
孕次 7	10.05	12.40	12.66	14.45	147

注:血清维生素 E 水平单位为 mg/L。

从累积分布差异度来看,不同孕次组别的健康孕妇血清维生素 E 水平累积分布差异度总体较小,孕次为 1 和孕次为 6 组别的健康孕妇血清维生素 E 水平累积分布差异度为 5.07%,其余孕次组别之间的健康孕妇血清维生素 E 水平的累积分布差异度均不超过 5%。见表 193。

表 193　不同孕次的健康孕妇血清维生素 E 水平的累积分布差异度

累积分布差异度	孕次 1	孕次 2	孕次 3	孕次 4	孕次 5	孕次 6	孕次 7
孕次 1	0	0.38%	0.77%	0.93%	1.33%	5.07%	4.94%
孕次 2	0.38%	0	1.01%	0.85%	1.25%	4.99%	5.24%

续表

累积分布差异度	孕次1	孕次2	孕次3	孕次4	孕次5	孕次6	孕次7
孕次3	0.77%	1.01%	0	0.54%	0.98%	4.30%	4.23%
孕次4	0.93%	0.85%	0.54%	0	0.48%	4.20%	4.51%
孕次5	1.33%	1.25%	0.98%	0.48%	0	3.76%	4.59%
孕次6	5.07%	4.99%	4.30%	4.20%	3.76%	0	3.17%
孕次7	4.94%	5.24%	4.23%	4.51%	4.59%	3.17%	0

（五）单胎孕妇血清维生素 E 水平低于双胎的孕妇

本节通过绘制健康孕妇单胎、双胎、多胎血清维生素 E 水平的分布图与箱线图,并计算相应的分布特征来分析不同妊娠胎数健康孕妇血清维生素 E 水平的差异。

由图 168 和表 194 可知,相比于单胎,双胎的缺乏率与超高率均更高,分别为 0.91% 和 7.29%。单胎的缺乏率与超高率分别为 0.18% 和 4.96%。

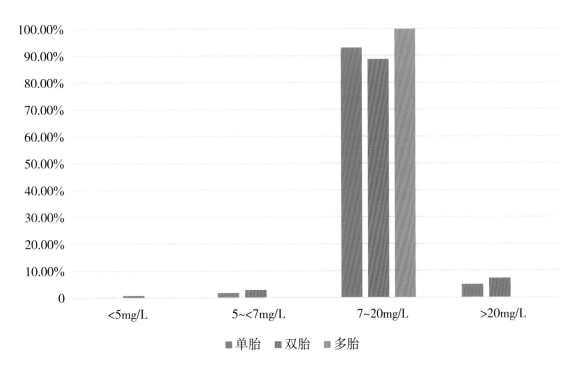

图 168　健康孕妇不同胎数血清维生素 E 水平的分布图

表 194　健康孕妇不同胎数血清维生素 E 各水平的频数

胎数	维生素 E 水平/(mg·L⁻¹)			
	<5	5~<7	7~20	>20
单胎	508(0.18%)	5 078(1.82%)	259 684(93.04%)	13 833(4.96%)
双胎	3(0.91%)	10(3.04%)	292(88.75%)	24(7.29%)
多胎	0(0)	0(0)	4(100.00%)	0(0)

注:括号内为该频数所占的百分比。

从不同妊娠胎数健康孕妇血清维生素 E 分布特征(表 195)及箱线图(图 169)可获得与上述同样的结论,单胎妊娠组健康孕妇血清维生素 E 水平的中位数和均值分别为 12.40mg/L 和 13.01mg/L,低于双胎和多胎妊娠组健康孕妇。进一步的方差分析结果表明,在 0.05 显著性水平下,不同胎数的健康孕妇血清维生素 E 水平的均值不存在统计学上的显著差异(P 值 =0.7222)。

表 195　健康孕妇不同胎数血清维生素 E 水平的分布特征

胎数	分布特征					
	1st Qu.	中位数	均值	3rd Qu.	标准差	样本量
单胎	10.30	12.40	13.01	15.10	3.88	279 103
双胎	10.40	12.90	13.31	15.60	3.98	329
多胎	10.00	12.90	13.78	16.68	4.59	4

注:血清维生素 E 水平单位为 mg/L。

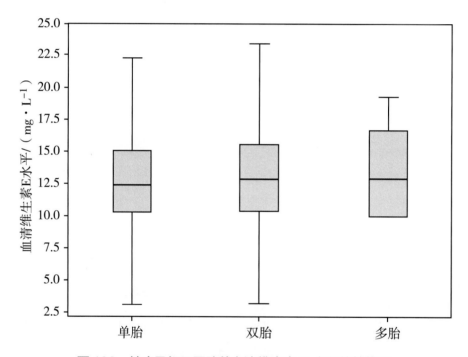

图 169　健康孕妇不同胎数血清维生素 E 水平的箱线图

表 196 显示,多胎健康孕妇与单胎健康孕妇血清维生素 E 水平累积分布差异较大,多胎健康孕妇与双胎健康孕妇血清维生素 E 水平累积分布差异极大。

表 196　不同胎数健康孕妇血清维生素 E 水平的累积分布差异度

累积分布差异度	单胎	双胎	多胎
单胎	0	8.58%	13.92%
双胎	8.58%	0	22.49%
多胎	13.92%	22.49%	0

(六) 孕妇在孕早期和孕中期血清维生素 E 的水平较低

本节通过绘制健康孕妇不同时期血清维生素 E 水平的分布图与箱线图,并计算相应的分布特征,来分析不同怀孕时期健康孕妇血清维生素 E 水平的差异。

孕晚期孕妇维生素 E 的缺乏率和超高率均最高,分别为 0.28% 和 15.46%;孕早期和孕中期的缺乏率和超高率基本无差异。维生素 E 的平均水平随孕期递增。

由图 170 和表 197 可知,孕晚期健康孕妇血清维生素 E 水平处于 7~20mg/L 的比例最低,为 83.89%,并且其 >20mg/L 的比例最高,为 15.46%,孕早期健康孕妇血清维生素 E 水平 <7mg/L 比例最高,为 2.61%。

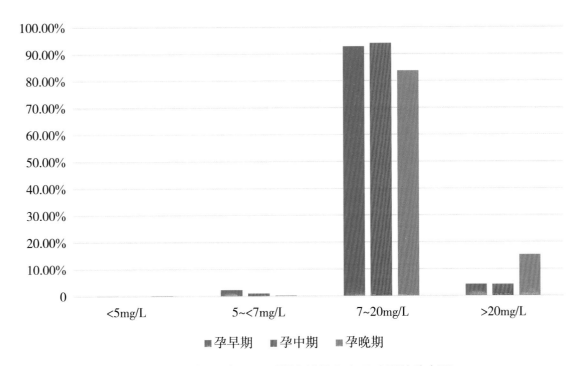

图 170　健康孕妇不同时期血清维生素 E 水平的分布图

表 197　健康孕妇不同时期血清维生素 E 各水平的频数

孕期	维生素 E 水平 /(mg·L⁻¹)			
	<5	5~<7	7~20	>20
孕早期	282 (0.18%)	3 713 (2.43%)	141 852 (92.97%)	6 731 (4.41%)
孕中期	190 (0.17%)	1 323 (1.17%)	106 454 (94.26%)	4 975 (4.40%)
孕晚期	39 (0.28%)	52 (0.37%)	11 674 (83.89%)	2 151 (15.46%)

注:括号内为该频数所占的百分比。

从各时期健康孕妇血清维生素 E 分布特征(表 198)及箱线图(图 171)可获得与上述同样的结论,孕早期组和孕中期组健康孕妇血清维生素 E 水平的中位数和均值均低于孕晚期组。方差分析结果表明,在 0.05 显著性水平下,不同孕期的健康孕妇血清维生素 E 水平的均值存在显著差异(P 值 <0.0001)。这也提示孕妇在孕早期和孕中期应注重维生素 E 的补充。

表 198　健康孕妇不同时期血清维生素 E 水平的分布特征

孕期	分布特征					
	1st Qu.	中位数	均值	3rd Qu.	标准差	样本量
孕早期	9.80	11.90	12.55	14.60	3.87	152 578
孕中期	10.70	12.80	13.26	15.30	3.64	112 942
孕晚期	13.00	15.60	16.01	18.40	4.36	13 916

注:血清维生素 E 水平单位为 mg/L。

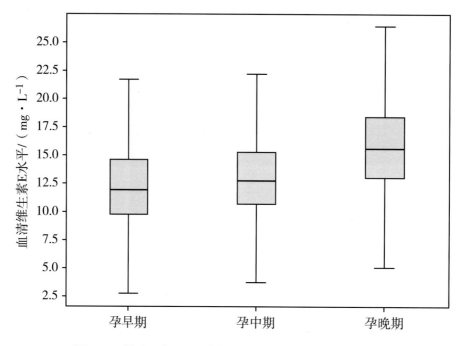

图 171　健康孕妇不同时期血清维生素 E 水平的箱线图

计算得到的不同怀孕时期健康孕妇血清维生素 E 水平的累积分布差异度显示孕晚期与孕早期和孕中期健康孕妇血清维生素 E 水平与累积分布差异极大,孕早期与孕中期健康孕妇血清维生素 E 水平累积分布差异较小。见表 199。

表 199　不同怀孕时期健康孕妇血清维生素 E 水平的累积分布差异度

累积分布差异度	孕早期	孕中期	孕晚期
孕早期	0	2.57%	22.28%
孕中期	2.57%	0	22.33%
孕晚期	22.28%	22.33%	0

(七) 流动人口中的孕晚期孕妇血清维生素 E 水平较高

本节通过绘制不同居住方式下不同孕期健康孕妇血清维生素 E 水平的分布图与箱线图,并计算相应的分布特征,来分析不同居住方式下不同孕期健康孕妇血清维生素 E 水平的差异。

由图 172 和表 200 可知，城镇常住人口、流动人口和农村常住人口中的孕晚期健康孕妇血清维生素 E 水平处于 7~20mg/L 的比例均低于相应的孕早期和孕中期健康孕妇，分别为84.71%，66.56% 和 84.78%，流动人口中的孕晚期健康孕妇血清维生素 E 水平 >20mg/L 的比例最高，为 33.44%，农村常住人口中的孕早期健康孕妇血清维生素 E 水平 <7mg/L 比例最高，为 4.75%。

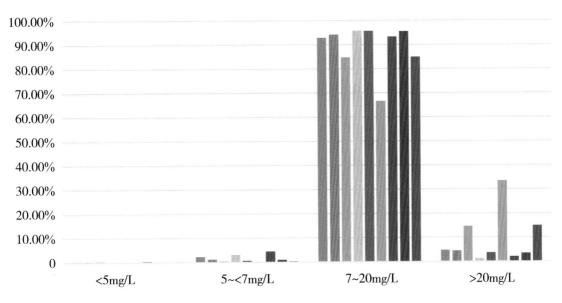

图 172　不同居住方式下不同孕期健康孕妇血清维生素 E 水平的分布图

表 200　不同居住方式下不同孕期健康孕妇血清维生素 E 各水平的频数

居住方式 - 孕期	维生素 E 水平 /(mg·L⁻¹)			
	<5	5~<7	7~20	>20
城市 - 孕早期	246（0.18%）	3 112（2.26%）	127 634（92.85%）	6 470（4.71%）
城市 - 孕中期	179（0.17%）	1 244（1.20%）	97 426（94.14%）	4 643（4.49%）
城市 - 孕晚期	38（0.32%）	48（0.41%）	9 930（84.71%）	1 706（14.55%）
流动 - 孕早期	4（0.08%）	153（3.06%）	4 780（95.70%）	58（1.16%）
流动 - 孕中期	1（0.04%）	17（0.61%）	2 670（95.66%）	103（3.69%）
流动 - 孕晚期	0（0）	0（0）	430（66.56%）	216（33.44%）
农村 - 孕早期	32（0.32%）	447（4.43%）	9 412（93.26%）	201（1.99%）
农村 - 孕中期	10（0.15%）	62（0.93%）	6 345（95.47%）	229（3.45%）
农村 - 孕晚期	1（0.06%）	4（0.26%）	1 313（84.87%）	229（14.80%）

注：括号内为该频数所占的百分比。

从不同居住方式下不同孕期健康孕妇血清维生素 E 分布特征（表 201）及箱线图（图 173）可获得与上述同样的结论,孕早期和孕中期健康孕妇血清维生素 E 水平的中位数和均值均低于孕晚期组,流动人口中的孕晚期健康孕妇血清维生素 E 水平的中位数和均值最高,分别达到 17.65mg/L 和 18.22mg/L。方差分析结果表明,在 0.05 显著性水平下,不同居住方式下不同孕期的健康孕妇血清维生素 E 水平的均值存在显著差异（P 值 <0.0001）。这也提示流动人口中的孕晚期健康孕妇应注意控制血清维生素 E 水平。

表 201　不同居住方式下不同孕期健康孕妇血清维生素 E 水平的分布特征

居住方式 - 孕期	分布特征					
	1st Qu.	中位数	均值	3rd Qu.	标准差	样本量
城市 - 孕早期	9.90	12.00	12.69	14.80	3.91	11 722
城市 - 孕中期	10.78	12.80	13.28	15.30	3.65	137 462
城市 - 孕晚期	12.90	15.50	15.87	18.30	4.33	103 492
流动 - 孕早期	8.90	10.50	11.03	12.40	2.99	646
流动 - 孕中期	10.90	13.10	13.43	15.50	3.47	4 995
流动 - 孕晚期	14.50	17.65	18.22	21.30	4.92	2 791
农村 - 孕早期	9.10	10.80	11.39	13.00	3.38	1 547
农村 - 孕中期	10.50	12.40	12.92	14.70	3.44	10 092
农村 - 孕晚期	13.40	15.90	16.19	18.50	4.08	6 646

注:血清维生素 E 水平单位为 mg/L。

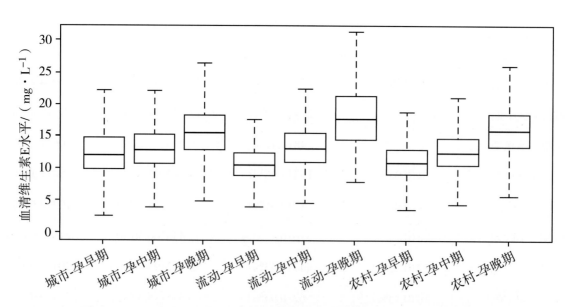

图 173　不同居住方式下不同孕期健康孕妇血清维生素 E 水平的箱线图

计算得到的不同居住方式下不同孕期健康孕妇血清维生素 E 水平的累积分布差异度显示流动人口中的孕晚期健康孕妇血清维生素 E 水平与其余居住方式和各孕期的健康孕妇血清维生素 E 水平分布差异极大,超过 35%。见表 202。

表 202 不同居住方式下不同孕期健康孕妇血清维生素 E 水平的累积分布差异度

累积分布差异度	城市 - 孕早期	城市 - 孕中期	城市 - 孕晚期	流动 - 孕早期	流动 - 孕中期	流动 - 孕晚期	农村 - 孕早期	农村 - 孕中期	农村 - 孕晚期
城市 - 孕早期	0	2.58%	19.98%	7.29%	5.63%	57.46%	5.43%	20.19%	5.24%
城市 - 孕中期	2.58%	0	20.44%	6.84%	3.05%	57.90%	6.74%	20.63%	2.66%
城市 - 孕晚期	19.98%	20.44%	0	27.27%	22.30%	37.77%	25.14%	0.82%	22.56%
流动 - 孕早期	7.29%	6.84%	27.27%	0	5.06%	64.55%	4.87%	27.28%	4.71%
流动 - 孕中期	5.63%	3.05%	22.30%	5.06%	0	59.49%	8.20%	22.28%	0.88%
流动 - 孕晚期	57.46%	57.90%	37.77%	64.55%	59.49%	0	62.89%	37.27%	59.98%
农村 - 孕早期	5.43%	6.74%	25.14%	4.87%	8.20%	62.89%	0	25.62%	7.33%
农村 - 孕中期	5.24%	2.66%	22.56%	4.71%	0.88%	59.98%	7.33%	22.71%	0
农村 - 孕晚期	20.19%	20.63%	0.82%	27.28%	22.28%	37.27%	25.62%	0	22.71%

四、健康孕妇血清维生素 E 在不同医院特征下的分布

本节根据孕妇就诊医院的等级和属性将孕妇划分为若干组,分析各组孕妇的血清维生素 E 的分布。

(一) 二级医院的孕妇血清维生素 E 水平较高

本节通过绘制不同医院等级中健康孕妇血清维生素 E 水平的分布图与箱线图,并计算对应的分布特征来分析不同医院等级健康孕妇血清维生素 E 水平的差异。数据涉及的医院等级依次划分为"三级甲等""三级乙等""三级""二级甲等""二级乙等""二级""一级甲等""未定级"。

维生素 E 的缺乏率和超高率与就诊医院等级无明显规律,但差异极大。就诊于三级医院的孕妇维生素 E 缺乏率最高,达 0.31%,二级医院的缺乏率最低,为 0.02%;二级医院的孕妇维生素 E 超高率最高,高达 12.88%,未定级的超高率最低,为 3.16%。二级医院的健康孕妇血清维生素 E 水平处于 7~20mg/L 的比例为 86.81%,低于其他等级医院的健康孕妇,见图 174 和表 203。

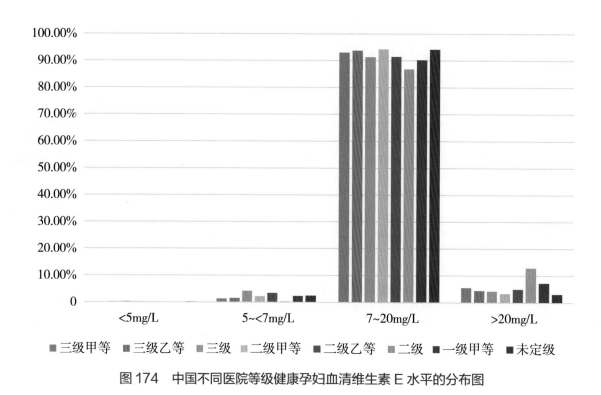

图 174 中国不同医院等级健康孕妇血清维生素 E 水平的分布图

表 203 不同医院等级健康孕妇血清维生素 E 各水平的频数

医院等级	维生素 E 水平 /(mg·L⁻¹)			
	<5	5~<7	7~20	>20
三级甲等	240 (0.15%)	2 132 (1.32%)	149 974 (93.01%)	8 905 (5.52%)
三级乙等	31 (0.24%)	200 (1.57%)	11 964 (93.72%)	571 (4.47%)
三级	76 (0.31%)	1 025 (4.18%)	22 353 (91.26%)	1 040 (4.25%)
二级甲等	152 (0.22%)	1 526 (2.21%)	65 061 (94.21%)	2 320 (3.36%)
二级乙等	1 (0.10%)	35 (3.45%)	927 (91.42%)	51 (5.03%)
二级	1 (0.02%)	12 (0.29%)	3 626 (86.81%)	538 (12.88%)
一级甲等	7 (0.13%)	126 (2.34%)	4 852 (90.25%)	391 (7.27%)
未定级	3 (0.23%)	32 (2.46%)	1 223 (94.15%)	41 (3.16%)

注:括号内为该频数所占的百分比。

从表 204 的分布特征上看,二级医院健康孕妇血清维生素 E 水平分布的中位数和均值高于其他医院等级的健康孕妇血清维生素 E 水平分布相应的特征值。方差分析结果表明,在 0.05 显著性水平下,不同医院等级的健康孕妇血清维生素 E 水平的均值存在显著差异(P 值 <0.0001)。

表204 不同医院等级健康孕妇血清维生素 E 水平的分布特征

城市等级	分布特征					
	1st Qu.	中位数	均值	3rd Qu.	标准差	样本量
三级甲等	10.70	12.80	13.38	15.40	3.48	161 251
三级乙等	10.00	12.10	12.79	14.90	3.71	12 766
三级	9.40	11.40	12.17	14.40	3.86	24 494
二级甲等	9.80	11.70	12.33	14.30	4.13	69 059
二级乙等	9.30	11.50	12.38	14.80	3.95	1 014
二级	12.80	15.30	15.59	18.00	3.80	4 177
一级甲等	10.20	12.70	13.34	15.70	3.48	5 376
未定级	9.50	11.50	12.11	14.10	3.71	1 299

注:血清维生素 E 水平单位为 mg/L。

计算得到的累计分布差异度如表205所示,显示二级医院健康孕妇血清维生素 E 水平分布与其他医院等级的健康孕妇血清维生素 E 水平差异很大。图175为绘制的不同医院等级健康孕妇血清维生素 E 水平的箱线图,也能验证此结论。

表205 不同医院等级健康孕妇血清维生素 E 水平的累积分布差异度

累积分布差异度	三级甲等	三级乙等	三级	二级甲等	二级乙等	二级	一级甲等	未定级
三级甲等	0	2.10%	6.05%	4.33%	4.26%	14.72%	5.54%	4.73%
三级乙等	2.10%	0	5.37%	2.27%	4.88%	16.81%	7.15%	2.66%
三级	6.05%	5.37%	0	5.90%	1.89%	17.27%	6.05%	5.78%
二级甲等	4.33%	2.27%	5.90%	0	5.82%	19.04%	8.10%	0.53%
二级乙等	4.26%	4.88%	1.89%	5.82%	0	15.70%	4.55%	5.72%
二级	14.72%	16.81%	17.27%	19.04%	15.70%	0	11.21%	19.45%
一级甲等	5.54%	7.15%	6.05%	8.10%	4.55%	11.21%	0	8.23%
未定级	4.73%	2.66%	5.78%	0.53%	5.72%	19.45%	8.23%	0

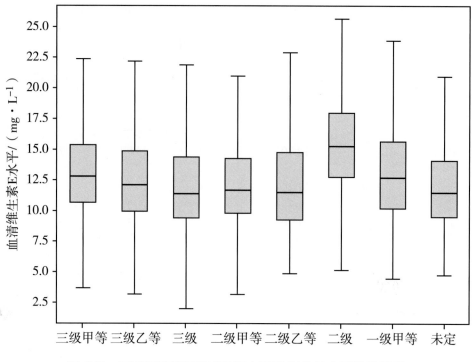

图 175　不同医院等级健康孕妇血清维生素 E 水平的箱线图

(二)妇幼保健院血清维生素 E 水平低于综合医院

本节通过绘制不同医院性质中健康孕妇血清维生素 E 水平的分布图与箱线图,并计算其分布特征来分析不同医院性质中健康孕妇血清维生素 E 水平的差异。数据涉及的医院性质分别为"妇幼保健院""专科医院""综合医院"。

就诊于综合医院和妇幼保健院的孕妇维生素 E 差异较大。前者的缺乏率和超高率均更高,分别为 0.22% 和 5.81%;妇幼保健院孕妇的缺乏率和超高率分别为 0.13% 和 3.83%。

妇幼保健院和综合医院的健康孕妇血清维生素 E 水平处于 7~20mg/L 的比例分别为 94.31% 和 92.07%,采集的数据中专科医院健康孕妇血清维生素 E 水平全部处于 7~20mg/L。见图 176 和表 206。

表 206　不同医院性质健康孕妇血清维生素 E 各水平的频数

医院性质	维生素 E 水平 /(mg·L^{-1})			
	<5	5~<7	7~20	>20
妇幼保健院	155(0.13%)	2 070(1.72%)	113 239(94.31%)	4 601(3.83%)
专科医院	0(0)	0(0)	7(100.00%)	0(0)
综合医院	356(0.22%)	3 018(1.89%)	146 734(92.07%)	9 256(5.81%)

注:括号内为该频数所占的百分比。

分布特征(表 207)显示,综合医院的健康孕妇血清维生素 E 水平分布中位数和均值高于妇幼保健院和专科医院的健康孕妇。方差分析结果表明,在 0.05 显著性水平下,不同医院等级的健康孕妇血清维生素 E 水平的均值存在显著差异(P 值 <0.0001)。

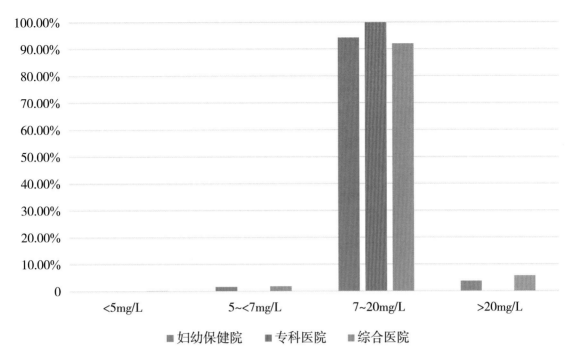

图 176　中国不同医院性质健康孕妇血清维生素 E 水平的分布图

表 207　不同医院性质健康孕妇血清维生素 E 水平的分布特征

医院性质	分布特征					
	1st Qu.	中位数	均值	3rd Qu.	标准差	样本量
妇幼保健院	10.10	12.10	12.70	14.70	3.66	120 065
专科医院	8.40	12.10	12.51	16.70	4.36	7
综合医院	10.40	12.70	13.24	15.40	4.03	159 364

注：血清维生素 E 水平单位为 mg/L。

计算得到的累计分布差异度如表 208 所示，采集的数据中专科医院样本较少，数据显示专科医院的健康孕妇血清维生素 E 分布状况与妇幼保健院和综合医院的健康孕妇血清维生素 E 分布状况差异较大，甚至很大，绘制出的箱线图（图 177）也得到相同结论。

表 208　不同医院性质健康孕妇血清维生素 E 水平的累积分布差异度

累积分布差异度	妇幼保健院	专科医院	综合医院
妇幼保健院	0	11.37%	4.48%
专科医院	11.37%	0	15.85%
综合医院	4.48%	15.85%	0

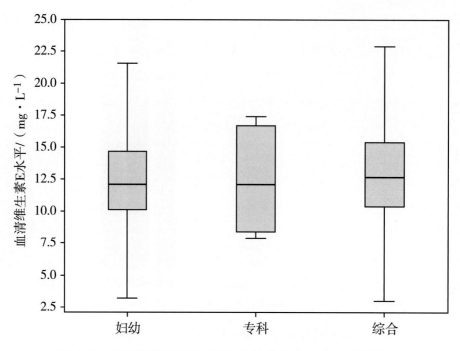

图 177　不同医院性质健康孕妇血清维生素 E 水平的箱线图

第六章 非健康孕妇血清维生素 A 的水平

为了比较健康孕妇和非健康孕妇血清维生素 A、维生素 E 分布的条件差异,第六章和第七章将描述非健康孕妇血清维生素 A、维生素 E 分布。非健康孕妇是指不满足"术语与指标定义"中健康孕妇标准的其余所有孕妇,非健康孕妇血清维生素的分析维度和健康孕妇保持一致。

本章针对的总体为中国非健康孕妇群体,所依据的样本数据是课题组所调查的 437 682 例非健康孕妇临床检测数据。

目标是基于样本数据对全国非健康孕妇血清维生素 A 的分布以及平均水平进行整体分析,然后从空间、人口学特征、机体特征和就诊医院特征 4 个维度依次考察样本血清维生素 A 的条件分布。最后通过分布差异度、均值、标准差、箱线图等统计指标(或图形)比较不同条件下维生素 A 分布的差异程度。

主要结论:与健康孕妇相比,非健康孕妇的维生素 A 水平整体状况略差,其血清维生素 A 的平均水平(± 标准差)为 0.42(± 0.12)mg/L。缺乏血清维生素 A 的比例为 1.08%,边缘缺乏的比例为 9.30%,正常的比例为 88.13%,超高的比例为 1.49%。依次从空间、人口学特征、孕妇体征和就诊医院特征 4 个维度依次描述非健康孕妇维生素 A 的条件分布发现:

(1)非健康孕妇血清维生素 A 缺乏率的空间差异极大。

(2)不同人口学特征的孕妇血清维生素 A 水平之间差异有大有小。孕妇血清维生素 A 的缺乏率与年龄大致成反比,而超高率与年龄成正比。学历越高的孕妇,其血清维生素 A 的缺乏率越低。不同工作性质的孕妇血清维生素 A 缺乏率和超高率差别均不大。

(3)孕妇体征与医疗干预是造成血清维生素 A 水平差异的重要因素。孕妇中不补充维生素 A 者其缺乏率较高,是补充者缺乏率的 3.4 倍;孕妇血清维生素 A 平均水平随体质指数(BMI)的增加而升高,超高率也随之增加。与健康孕妇不同,非健康孕妇中自然受孕和人工辅助受孕孕妇的缺乏率差异不大,但人工辅助受孕的超高率是自然受孕孕妇的两倍多。相比于单胎,双胎孕妇的缺乏率与超高率更高。各孕期的孕妇血清维生素 A 超高率相差不大,但缺乏率存在较大差异,以孕晚期孕妇为最高。

(4)就诊于不同医院的孕妇血清维生素 A 水平差异明显。

本章结构安排如下:

第一节分析非健康孕妇血清维生素 A 的空间差异,依次按照农村 / 城镇、城市等级、7 个大区和居住方式 4 个维度进行分析。

第二节分析非健康孕妇血清维生素 A 的人口学特征差异,依次按照年龄、学历、工作性质 3 个维度进行分析。

第三节分析非健康孕妇血清维生素 A 的不同机体特征差异,依次按照是否补充维生素、体质指数(BMI)、受孕方式、孕次胎数、孕期和居住方式 7 个维度进行分析。

第四节分析在不同等级和属性的医院就诊的各组孕妇血清维生素 A 的分布差异,依次按照就诊医院等级和就诊医院性质 2 个维度进行分析。

一、非健康孕妇血清维生素 A 的空间分布

本节分析全国非健康孕妇血清维生素 A 的空间分布特征,根据孕妇的空间位置,将从农村 / 城镇、城市等级、地区、居住方式 4 个维度来分析其血清维生素 A 的空间分布差。

(一)贫困农村地区孕妇血清维生素 A 水平低于其他地区

本节通过绘制不同城市大小的非健康孕妇血清维生素 A 水平的分布图与箱线图,并计算相应的分布特征,比较农村和城镇非健康孕妇血清维生素 A 水平的差异。

由图 178 和表 209 可知,普通农村和贫困农村的非健康孕妇的血清维生素 A 水平 >0.3mg/L 的比例较低,分别为 86.53% 和 80.46%,贫困农村的非健康孕妇血清维生素 A 水平 >0.3mg/L 的比例低于普通农村和城镇地区非健康孕妇,仅为 80.46%,其分布中位数和均值也低于普通农村和城镇地区非健康孕妇(表 210)。计算得到贫困农村与大城市的非健康孕妇血清维生素 A 水平分布差异极大,累积分布差异度分达到 20.89%(图 179、表 211)。因此,贫困农村的非健康孕妇血清维生素 A 水平较之其他城市大小的非健康孕妇更需要进一步提高。

方差分析结果表明,在 0.05 显著性水平下,大城市、中小城市、普通农村、贫困农村的非健康孕妇血清维生素 A 水平的均值存在显著差异(P 值 <0.0001)。

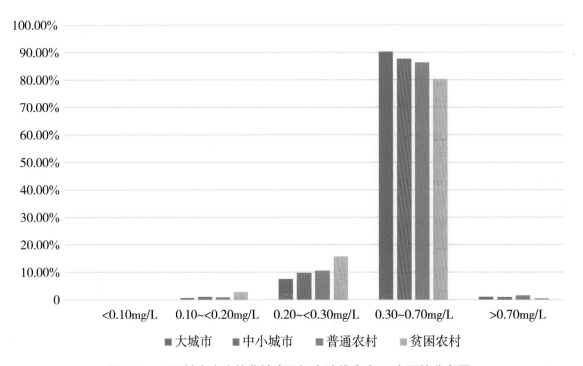

图 178　不同城市大小的非健康孕妇血清维生素 A 水平的分布图

表 209　不同城市大小的非健康孕妇血清维生素 A 各水平的频数

| 城市大小 | 维生素 A 水平 /(mg·L^{-1}) | | | | |
	<0.10	0.10~<0.20	0.20~<0.30	0.30~0.70	>0.70
大城市	40(0.03%)	978(0.70%)	10 710(7.68%)	126 083(90.41%)	1 650(1.18%)
中小城市	149(0.06%)	3 054(1.15%)	26 162(9.87%)	232 896(87.84%)	2 881(1.09%)
普通农村	14(0.05%)	274(1.03%)	2 836(10.70%)	22 935(86.53%)	445(1.68%)
贫困农村	8(0.14%)	161(2.92%)	872(15.79%)	4 442(80.46%)	38(0.69%)

注:括号内为该频数所占的百分比。

表 210　不同城市大小的非健康孕妇血清维生素 A 水平的分布特征

| 城市大小 | 分布特征 | | | | | |
	1st Qu.	中位数	均值	3rd Qu.	标准差	样本量
大城市	0.36	0.42	0.43	0.49	0.11	139 461
中小城市	0.34	0.41	0.42	0.48	0.12	265 142
普通农村	0.34	0.41	0.42	0.49	0.12	26 504
贫困农村	0.32	0.39	0.39	0.46	0.13	5 521

注:血清维生素 A 水平单位为 mg/L。

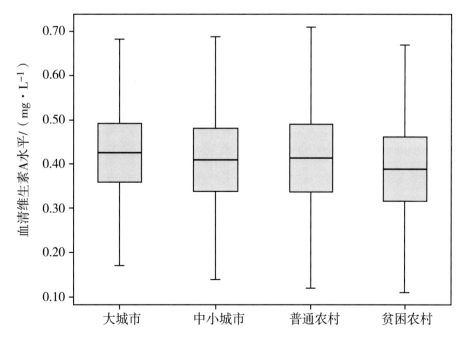

图 179　不同城市大小的非健康孕妇血清维生素 A 水平的箱线图

表 211　不同城市大小的非健康孕妇血清维生素 A 水平的累积分布差异度

累积分布差异度	大城市	中小城市	普通农村	贫困农村
大城市	0	5.33%	7.75%	20.89%
中小城市	5.33%	0	2.85%	15.56%
普通农村	7.75%	2.85%	0	14.14%
贫困农村	20.89%	15.56%	14.14%	0

(二) 五线城市孕妇血清维生素 A 水平总体最低

本节通过绘制不同城市等级的非健康孕妇血清维生素 A 水平的分布图与箱线图,并计算相应的分布特征,分析不同城市等级的非健康孕妇血清维生素 A 水平的差异。城市等级的划分为一线城市、新一线城市、二线城市、三线城市、四线城市、五线城市。

首先,按区域属性使用 Python 统计软件对不同城市等级非健康孕妇检测数据进行缺失值与异常值处理,其次,分别描述不同城市等级非健康孕妇血清维生素 A 水平的条件分布。

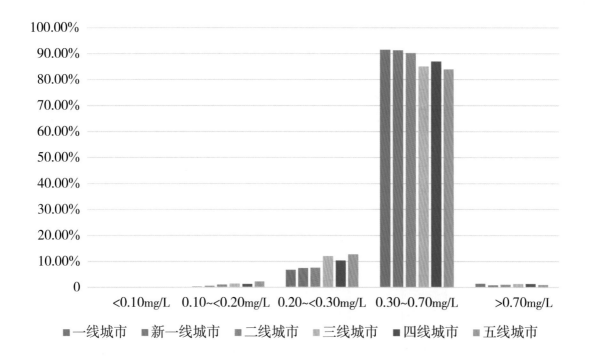

图 180　中国不同城市等级非健康孕妇血清维生素 A 水平的分布图

表 212　中国不同城市等级非健康孕妇血清维生素 A 各水平的频数

城市等级	维生素 A 水平 /(mg·L⁻¹)				
	<0.10	0.10~<0.20	0.20~<0.30	0.30~0.70	>0.70
一线城市	6(0.01%)	252(0.31%)	5 511(6.80%)	74 155(91.52%)	1 106(1.36%)
新一线城市	8(0.01%)	421(0.52%)	6 046(7.43%)	74 310(91.26%)	638(0.78%)

续表

城市等级	维生素 A 水平 /(mg·L⁻¹)				
	<0.10	0.10~<0.20	0.20~<0.30	0.30~0.70	>0.70
二线城市	30(0.04%)	702(1.03%)	5 178(7.60%)	61 510(90.29%)	708(1.04%)
三线城市	47(0.06%)	1 187(1.40%)	10 283(12.10%)	72 334(85.12%)	1 128(1.33%)
四线城市	62(0.08%)	982(1.25%)	8 152(10.36%)	68 462(87.02%)	1 019(1.30%)
五线城市	58(0.14%)	923(2.18%)	5 410(12.76%)	35 585(83.94%)	415(0.98%)

注:括号内为该频数所占的百分比。

表 213　中国不同城市等级非健康孕妇血清维生素 A 水平的分布特征

城市等级	分布特征					
	1st Qu.	中位数	均值	3rd Qu.	标准差	样本量
一线城市	0.36	0.42	0.43	0.49	0.11	81 030
新一线城市	0.35	0.42	0.42	0.48	0.10	81 423
二线城市	0.36	0.42	0.43	0.49	0.12	68 128
三线城市	0.34	0.40	0.41	0.48	0.12	84 979
四线城市	0.34	0.41	0.42	0.49	0.13	78 677
五线城市	0.33	0.40	0.41	0.47	0.12	42 391

注:血清维生素 A 水平单位为 mg/L。

　　由图 180、181,表 212、213、214 可知,三线、四线、五线城市非健康孕妇的血清维生素 A 水平 >0.3mg/L 的比例低于其他地区,其 <0.3mg/L 的比例分别为 13.55%、11.69% 和 15.08%,而一线、新一线、二线城市 <0.3mg/L 的比例仅为 7.12%、7.95% 和 8.67%。从分布特征上看五线城市非健康孕妇血清维生素 A 水平的中位数和均值低于其他城市等级的非健康孕妇血清维生素 A 水平。方差分析结果表明,在 0.05 显著性水平下,不同城市等级的非健康孕妇血清维生素 A 水平的均值存在显著差异(P 值 <0.0001)。

表 214　不同城市等级非健康孕妇血清维生素 A 水平的累积分布差异度

累积分布差异度	一线	新一线	二线	三线	四线	五线
一线	0	1.67%	3.11%	12.87%	9.14%	15.91%
新一线	1.67%	0	1.96%	12.29%	8.50%	14.64%
二线	3.11%	1.96%	0	10.33%	6.54%	12.80%
三线	12.87%	12.29%	10.33%	0	3.84%	3.05%
四线	9.14%	8.50%	6.54%	3.84%	0	6.78%
五线	15.91%	14.64%	12.80%	3.05%	6.78%	0

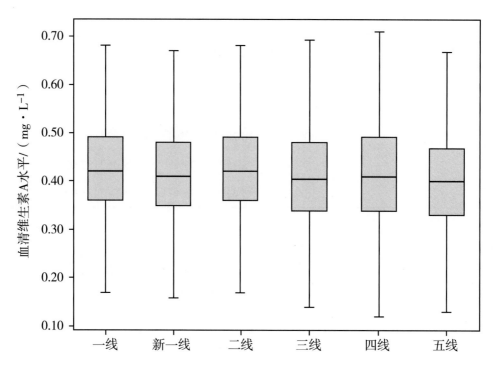

图 181　不同城市等级下非健康孕妇血清维生素 A 水平的箱线图

计算得到的五线城市与一线城市的累积分布差异很大,提示五线城市中非健康孕妇血清维生素 A 水平较之其他城市等级非健康孕妇更需要进一步提高。

(三) 华中地区与东北地区孕妇血清维生素 A 水平较低

对西北、华北、东北、华东、华中、西南、华南的地区划分如下:

(1) 西北地区:新疆、青海、甘肃、宁夏、陕西。

(2) 华北地区:内蒙古、山西、河北、北京、天津。

(3) 东北地区:辽宁、吉林、黑龙江。

(4) 华东地区:上海、山东、江苏、安徽、江西、浙江、福建。

(5) 华中地区:河南、湖北、湖南。

(6) 西南地区:西藏、四川、云南、贵州、重庆。

(7) 华南地区:广东、广西、海南。

本节对各地非健康孕妇血清维生素 A 水平进行统计描述,这里按照上述区划方式,将地区划分为西北、华北、东北、华东、华中、西南、华南 7 个大区。

首先,按区域属性使用 R 统计软件对中国不同地区非健康孕妇检测数据进行缺失值与异常值处理;实际采集的数据包含的省份如表 215 所示。

表 215　实际采集的数据包含的省份

地区	实际采集数据包含的省份	地区	实际采集数据包含的省份
西北地区	青海、宁夏、陕西	华中地区	河南、湖北、湖南
华北地区	内蒙古、山西、河北、北京、天津	西南地区	云南、贵州、重庆、四川
东北地区	辽宁、吉林、黑龙江	华南地区	广东、广西
华东地区	山东、安徽、浙江、江苏		

其次,分别描述各地区非健康孕妇血清维生素 A 水平的条件分布。

由图 182 和表 216 可知,华中地区和东北地区非健康孕妇的血清维生素 A 水平 <0.3mg/L 的比例高于其他地区组别的非健康孕妇,华中和东北部 <0.3mg/L 的比例分别达到 15.40% 和 14.75%,华南地区非健康孕妇的血清维生素 A 水平 >0.3mg/L 的比例最高。方差分析结果表明,在 0.05 显著性水平下,不同地区非健康孕妇血清维生素 A 水平的均值存在显著差异(P 值 <0.0001)。见表 216。

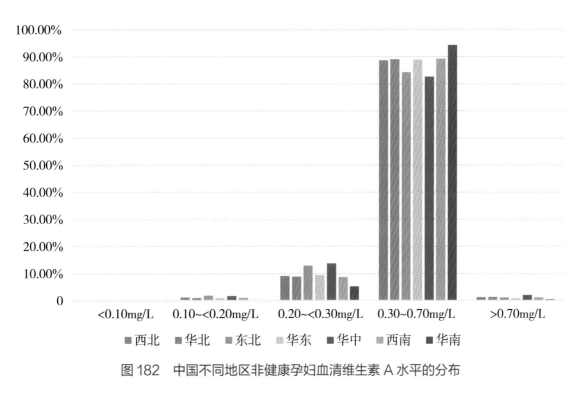

图 182　中国不同地区非健康孕妇血清维生素 A 水平的分布

表 216　中国各地区非健康孕妇血清维生素 A 各水平的频数

地区	维生素 A 水平 /(mg·L⁻¹)				
	<0.10	0.10~<0.20	0.20~<0.30	0.30~0.70	>0.70
西北	24(0.03%)	802(1.06%)	6 829(9.06%)	66 856(88.65%)	904(1.20%)
华北	52(0.05%)	972(0.88%)	9 714(8.82%)	98 048(89.04%)	1 327(1.21%)
东北	23(0.08%)	508(1.79%)	3 649(12.87%)	23 880(84.24%)	286(1.01%)
华东	24(0.05%)	421(0.85%)	4 667(9.44%)	43 916(88.85%)	400(0.81%)
华中	18(0.08%)	354(1.62%)	3 000(13.70%)	18 083(82.57%)	446(2.04%)
西南	70(0.05%)	1 396(0.98%)	12 270(8.59%)	127 470(89.25%)	1 618(1.13%)
华南	0(0)	14(0.16%)	451(5.24%)	8 103(94.21%)	33(0.38%)

注:括号内为该频数所占的百分比。

结合绘制的箱线图所示结果(图 183、表 217、表 218),华中和东北部非健康孕妇血清维生素 A 水平分布状况相近,东北地区非健康孕妇与华南地区非健康孕妇血清维生素 A 水平累积分布差异很大,华中地区非健康孕妇与华南地区非健康孕妇血清维生素 A 水平累积分布差异极大。

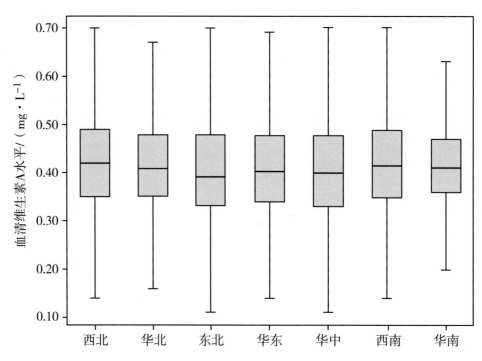

图 183　中国不同地区非健康孕妇血清维生素 A 水平的箱线图

表 217　中国不同地区非健康孕妇血清维生素 A 水平的分布特征

地区	分布特征					
	1st Qu.	中位数	均值	3rd Qu.	标准差	样本量
西北	0.35	0.42	0.42	0.49	0.11	75 415
华北	0.35	0.41	0.42	0.48	0.11	110 113
东北	0.33	0.39	0.41	0.48	0.13	28 346
华东	0.34	0.40	0.41	0.48	0.12	49 428
华中	0.33	0.40	0.42	0.48	0.13	21 901
西南	0.35	0.42	0.43	0.49	0.11	142 824
华南	0.36	0.41	0.42	0.47	0.10	8 601

注:血清维生素 A 水平单位为 mg/L。

表 218　中国各地区非健康孕妇血清维生素 A 水平的累积分布差异度

累积分布差异度	西北	华北	东北	华东	华中	西南	华南
西北	0	0.83%	9.19%	1.20%	12.17%	1.23%	11.12%
华北	0.83%	0	9.99%	1.24%	12.95%	0.61%	10.33%
东北	9.19%	9.99%	0	9.21%	3.71%	10.26%	19.93%
华东	1.20%	1.24%	9.21%	0	12.56%	1.70%	10.72%
华中	12.17%	12.95%	3.71%	12.56%	0	13.37%	23.29%
西南	1.23%	0.61%	10.26%	1.70%	13.37%	0	9.92%
华南	11.12%	10.33%	19.93%	10.72%	23.29%	9.92%	0

（四）农村常住人口中的孕妇血清维生素 A 水平较低

本节通过绘制不同居住方式下非健康孕妇血清维生素 A 水平的分布图与箱线图，并计算相应的分布特征，来分析不同居住方式下非健康孕妇血清维生素 A 水平的差异。

由图 184 和表 219 可见，农村常住人口的非健康孕妇血清维生素 A 水平 >0.3mg/L 的比例略低，同时，流动人口与城镇常住人口的非健康孕妇血清维生素 A 分布较接近。方差分析结果表明，在 0.05 显著性水平下，不同居住方式下非健康孕妇血清维生素 A 水平的均值存在显著差异（P 值 <0.0001）。

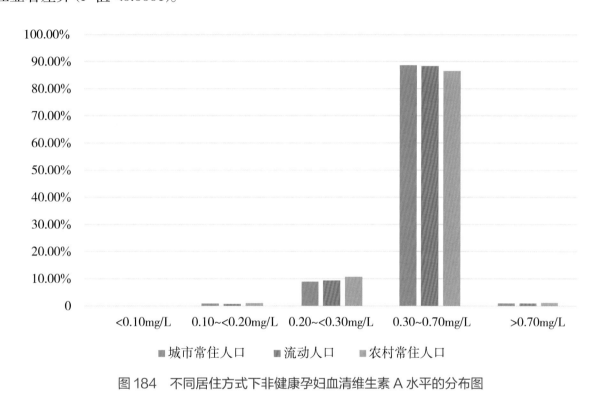

图 184　不同居住方式下非健康孕妇血清维生素 A 水平的分布图

表 219　不同居住方式下非健康孕妇血清维生素 A 各水平的频数

居住方式	维生素 A 水平 /(mg·L⁻¹)				
	<0.10	0.10~<0.20	0.20~<0.30	0.30~0.70	>0.70
城镇常住人口	171（0.05%）	3 522（1.01%）	31 530（9.02%）	310 207（88.79%）	3 943（1.13%）
流动人口	10（0.03%）	245（0.85%）	2 752（9.51%）	25 618（88.52%）	315（1.09%）
农村常住人口	30（0.05%）	689（1.19%）	6 245（10.83%）	49 972（86.63%）	749（1.30%）

注：括号内为该频数所占的百分比。

由表 220、表 221 和图 185 可知，不同居住方式下非健康孕妇血清维生素 A 水平的累积分布差异整体较小，城镇常住人口与流动人口的累积分布差异度仅为 0.97%，而农村常住人口与城镇常住人口的累积分布差异度为 4.32%，与流动人口的累积分布差异度为 3.78%。因此农村常住人口的非健康孕妇血清维生素 A 水平较之城镇常住人口与流动人口更需要进一步提高。

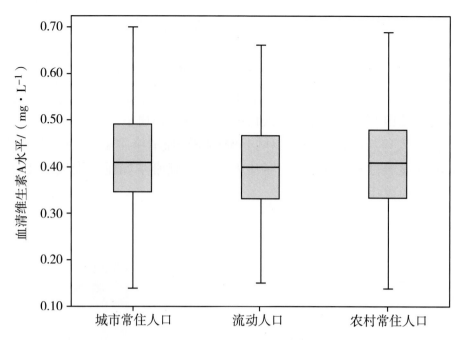

图 185　不同居住方式下非健康孕妇血清维生素 A 水平的箱线图

表 220　不同居住方式下非健康孕妇血清维生素 A 水平的分布特征

居住方式	分布特征					
	1st Qu.	中位数	均值	3rd Qu.	标准差	样本量
城镇常住人口	0.35	0.41	0.42	0.49	0.12	349 373
流动人口	0.34	0.40	0.41	0.47	0.11	28 940
农村常住人口	0.34	0.41	0.42	0.48	0.12	57 685

注:血清维生素 A 水平单位为 mg/L。

表 221　不同居住方式下非健康孕妇血清维生素 A 水平的累积分布差异度

累积分布差异度	城镇常住人口	流动人口	农村常住人口
城镇常住人口	0	0.97%	4.32%
流动人口	0.97%	0	3.78%
农村常住人口	4.32%	3.78%	0

二、非健康孕妇血清维生素 A 在不同人口学特征下的分布

本节分析全国非健康孕妇血清维生素 A 在人口学特征上的分布,将从孕妇的年龄、文化程度(学历)和工作性质 3 个维度来分析其血清维生素 A 在人口学特征上的分布差异。

(一)伴随年龄增加孕妇血清维生素 A 水平呈上升趋势

本节通过绘制各年龄段非健康孕妇血清维生素 A 水平的分布图与箱线图,并计算各年

龄段的分布特征,描述并比较其分布情况。分析数据时先使用 R 统计软件对各年龄段的非健康孕妇的维生素检测数据进行缺失值与异常值处理,年龄段划分如下:

> (1) 小于 20 岁
> (2) 20 到 25 岁(不含 25 岁)
> (3) 25 到 30 岁(不含 30 岁)
> (4) 30 到 35 岁(不含 35 岁)
> (5) 大于等于 35 岁

各年龄段非健康孕妇血清维生素 A 水平的分布见图 186。

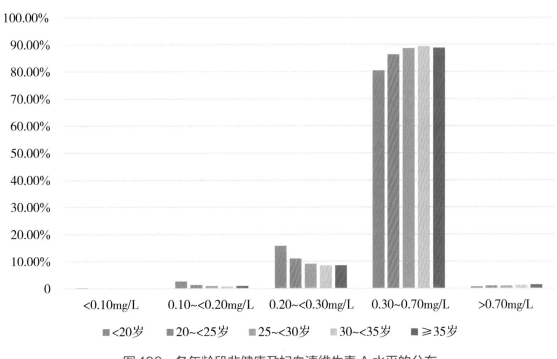

图 186　各年龄段非健康孕妇血清维生素 A 水平的分布

由表 222 可知,低年龄组(年龄小于 25 岁组)非健康孕妇血清维生素 A 水平 <0.3mg/L 的比例高于高年龄组非健康孕妇,具体地,小于 20 岁和 20~<25 岁非健康孕妇血清维生素 A 水平处于 0.2mg/L 以上的比例明显增加,25~<30 岁与 30~<35 岁及 35 岁以上非健康孕妇血清维生素 A 水平的分布基本相同。以下绘制各年龄段保健门诊非健康孕妇血清维生素 A 水平的箱线图及相应的分布特征,见图 187 和表 223。

由图 187 的箱线图和表 223 的分布特征看出,非健康孕妇血清维生素 A 水平随孕妇年龄的增大有增加的趋势,其中小于 20 岁的非健康孕妇血清维生素 A 水平最低,其 <0.3mg/L 的比例相对较高,达 18.80%。方差分析结果表明,在 0.05 显著性水平下,不同年龄段非健康孕妇血清维生素 A 水平的均值存在显著差异(P 值 <0.0001)。

表 222　各年龄段非健康孕妇血清维生素 A 各水平的频数

年龄段	维生素 A 水平 /(mg·L⁻¹)				
	<0.10	0.10~<0.20	0.20~<0.30	0.30~0.70	>0.70
<20 岁	15(0.29%)	142(2.70%)	831(15.81%)	4 230(80.48%)	38(0.72%)
20~<25 岁	49(0.08%)	885(1.38%)	7 142(11.10%)	55 588(86.43%)	655(1.02%)
25~<30 岁	91(0.05%)	1 950(0.99%)	18 133(9.18%)	175 204(88.73%)	2 072(1.05%)
30~<35 岁	38(0.03%)	969(0.83%)	9 979(8.53%)	104 515(89.36%)	1 463(1.25%)
≥ 35 岁	21(0.04%)	546(1.02%)	4 595(8.62%)	47 374(88.84%)	790(1.48%)

注:括号内为该频数所占的百分比。

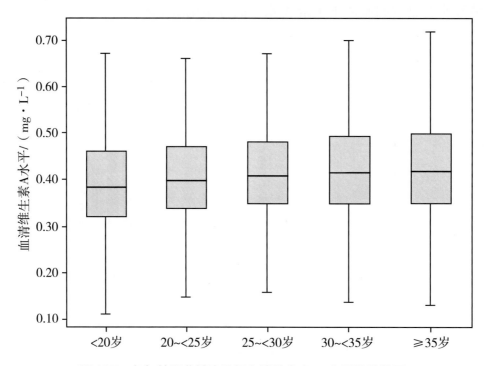

图 187　各年龄段非健康孕妇血清维生素 A 水平的箱线图

表 223　各年龄段非健康孕妇血清维生素 A 水平的分布特征

年龄段	分布特征					
	1ˢᵗ Qu.	中位数	均值	3ʳᵈ Qu.	标准差	样本量
<20 岁	0.32	0.38	0.39	0.46	0.12	5 256
20~<25 岁	0.34	0.40	0.41	0.47	0.12	64 319
25~<30 岁	0.35	0.41	0.42	0.48	0.11	197 450
30~<35 岁	0.35	0.42	0.43	0.49	0.12	116 964
≥ 35 岁	0.35	0.42	0.43	0.50	0.12	53 326

注:血清维生素 A 水平单位为 mg/L。

另外又发现各年龄段非健康孕妇中,25~30 岁孕妇所占比重最大,占所有被调查非健康孕妇的 45.15%,提示孕妇营养干预时 25~30 岁孕妇应重点考虑。

表 224 显示,年龄 <20 岁的非健康孕妇与其他年龄的非健康孕妇血清维生素 A 水平累计分布差异较大,甚至很大。

表 224　各年龄段非健康孕妇血清维生素 A 水平的累积分布差异度

累积分布差异度	<20 岁	20~<25 岁	25~<30 岁	30~<35 岁	≥ 35 岁
<20 岁	0	12.48%	17.16%	18.81%	18.23%
20~<25 岁	12.48%	0	4.68%	6.33%	5.75%
25~<30 岁	17.16%	4.68%	0	1.65%	1.15%
30~<35 岁	18.81%	6.33%	1.65%	0	1.04%
≥ 35 岁	18.23%	5.75%	1.15%	1.04%	0

(二) 不同文化程度的孕妇血清维生素 A 水平分布较为相似

本节通过绘制非健康孕妇不同文化程度下血清维生素 A 水平的分布图与箱线图,并计算相应的分布特征,来分析不同文化程度的非健康孕妇血清维生素 A 水平的差异。

不同文化水平下研究生学历的非健康孕妇血清维生素 A 水平 >0.3mg/L 的比例均在 88%~89%,分布较为相似,见图 188 和表 225;绘制的箱线图(图 189)显示研究生文化水平的非健康孕妇血清维生素 A 水平中位数和均值略低于其他文化水平的非健康孕妇。方差分析结果表明(表 226),在 0.05 显著性水平下,不同文化程度的非健康孕妇血清维生素 A 水平的均值存在显著差异(P 值 <0.0001)。

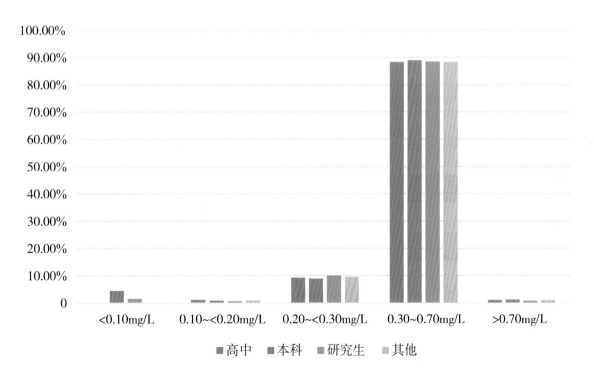

图 188　不同文化程度下非健康孕妇血清维生素 A 水平的分布图

表 225　不同文化程度下非健康孕妇血清维生素 A 各水平的频数

文化程度	维生素 A 水平 /(mg·L⁻¹)				
	<0.10	0.10~<0.20	0.20~<0.30	0.30~0.70	>0.70
高中	131(0.06%)	2 536(1.14%)	20 587(9.28%)	195 922(88.34%)	2 600(1.17%)
本科	40(0.04%)	911(0.91%)	8 913(8.91%)	88 965(88.93%)	1 212(1.21%)
研究生	3(0.01%)	131(0.65%)	2 008(9.99%)	17 785(88.49%)	171(0.85%)
其他	36(0.04%)	884(0.94%)	9 018(9.57%)	83 280(88.37%)	1 024(1.09%)

注:括号内为该频数所占的百分比。

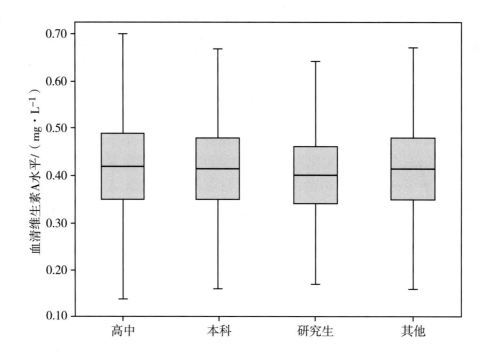

图 189　不同文化程度下非健康孕妇血清维生素 A 水平的箱线图

表 226　不同文化程度下非健康孕妇血清维生素 A 水平的分布特征

文化程度	分布特征					
	1st Qu.	中位数	均值	3rd Qu.	标准差	样本量
高中	0.35	0.42	0.42	0.49	0.12	221 776
本科	0.35	0.41	0.42	0.48	0.12	100 041
研究生	0.34	0.40	0.41	0.46	0.11	20 098
其他	0.35	0.41	0.42	0.48	0.11	94 242

注:血清维生素 A 水平单位为 mg/L。

不同文化程度下非健康孕妇血清维生素 A 水平的累积分布差异度较小。见表 227。

表 227　不同文化程度下非健康孕妇血清维生素 A 水平的累积分布差异度

累积分布差异度	高中	本科	研究生	其他
高中	0	1.25%	1.71%	0.62%
本科	1.25%	0	2.16%	1.37%
研究生	1.71%	2.16%	0	1.09%
其他	0.62%	1.37%	1.09%	0

（三）体力劳动与脑力劳动兼顾的孕妇血清维生素 A 水平较低

本节通过绘制不同工作性质下非健康孕妇血清维生素 A 水平的分布图与箱线图,并计算相应的分布特征,来分析不同工作性质下非健康孕妇血清维生素 A 水平的差异。

由图 190、191 和表 228,各工作性质下非健康孕妇血清维生素 A 水平 <0.3mg/L 的比例均在 10% 左右,体力劳动与脑力劳动兼顾的非健康孕妇血清维生素 A 水平 <0.3mg/L 的比例略高,为 10.96%。

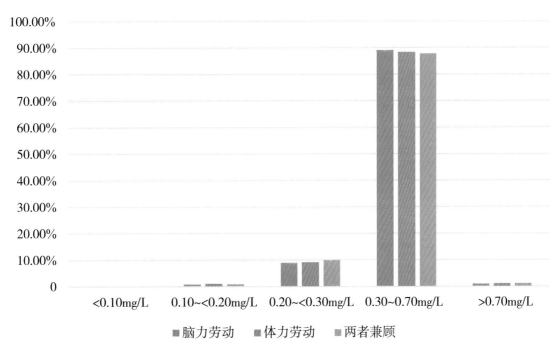

图 190　不同工作性质下非健康孕妇血清维生素 A 水平的分布图

表 228　不同工作性质下非健康孕妇血清维生素 A 各水平的频数

工作性质	维生素 A 水平 /(mg·L⁻¹)				
	<0.10	0.10~<0.20	0.20~<0.30	0.30~0.70	>0.70
脑力劳动	41(0.03%)	939(0.80%)	10 559(8.99%)	104 711(89.14%)	1 221(1.04%)
体力劳动	131(0.06%)	2 650(1.18%)	20 667(9.17%)	199 126(88.39%)	2 699(1.20%)
两者兼顾	39(0.04%)	873(0.94%)	9 308(9.98%)	81 953(87.87%)	1 089(1.17%)

注:括号内为该频数所占的百分比。

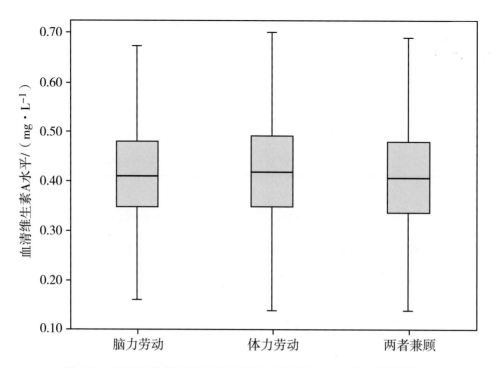

图 191　不同工作性质下非健康孕妇血清维生素 A 水平的箱线图

分布特征上看（表 229），体力劳动与脑力劳动兼顾的非健康孕妇血清维生素 A 水平的中位数低于单独从事体力劳动的非健康孕妇，方差分析结果表明，在 0.05 显著性水平下，不同工作性质下非健康孕妇血清维生素 A 水平的均值存在显著差异（P 值 <0.0001）。

表 229　不同工作性质下非健康孕妇血清维生素 A 水平的分布特征

工作性质	分布特征					
	1st Qu.	中位数	均值	3rd Qu.	标准差	样本量
脑力劳动	0.35	0.41	0.42	0.48	0.12	117 471
体力劳动	0.35	0.42	0.42	0.49	0.12	225 273
两者兼顾	0.34	0.41	0.42	0.48	0.11	93 262

注：血清维生素 A 水平单位为 mg/L。

表 230 显示，从事体力与脑力劳动兼顾的非健康孕妇血清维生素 A 水平分布与分别从事脑力劳动和体力劳动的非健康孕妇血清维生素 A 水平分布差异较小，对应的累积分布差异度分别为 2.53% 和 1.61%。

表 230　不同工作性质下健康孕妇血清维生素 A 水平的累积分布差异度

累积分布差异度	脑力劳动	体力劳动	两者兼顾
脑力劳动	0	1.49%	2.53%
体力劳动	1.49%	0	1.61%
两者兼顾	2.53%	1.61%	0

三、非健康孕妇血清维生素 A 在不同体征下的分布

本节分析全国非健康孕妇血清维生素 A 在不同机体特征上的分布,将从是否补充维生素、体质指数(BMI)、受孕方式、孕次、胎数、孕期和居住方式 7 个维度来分析其血清维生素 A 在机体特征上的分布差异。

(一)未补充维生素的孕妇血清维生素 A 水平相比补充维生素的孕妇较低

本节通过绘制有 / 无补充维生素的非健康孕妇血清维生素 A 水平的分布图与箱线图,并计算其分布特征,分析有 / 无补充维生素的非健康孕妇血清维生素 A 水平的差异。

由图 192 和表 231 可知,有补充维生素组非健康孕妇血清维生素 A 水平 >0.3mg/L 的比例高于未补充维生素组非健康孕妇,其值分别为 92.93% 和 89.15%,未补充维生素组非健康孕妇血清维生素 A 水平 <0.3mg/L 的比例为 10.85%,而补充维生素组非健康孕妇血清维生素 A 水平 <0.3mg/L 的比例仅为 7.07%。

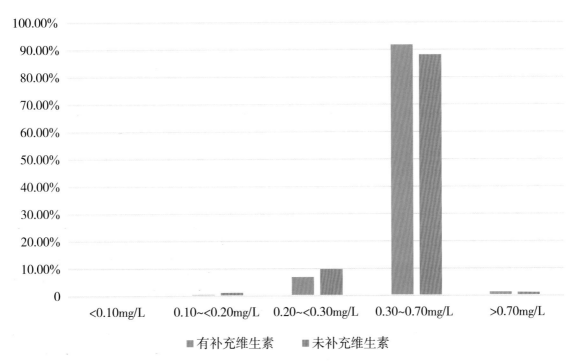

图 192　有 / 无补充维生素非健康孕妇血清维生素 A 水平的分布图

表 231　有 / 无补充维生素非健康孕妇血清维生素 A 各水平的频数

补充维生素	维生素 A 水平 /(mg·L⁻¹)				
	<0.10	0.10~<0.20	0.20~<0.30	0.30~0.70	>0.70
有补充维生素	3(0.01%)	184(0.33%)	3 740(6.73%)	50 930(91.67%)	699(1.26%)
未补充维生素	208(0.05%)	4 283(1.12%)	36 840(9.67%)	335 426(88.02%)	4 315(1.13%)

注:括号内为该频数所占的百分比。

　　从图 193 和表 232 可见, 有 / 无补充维生素非健康孕妇血清维生素 A 分布特征及箱线图可获得与上述同样的结论, 未补充维生素组非健康孕妇血清维生素 A 水平的中位数和均值均低于有补充维生素组非健康孕妇, t 检验结果表明, 在 0.05 显著性水平下, 有 / 无补充维生素的非健康孕妇血清维生素 A 水平的均值存在显著差异 (P 值 <0.0001)。这是否提示孕妇应注重维生素 A 的补充?

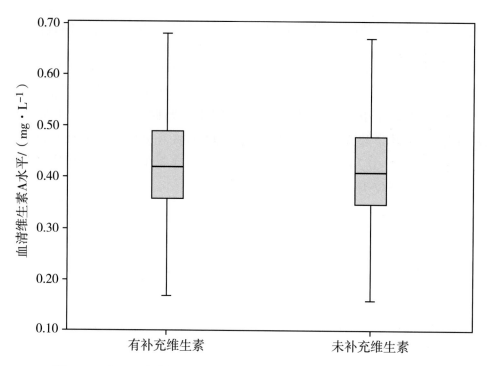

图 193　有 / 无补充维生素非健康孕妇血清维生素 A 水平的箱线图

表 232　有 / 无补充维生素非健康孕妇血清维生素 A 水平的分布特征

补充维生素	分布特征					
	1st Qu.	中位数	均值	3rd Qu.	标准差	样本量
有补充维生素	0.36	0.42	0.43	0.49	0.11	55 556
未补充维生素	0.35	0.41	0.42	0.48	0.12	381 072

注:血清维生素 A 水平单位为 mg/L。

　　通过表 233 计算得到有补充维生素组和未补充维生素组非健康孕妇血清维生素 A 水平的累积分布差异不大, 差异度为 7.55%。

表 233　有 / 无补充维生素非健康孕妇血清维生素 A 水平的累积分布差异度

累积分布差异度	有补充维生素	未补充维生素
有补充维生素	0	7.55%
未补充维生素	7.55%	0

(二) BMI 小于 18.5kg/m² 的孕妇血清维生素 A 水平较低

本节通过绘制不同体质指数(BMI)的孕妇血清维生素 A 水平的分布图与箱线图,并计算相应的分布特征,分析各级 BMI 指数下孕妇血清维生素 A 水平的差异。2003 年,卫生部疾病控制司发布的《中国成人超重和肥胖症预防与控制指南》(试行)将体质指数(BMI)分类如下:

(1) 体重过低,BMI<18.5kg/m²。

(2) 体重正常,18.5~23.9kg/m²。

(3) 超重,24.0~27.9kg/m²。

(4) 肥胖,BMI ≥ 28.0kg/m²。

鉴于此分类中 BMI 在 23.9~<24.0kg/m² 范围的分类不周严,依据统计分组遵循"不重不漏"的原则,本报告将体质指数(BMI)分组表达如下:

(1) BMI<18.5kg/m²。

(2) 18.5kg/m² ≤ BMI<23.9kg/m²。

(3) 23.9kg/m² ≤ BMI<28.0kg/m²。

(4) BMI ≥ 28.0kg/m²。

由图 194 和表 234 可知,不同体质指数组别的非健康孕妇血清维生素 A 水平 >0.3mg/L 的比例基本在 87.0%~89.0%。在 BMI<28.0kg/m² 的三个组别里,体质指数低的非健康孕妇血清维生素 A 水平 >0.3mg/L 的比例略低于体质指数高的非健康孕妇,体质指数为 "≥ 28.0kg/m²" 组别的非健康孕妇血清维生素 A 水平 >0.3mg/L 的比例略低于体质指数为 23.9~<28.0kg/m² 组别的非健康孕妇。

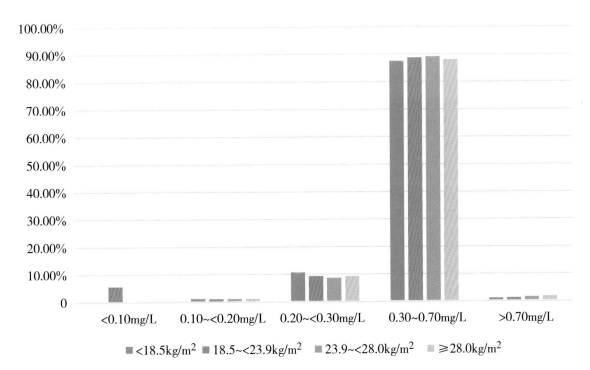

图 194 不同体质指数(BMI)非健康孕妇血清维生素 A 水平的分布

表 234　不同体质指数（BMI）非健康孕妇血清维生素 A 各水平的频数

体质指数 /(kg·m⁻²)	维生素 A 水平 /(mg·L⁻¹)				
	<0.10	0.10~<0.20	0.20~<0.30	0.30~0.70	>0.70
<18.5	35(0.06%)	705(1.11%)	6 649(10.50%)	55 318(87.36%)	615(0.97%)
18.5~<23.9	141(0.05%)	3 163(1.01%)	28 736(9.18%)	277 510(88.64%)	3 509(1.12%)
23.9~<28.0	22(0.05%)	455(1.00%)	3 873(8.54%)	40 391(89.03%)	629(1.39%)
≥28	16(0.10%)	169(1.09%)	1 422(9.14%)	1 3692(87.97%)	265(1.70%)

注:括号内为该频数所占的百分比。

　　以下绘制各体质指数非健康孕妇血清维生素 A 水平的箱线图及相应的分布特征,可以得到相同的结论,见图 195 和表 235。

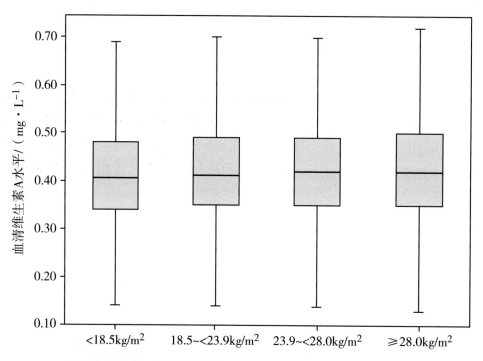

图 195　各体质指数非健康孕妇血清维生素 A 水平的箱线图

表 235　各体质指数非健康孕妇血清维生素 A 水平的分布特征

体质指数 /(kg·m⁻²)	分布特征					
	1ˢᵗ Qu.	中位数	均值	3ʳᵈ Qu.	标准差	样本量
<18.5	0.34	0.40	0.41	0.48	0.11	63 322
18.5~<23.9	0.35	0.41	0.42	0.49	0.11	313 059
23.9~<28.0	0.35	0.42	0.43	0.49	0.12	45 370
≥28	0.35	0.42	0.43	0.50	0.12	15 564

非健康孕妇血清维生素 A 水平随 BMI 指数的增大有增加的趋势,其中 BMI<18.5kg/m² 的非健康孕妇血清维生素 A 水平最低,其 <0.3mg/L 的比例为各体质指数组别中最高,达 11.67%。方差分析结果表明,在 0.05 显著性水平下,不同 BMI 组别非健康孕妇血清维生素 A 水平的均值存在显著差异(P 值 <0.0001)。

通过计算得到不同 BMI 组别的非健康孕妇血清维生素 A 水平的累积分布差异度较小,分布较为相似。见表 236。

表 236　不同 BMI 非健康孕妇血清维生素 A 水平的累积分布差异度

累积分布差异度	<18.5	18.5~<23.9	23.9~<28.0	≥ 28
<18.5	0	2.87%	4.16%	2.78%
18.5~<23.9	2.87%	0	1.30%	1.43%
23.92~<28.0	4.16%	1.30%	1.30%	2.11%
≥ 28	2.78%	1.43%	2.11%	0

注:体质指数(BMI)单位为 kg/m²。

(三) 自然受孕方式下的孕妇血清维生素 A 水平更低

本节通过绘制不同受孕方式下非健康孕妇血清维生素 A 水平的分布图与箱线图,并计算相应的分布特征,来分析不同受孕方式下非健康孕妇血清维生素 A 水平的差异。

由图 196 和表 237 可知,有 10.38% 自然受孕的受孕方式和 8.65% 的人工辅助受孕方式非健康孕妇血清维生素 A 水平 <0.3mg/L,自然受孕方式下的非健康孕妇血清维生素 A 水平 <0.3mg/L 的比例更高。

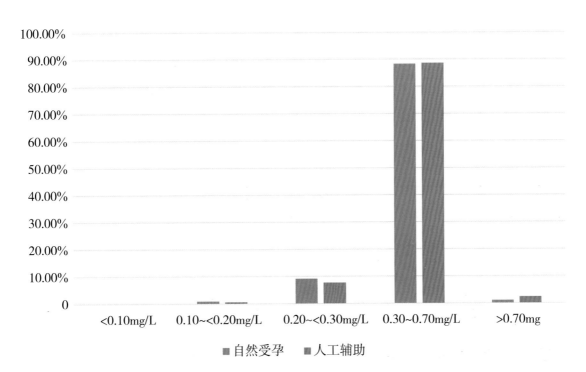

图 196　不同受孕方式下非健康孕妇血清维生素 A 水平的分布图

表 237   不同受孕方式下非健康孕妇血清维生素 A 各水平的频数

受孕方式	维生素 A 水平 /(mg·L⁻¹)				
	<0.10	0.10~<0.20	0.20~<0.30	0.30~0.70	>0.70
自然受孕	209(0.05%)	4 445(1.02%)	40 351(9.30%)	383 757(88.48%)	4 940(1.14%)
人工辅助	2(0.07%)	22(0.75%)	229(7.83%)	2 596(88.81%)	74(2.53%)

注:括号内为该频数所占的百分比。

由图 197 和表 238 可知,自然受孕方式下非健康孕妇血清维生素 A 浓度的中位数和均值均小于人工辅助的受孕方式的孕妇,分别为 0.41mg/L、0.42mg/L,可见自然受孕方式的非健康孕妇血清维生素 A 水平更低。t 检验结果表明,在 0.05 显著性水平下,不同受孕方式的非健康孕妇血清维生素 A 水平的均值存在显著差异(P 值 <0.0001)。

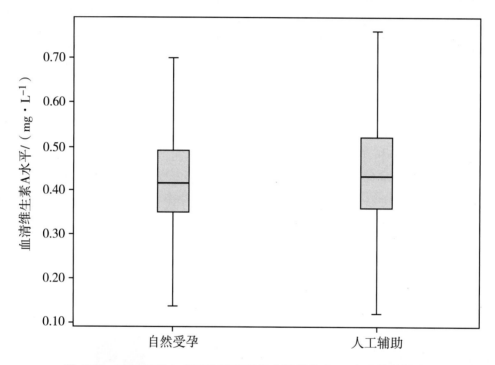

图 197   不同受孕方式下非健康孕妇血清维生素 A 水平的箱线图

表 238   不同受孕方式下非健康孕妇血清维生素 A 水平的分布特征

受孕方式	分布特征					
	1ˢᵗ Qu.	中位数	均值	3ʳᵈ Qu.	标准差	样本量
自然受孕	0.35	0.41	0.42	0.49	0.12	433 702
人工辅助	0.36	0.43	0.44	0.52	0.15	2 923

注:血清维生素 A 水平单位为 mg/L。

通过计算(表 239)得到不同受孕方式的非健康孕妇血清维生素 A 水平的累积分布差异较小,分布较为相似。

表 239 不同受孕方式下非健康孕妇血清维生素 A 水平的累积分布差异度

累积分布差异度	自然受孕	人工受孕
自然受孕	0	3.48%
人工辅助	3.48%	0

（四）孕次为 5 次以上的非健康孕妇血清维生素 A 水平偏低

本节考察不同孕次的非健康孕妇血清维生素 A 是否有显著差异,通过绘制各组非健康孕妇血清维生素 A 水平的频率分布图和箱线图,并计算各组非健康孕妇维生素 A 的分布特征,来比较分布差异情况。

孕次为 1 到 4 组别的非健康孕妇血清维生素 A 水平差异较小,非健康孕妇孕次增加至 5、6 和 7 时,血清维生素 A 的缺乏率有上升趋势,见图 198 和表 240。

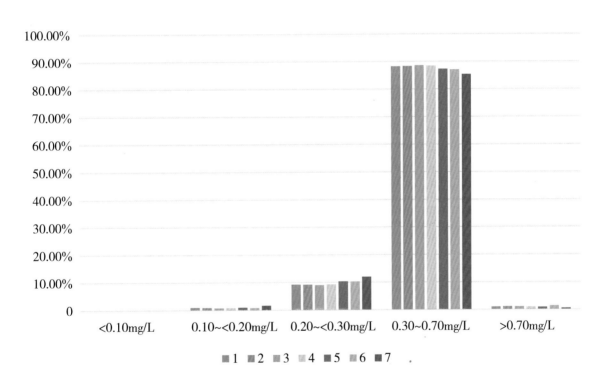

图 198 不同孕次非健康孕妇血清维生素 A 水平的分布

表 240 不同孕次非健康孕妇血清维生素 A 水平的分布特征

孕次	分布特征				
	1st Qu.	中位数	均值	3rd Qu.	样本量
孕次 1	0.35	0.41	0.42	0.49	243 782
孕次 2	0.35	0.41	0.42	0.49	123 395
孕次 3	0.35	0.41	0.42	0.49	40 783
孕次 4	0.35	0.41	0.42	0.49	15 405

续表

孕次	分布特征				
	1st Qu.	中位数	均值	3rd Qu.	样本量
孕次 5	0.34	0.41	0.42	0.48	5 088
孕次 6	0.35	0.41	0.42	0.49	1 389
孕次 7	0.33	0.39	0.40	0.48	345

注:血清维生素 A 水平单位为 mg/L。

孕次达到 7 的非健康孕妇血清维生素 A 水平处于 0.30~0.70mg/L 的比例为 85.51%,低于其他孕次组别的非健康孕妇。孕次为 7 的非健康孕妇血清维生素 A 水平最低,其低于 0.3mg/L 的非健康孕妇比例为各孕次组别最高,达 13.91%,怀孕次数高达 7 次的非健康孕妇血清维生素 A 平均水平低于其他孕次的非健康孕妇。见表 241。

表 241 不同孕次非健康孕妇血清维生素 A 各水平的频数

孕次	维生素 A 水平 /(mg·L^{-1})				
	<0.10	0.10~<0.20	0.20~<0.30	0.30~0.70	>0.70
孕次 1	143(0.06%)	2 635(1.08%)	22 732(9.32%)	215 546(88.42%)	2 726(1.12%)
孕次 2	53(0.04%)	1 223(0.99%)	11 400(9.24%)	109 235(88.52%)	1 484(1.205)
孕次 3	9(0.02%)	361(0.89%)	3 728(9.14%)	36 197(88.76%)	488(1.20%)
孕次 4	6(0.04%)	151(0.98%)	1 437(9.33%)	13 650(88.61%)	161(1.05%)
孕次 5	1(0.02%)	57(1.12%)	532(10.46%)	4 450(87.46%)	48(0.94%)
孕次 6	0(0)	13(0.94%)	144(10.37%)	1 212(87.26%)	20(1.44%)
孕次 7	0(0)	6(1.74%)	42(12.17%)	295(85.51%)	2(0.58%)

注:括号内为该频数所占的百分比。

从各孕次组别非健康孕妇血清维生素 A 水平的箱线图(图 199)及相应的分布特征表(表 242),我们也可以得到相同的结论。从累积分布差异度来看,孕次为 1 到 6 组别之间的非健康孕妇血清维生素 A 水平累积分布差异度总体较小或不大,孕次为 7 的非健康孕妇与其他孕次非健康孕妇的血清维生素 A 水平累积分布差异度相对高于孕次为 1 到 6 组别之间的非健康孕妇血清维生素 A 水平累积分布差异度。

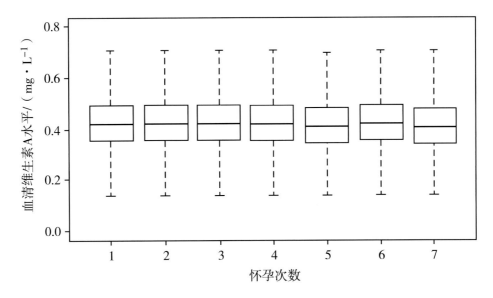

图 199　不同孕次非健康孕妇血清维生素 A 水平的箱线图

表 242　不同孕次的非健康孕妇血清维生素 A 水平的累积分布差异度

累积分布差异度	孕次 1	孕次 2	孕次 3	孕次 4	孕次 5	孕次 6	孕次 7
孕次 1	0	0.37%	0.83%	0.39%	2.36%	2.73%	7.02%
孕次 2	0.37%	0	0.46%	0.34%	2.69%	2.72%	7.35%
孕次 3	0.83%	0.46%	0	0.60%	3.11%	3.04%	7.77%
孕次 4	0.39%	0.34%	0.60%	0	2.55%	2.86%	7.21%
孕次 5	2.36%	2.69%	3.11%	2.55%	0	0.99%	4.66%
孕次 6	2.73%	2.72%	3.04%	2.86%	0.99%	0	5.21%
孕次 7	7.02%	7.35%	7.77%	7.21%	4.66%	5.21%	0

（五）双胎孕妇血清维生素 A 浓度相比单胎较低

　　本节通过绘制非健康孕妇单胎、双胎、多胎血清维生素 A 水平的分布图与箱线图,并计算相应的分布特征来分析非健康孕妇单胎、双胎、多胎血清维生素 A 水平的差异。

　　由图 200、201 和表 243 可知,双胎非健康孕妇血清维生素 A 水平 >0.3mg/L 的比例低于单胎非健康孕妇,为 85.06%,且 <0.3mg/L 的比例较高,为 14.94%。在全部被调查非健康孕妇中,多胎孕妇的样本量为 25,明显少于其他组样本量,因此,其血清维生素 A 水平的估计结果可能不具有代表性。根据不同胎数非健康孕妇血清维生素 A 箱线图(图 201)及分布特征(表 244)可获得与上述同样的结论,相比于单胎非健康孕妇,双胎非健康孕妇血清维生素 A 水平的中位数和均值较低,进一步的方差分析结果表明,在 0.05 显著性水平下,不同胎数的健康孕妇血清维生素 A 水平的均值存在统计学上的显著差异(P 值 <0.0001)。这也提示双胎孕妇应更加注重维生素 A 的补充。

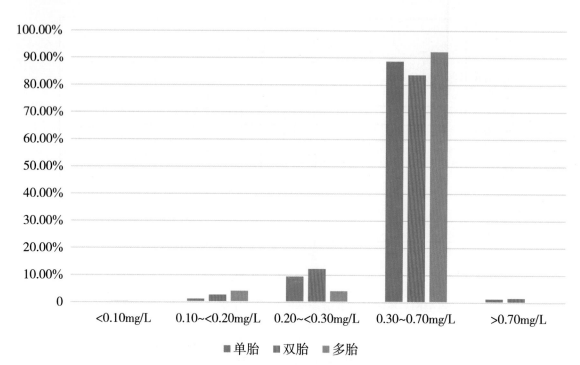

图 200 非健康孕妇不同胎数血清维生素 A 水平的分布图

表 243 非健康孕妇不同胎数血清维生素 A 各水平的频数

胎数	维生素 A 水平 /(mg·L⁻¹)				
	<0.10	0.10~<0.20	0.20~<0.30	0.30~0.70	>0.70
单胎	208(0.05%)	4 429(1.02%)	40 405(9.28%)	385 136(88.50%)	4 993(1.15%)
双胎	3(0.21%)	37(2.58%)	174(12.15%)	1 197(83.59%)	21(1.47%)
多胎	0(0)	1(4.00%)	1(4.00%)	23(92.00%)	0(0)

注:括号内为该频数所占的百分比。

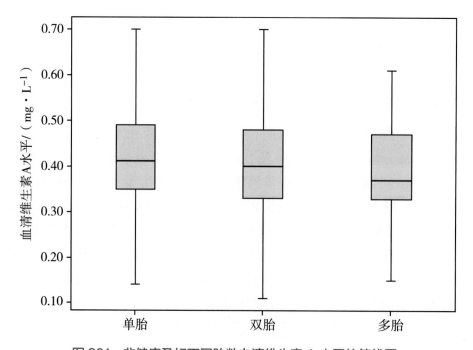

图 201 非健康孕妇不同胎数血清维生素 A 水平的箱线图

表 244　非健康孕妇不同胎数血清维生素 A 水平的分布特征

胎数	分布特征					
	1ˢᵗ Qu.	中位数	均值	3ʳᵈ Qu.	标准差	样本量
单胎	0.35	0.41	0.42	0.49	0.12	435 171
双胎	0.33	0.40	0.41	0.48	0.13	1 432
多胎	0.33	0.37	0.40	0.47	0.11	25

注：血清维生素 A 水平单位为 mg/L。

采集的数据中多胎非健康孕妇样本较少，箱线图和累计分布差异度显示多胎非健康孕妇血清维生素 A 分布状况与单胎和双胎的非健康孕妇血清维生素 A 分布状况差异较大，甚至很大。见表 245。

表 245　不同胎数非健康孕妇血清维生素 A 水平的累积分布差异度

累积分布差异度	单胎	双胎	多胎
单胎	0	9.83%	12.96%
双胎	9.83%	0	19.65%
多胎	12.96%	19.65%	0

（六）孕晚期孕妇血清维生素 A 水平相比其他孕期有降低趋势

本节通过绘制非健康孕妇不同时期血清维生素 A 水平的分布图与箱线图，并计算非健康孕妇不同时期血清维生素 A 水平的分布特征来分析非健康孕妇血清维生素 A 水平的差异。

由图 202 和表 246 可知，孕晚期非健康孕妇血清维生素 A 水平 >0.3mg/L 的比例低于其他孕期的非健康孕妇，为 84.27%，且 <0.3mg/L 的比例较高，为 15.73%。

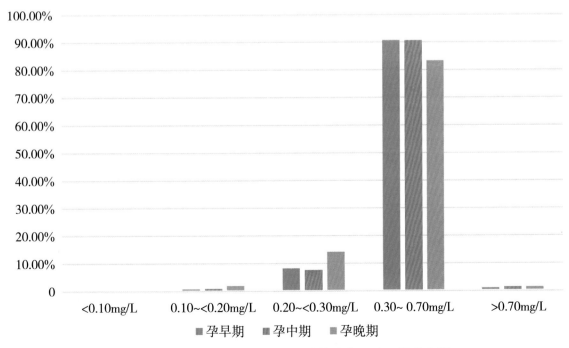

图 202　非健康孕妇不同时期血清维生素 A 水平的分布图

表 246　非健康孕妇不同时期血清维生素 A 各水平的频数

孕期	维生素 A 水平 /(mg·L⁻¹)				
	<0.10	0.10~<0.20	0.20~<0.30	0.30~<0.70	>0.70
孕早期	33 (0.04%)	459 (0.60%)	6 179 (8.04%)	69 565 (90.51%)	625 (0.81%)
孕中期	94 (0.04%)	1 954 (0.81%)	18 060 (7.45%)	219 179 (90.45%)	3 042 (1.26%)
孕晚期	84 (0.07%)	2 054 (1.75%)	16 341 (13.91%)	97 612 (83.12%)	1 347 (1.15%)

注：括号内为该频数所占的百分比。

从图 203 和表 247 可见，各时期非健康孕妇血清维生素 A 分布特征及箱线图可获得与上述同样的结论，孕晚期组非健康孕妇血清维生素 A 水平的中位数和均值最低，方差分析结果表明，在 0.05 显著性水平下，不同孕期的非健康孕妇血清维生素 A 水平的均值存在显著差异（P 值 <0.0001）。这提示孕妇在孕晚期也应注重维生素 A 的补充。与健康孕妇的分布规律类似，说明孕晚期血清维生素 A 水平会下降可能是由于胎儿生长导致的。

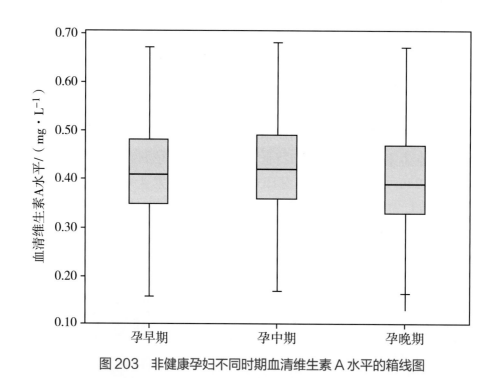

图 203　非健康孕妇不同时期血清维生素 A 水平的箱线图

表 247　非健康孕妇不同时期血清维生素 A 水平的分布特征

孕期	分布特征					
	1ˢᵗ Qu.	中位数	均值	3ʳᵈ Qu.	标准差	样本量
孕早期	0.35	0.41	0.42	0.48	0.11	76 861
孕中期	0.36	0.42	0.43	0.49	0.11	242 329
孕晚期	0.33	0.39	0.40	0.47	0.12	117 438

注：血清维生素 A 水平单位为 mg/L。

通过计算得到孕晚期与其他孕期非健康孕妇血清维生素 A 水平的累积分布差异度较大,孕早期与孕中期的累积分布差异较小,非健康孕妇各时期血清维生素 A 水平的累积分布差异度见表 248。

表 248　非健康孕妇不同时期血清维生素 A 水平的累积分布差异度

累积分布差异度	孕早期	孕中期	孕晚期
孕早期	0	1.30%	14.78%
孕中期	1.30%	0	14.87%
孕晚期	14.78%	14.87%	0

(七) 农村常住人口中的孕晚期孕妇血清维生素 A 水平更低

本节通过绘制不同居住方式下不同孕期非健康孕妇血清维生素 A 水平的分布图与箱线图,并计算相应的分布特征来分析不同居住方式下不同孕期非健康孕妇血清维生素 A 水平的差异。

由图 204 和表 249 可知,城镇常住人口、流动人口、农村常住人口中的孕晚期非健康孕妇血清维生素 A 水平 >0.3mg/L 比例低于相应的孕早期和孕中期非健康孕妇,其中农村常住人口中的孕晚期非健康孕妇血清维生素 A 的异常比例最大,为 18.55%。

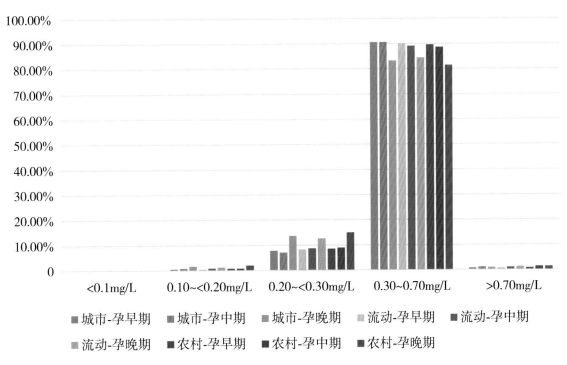

图 204　不同居住方式下不同孕期非健康孕妇血清维生素 A 水平的分布图

表 249　不同居住方式下不同孕期非健康孕妇血清维生素 A 各水平的频数

居住方式 - 孕期	维生素 A 水平 /(mg·L⁻¹)				
	<0.10	0.10~<0.20	0.20~<0.30	0.30~0.70	>0.70
城市 - 孕早期	25(0.05%)	302(0.56%)	4 201(7.85%)	48 597(90.75%)	425(0.79%)
城市 - 孕中期	83(0.04%)	1 634(0.80%)	14 596(7.17%)	184 597(90.74%)	2 521(1.24%)
城市 - 孕晚期	63(0.07%)	1 586(1.72%)	12 733(13.78%)	77 013(83.35%)	997(1.08%)
流动 - 孕早期	4(0.04%)	49(0.51%)	802(8.38%)	8 638(90.24%)	79(0.83%)
流动 - 孕中期	3(0.02%)	111(0.86%)	1 134(8.75%)	11 564(89.21%)	150(1.16%)
流动 - 孕晚期	3(0.05%)	85(1.33%)	816(12.74%)	5 416(84.55%)	86(1.34%)
农村 - 孕早期	4(0.03%)	106(0.78%)	1 160(8.58%)	12 127(89.71%)	121(0.90%)
农村 - 孕中期	8(0.03%)	208(0.81%)	2 309(8.99%)	22 780(88.73%)	367(1.43%)
农村 - 孕晚期	18(0.10%)	375(2.03%)	2 776(15.01%)	15 065(81.45%)	261(1.41%)

注:括号内为该频数所占的百分比。

　　从图 205 和表 250 可见,不同居住方式下不同孕期非健康孕妇血清维生素 A 分布特征及箱线图可获得与上述同样的结论,农村常住人口中的孕晚期非健康孕妇血清维生素 A 水平的中位数和均值最低,分别为 0.39mg/L 和 0.40mg/L。方差分析结果表明,在 0.05 显著性水平下,不同居住方式下不同孕期的非健康孕妇血清维生素 A 水平的均值存在显著差异(P 值 <0.0001)。这是否提示农村常住人口中的孕晚期非健康孕妇在孕晚期应更加注重维生素 A 的补充?

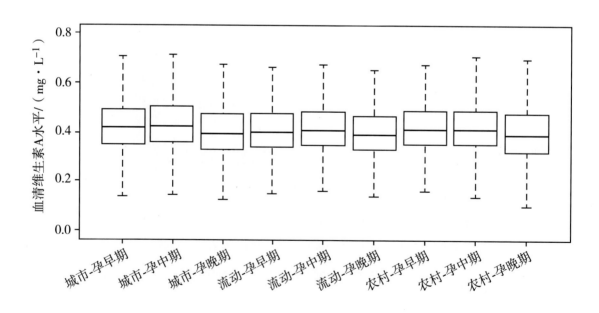

图 205　不同居住方式下非健康孕妇不同孕期血清维生素 A 水平的箱线图

表 250　不同居住方式下非健康孕妇不同孕期血清维生素 A 水平的分布特征

居住方式 - 孕期	分布特征					
	1st Qu.	中位数	均值	3rd Qu.	标准差	样本量
城市 - 孕早期	0.35	0.41	0.42	0.49	0.11	53 550
城市 - 孕中期	0.36	0.42	0.43	0.50	0.11	203 431
城市 - 孕晚期	0.33	0.39	0.40	0.47	0.12	92 392
流动 - 孕早期	0.34	0.40	0.41	0.47	0.10	9 572
流动 - 孕中期	0.35	0.41	0.42	0.48	0.11	12 962
流动 - 孕晚期	0.33	0.39	0.40	0.46	0.12	6 406
农村 - 孕早期	0.35	0.41	0.42	0.48	0.11	13 518
农村 - 孕中期	0.35	0.41	0.42	0.49	0.12	25 672
农村 - 孕晚期	0.32	0.39	0.40	0.47	0.13	18 495

注:血清维生素 A 水平单位为 mg/L。

通过计算得到不同居住方式下不同孕期非健康孕妇血清维生素 A 的累积分布差异度,见表 251。不同居住方式下孕早期与孕中期非健康孕妇血清维生素 A 分布的累积分布差异度值较小,分布较为相似。

表 251　不同居住方式下不同孕期非健康孕妇血清维生素 A 水平的累积分布差异度

累积分布差异度	城市 - 孕早期	城市 - 孕中期	城市 - 孕晚期	流动 - 孕早期	流动 - 孕中期	流动 - 孕晚期	农村 - 孕早期	农村 - 孕中期	农村 - 孕晚期
城市 - 孕早期	0	1.37%	14.79%	1.13%	3.12%	12.41%	2.12%	4.06%	18.59%
城市 - 孕中期	1.37%	0	15.09%	2.41%	3.25%	12.39%	2.81%	4.03%	18.57%
城市 - 孕晚期	14.79%	15.09%	0	13.78%	11.88%	2.91%	12.71%	11.46%	3.80%
流动 - 孕早期	1.13%	2.41%	13.78%	0	2.09%	11.39%	1.09%	3.04%	17.58%
流动 - 孕中期	3.12%	3.25%	11.88%	2.09%	0	9.34%	1.00%	1.05%	15.52%
流动 - 孕晚期	12.41%	12.39%	2.91%	11.39%	9.34%	0	10.33%	8.55%	6.18%
农村 - 孕早期	2.12%	2.81%	12.71%	1.09%	1.00%	10.33%	0	1.95%	16.51%
农村 - 孕中期	4.06%	4.03%	11.46%	3.04%	1.05%	8.55%	1.95%	0	14.60%
农村 - 孕晚期	18.59%	18.57%	3.80%	17.58%	15.52%	6.18%	16.51%	14.60%	0

四、非健康孕妇血清维生素 A 在不同医院特征下的分布

本节根据孕妇就诊医院的等级和属性将孕妇划分为若干组,分析各组孕妇的血清维生素 A 的分布。

(一) 二级乙等医院孕妇血清维生素 A 水平较低

本节通过绘制不同医院等级中非健康孕妇血清维生素 A 水平的分布图与箱线图,并计算对应的分布特征来分析不同医院等级非健康孕妇血清维生素 A 水平的差异。数据涉及的医院等级依次划分为"三级甲等""三级乙等""三级""二级甲等""二级乙等""二级""一级甲等""未定级"。

不同等级医院的非健康孕妇血清维生素 A 水平 >0.3mg/L 的比例在 86.0%~92.0%,二级乙等医院的非健康孕妇血清维生素 A 水平 >0.3mg/L 的比例最低,为 87.08%,二级甲等医院的非健康孕妇血清维生素 A 水平 >0.3mg/L 的比例最高,为 91.90%,见图 206 和表 252。方差分析结果表明(表 253),在 0.05 显著性水平下,不同医院等级的非健康孕妇血清维生素 A 水平的均值存在显著差异(P 值 <0.0001)。

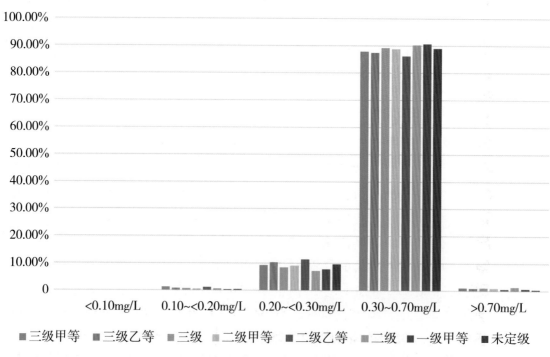

图 206　中国不同医院等级非健康孕妇血清维生素 A 水平的分布图

表 252　不同医院等级非健康孕妇血清维生素 A 各水平的频数

医院等级	维生素 A 水平 /(mg·L⁻¹)				
	<0.10	0.10~<0.20	0.20~<0.30	0.30~0.70	>0.70
三级甲等	167(0.07%)	2 985(1.28%)	21 836(9.38%)	205 054(88.07%)	2 800(1.20%)
三级乙等	9(0.03%)	312(0.89%)	3 672(10.42%)	30 883(87.63%)	366(1.04%)
三级	13(0.03%)	402(0.83%)	4 145(8.60%)	43 101(89.40%)	551(1.14%)
二级甲等	7(0.01%)	583(0.62%)	8 760(9.29%)	83 951(89.02%)	1 008(1.07%)
二级乙等	3(0.09%)	42(1.26%)	386(11.57%)	2 881(86.36%)	24(0.72%)
二级	10(0.07%)	105(0.71%)	1 087(7.32%)	13 431(90.46%)	214(1.44%)
一级甲等	1(0.03%)	17(0.43%)	312(7.91%)	3 581(90.84%)	31(0.79%)
未定级	1(0.03%)	21(0.54%)	382(9.80%)	3 474(89.12%)	20(0.51%)

注:括号内为该频数所占的百分比。

表 253　不同医院等级非健康孕妇血清维生素 A 水平的分布特征

医院等级	分布特征					
	1ˢᵗ Qu.	中位数	均值	3ʳᵈ Qu.	标准差	样本量
三级甲等	0.36	0.42	0.43	0.49	0.12	232 842
三级乙等	0.35	0.42	0.42	0.48	0.12	35 242
三级	0.36	0.42	0.43	0.49	0.11	48 212
二级甲等	0.34	0.40	0.41	0.48	0.11	94 309
二级乙等	0.34	0.41	0.42	0.49	0.11	3 336
二级	0.33	0.40	0.41	0.47	0.12	14 847
一级甲等	0.36	0.42	0.43	0.49	0.11	3 942
未定级	0.35	0.42	0.42	0.48	0.09	3 898

注:血清维生素 A 水平单位为 mg/L。

计算得到的累计分布差异度如表 254 所示,数据显示不同医院等级的非健康孕妇血清维生素 A 累积分布差异整体不大,二级乙等医院与二级医院、一级甲等医院的非健康孕妇血清维生素 A 水平分布差异相对较大,绘制出的箱线图也得到相同结论(图 207)。

表 254　不同医院等级非健康孕妇血清维生素 A 水平的累积分布差异度

累积分布差异度	三级甲等	三级乙等	三级	二级甲等	二级乙等	二级	一级甲等	未定级
三级甲等	0	2.08%	2.67%	1.90%	4.42%	5.27%	5.55%	2.96%
三级乙等	2.08%	0	3.75%	2.83%	3.18%	6.55%	6.42%	2.98%
三级	2.67%	3.75%	0	1.38%	6.92%	2.81%	2.89%	2.40%
二级甲等	1.90%	2.83%	1.38%	0	6.01%	3.93%	3.69%	1.27%
二级乙等	4.42%	3.18%	6.92%	6.01%	0.00%	9.65%	9.10%	5.52%
二级	5.27%	6.55%	2.81%	3.93%	9.65%	0	1.95%	4.96%
一级甲等	5.55%	6.42%	2.89%	3.69%	9.10%	1.95%	0	3.99%
未定级	2.96%	2.98%	2.40%	1.27%	5.52%	4.96%	3.99%	0

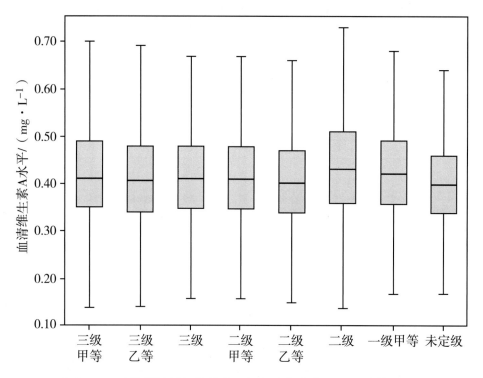

图 207　不同医院等级非健康孕妇血清维生素 A 水平的箱线图

(二)妇幼保健院和综合医院孕妇血清维生素 A 水平较相似

本节通过绘制不同医院性质中非健康孕妇血清维生素 A 水平的分布图与箱线图,并计算其分布特征来分析不同医院性质中非健康孕妇血清维生素 A 水平的差异。数据涉及的医院性质分别为"妇幼保健院""专科医院""综合医院"。

妇幼保健院和综合医院的非健康孕妇血清维生素 A 水平 >0.3mg/L 的比例较为接近,分别为 90.25% 和 89.22%,采集的数据中专科医院非健康孕妇的样本较少,血清维生素 A 水平 >0.3mg/L 的比例仅为 66.67%,见图 208 和表 255。分布特征在表 256 中显示专科医院非健康孕妇血清维生素 A 水平中位数和均值低于妇幼保健院和综合医院。方差分析结果表明,在 0.05 显著性水平下,不同医院性质的非健康孕妇血清维生素 A 水平的均值存在显著差异(P 值 <0.0001)。

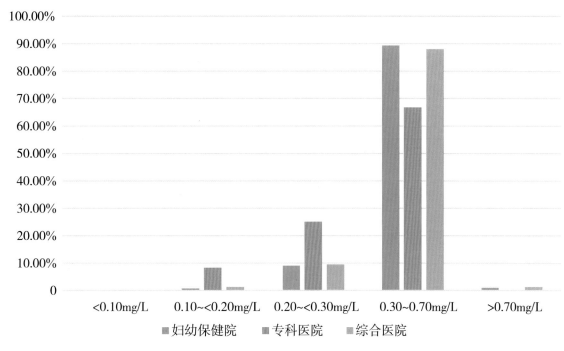

图 208　中国不同医院性质非健康孕妇血清维生素 A 水平的分布图

表 255　不同医院性质非健康孕妇血清维生素 A 各水平的频数

医院性质	维生素 A 水平 /(mg·L⁻¹)				
	<0.10	0.10~<0.20	0.20~<0.30	0.30~0.70	>0.70
妇幼保健院	45(0.03%)	1 229(0.70%)	15 782(9.03%)	156 156(89.30%)	1 653(0.95%)
专科医院	0(0)	1(8.33%)	3(25.00%)	8(66.67%)	0(0)
综合医院	166(0.06%)	3 237(1.24%)	24 795(9.47%)	230 192(87.94%)	3 361(1.28%)

注:括号内为该频数所占的百分比。

表 256　不同医院性质非健康孕妇血清维生素 A 水平的分布特征

医院性质	分布特征					
	1ˢᵗ Qu.	中位数	均值	3ʳᵈ Qu.	标准差	样本量
妇幼保健院	0.35	0.41	0.42	0.48	0.11	174 865
专科医院	0.26	0.34	0.36	0.45	0.14	12
综合医院	0.35	0.41	0.42	0.49	0.12	261 751

注:血清维生素 A 水平单位为 mg/L。

　　计算得到的累计分布差异度如表 257 所示,妇幼保健院和综合医院的非健康孕妇血清维生素 A 水平累积分布差异度为 2.72%,分布较为相似。专科医院的非健康孕妇血清维生素 A 分布状况与妇幼保健院和综合医院的非健康孕妇血清维生素 A 分布状况差异极大,绘制出的箱线图也得到相同结论(图 209)。

表 257　不同医院性质非健康孕妇血清维生素 A 水平的累积分布差异度

累积分布差异度	妇幼保健院	专科医院	综合医院
妇幼保健院	0	47.21%	2.72%
专科医院	47.21%	0	45.25%
综合医院	2.72%	45.25%	0

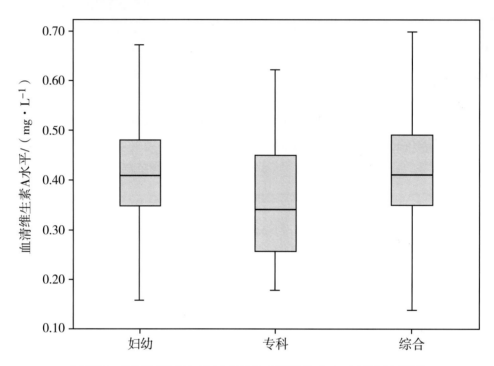

图 209　不同医院性质非健康孕妇血清维生素 A 水平的箱线图

第七章 非健康孕妇血清维生素 E 的水平

为了比较健康孕妇和非健康孕妇血清维生素 A、维生素 E 分布的条件差异,第六章和第七章将描述非健康孕妇血清维生素 A、维生素 E 分布。非健康孕妇是指不满足"术语与指标定义"中健康孕妇标准的其余所有孕妇,非健康孕妇血清维生素的分析维度和健康孕妇保持一致。

本章针对的总体为中国非健康孕妇群体,所依据的样本数据是课题组所调查的 437 682 例非健康孕妇临床检测数据。

目标是基于样本数据对全国非健康孕妇血清维生素 E 的分布以及平均水平进行整体分析,然后从空间、人口学特征、机体特征和就诊医院特征 4 个维度依次考察样本血清维生素 E 的条件分布。最后通过分布差异度、均值、标准差、箱线图等统计指标(或图形)比较不同条件下维生素 E 分布的差异程度。

主要结论:与健康孕妇相比,非健康孕妇的维生素 E 水平整体状况略差,其血清维生素 E 的平均水平(± 标准差)为 14.00(± 4.28)mg/L。血清维生素 E 缺乏的比例为 0.35%,不足的比例为 1.60%,正常的比例为 89.56%,超高的比例为 8.48%。依次从空间、人口学特征、孕妇体征和就诊医院特征 4 个维度依次描述非健康孕妇维生素 E 的条件分布发现:

(1) 非健康孕妇血清维生素 E 的空间差异明显。

(2) 具有不同人口学特征的孕妇血清维生素 E 水平差异明显。孕妇维生素 E 的缺乏率大致与年龄成反比,而超高率则与年龄成正比。不同学历孕妇的缺乏率差异较大,超高率差异不大,高学历孕妇的维生素 E 情况相对更好。脑力劳动和体力劳动兼顾的孕妇其维生素 E 情况相对最好,仅从事体力劳动孕妇的缺乏率和超高率均最高。

(3) 非健康孕妇体征与医疗干预是造成血清维生素 E 水平差异的主要因素。非健康孕妇中补充维生素 E 者其血清维生素 E 正常率相对较低,缺乏率与超高率差异不大,但均是有补充者更高。非健康孕妇血清维生素 E 的缺乏率和超高率均随体质指数(BMI)的增加而增加。人工辅助受孕者其维生素 E 的缺乏率和超高率都比自然受孕者的高,但二者差异均不大。相比于单胎,怀双胎的孕妇其维生素 E 的缺乏率与超高率更高。非健康孕妇维生素 E 的正常率与孕周成反比。与健康孕妇不同,孕早期的非健康孕妇缺乏率高达 0.82%。孕中期和孕晚期的非健康孕妇缺乏率均低于 0.30%;孕晚期非健康孕妇的超高率最高,应注意避免孕晚期过度补充维生素 E。

(4) 就诊于不同医院的孕妇血清维生素 E 水平差异明显。

本章结构安排如下:

第一节分析非健康孕妇血清维生素 E 的空间差异,依次按照农村 / 城镇、城市等级、7 个大区和居住方式 4 个维度进行分析。

第二节分析非健康孕妇血清维生素 E 的人口学特征差异,依次按照年龄、学历、工作性质 3 个维度进行分析。

第三节分析非健康孕妇血清维生素 E 的不同机体特征差异,依次按照是否补充维生素、体质指数(BMI)、受孕方式、孕次、胎数、孕期和居住方式 7 个维度进行分析。

第四节分析在不同等级和属性的医院就诊的各组孕妇血清维生素 E 的分布差异,依次按照就诊医院等级和就诊医院性质 2 个维度进行分析。

一、非健康孕妇血清维生素 E 的空间分布

本节分析全国非健康孕妇血清维生素 E 的空间分布特征,根据孕妇的空间位置,将从农村 / 城镇、城市等级、地区、居住方式 4 个维度来分析其血清维生素 E 的空间分布差异。

(一) 贫困农村地区孕妇血清维生素 E 水平异常比例高于其他地区

本节通过绘制不同城市大小的非健康孕妇血清维生素 E 水平的分布图与箱线图,并计算相应的分布特征,比较农村和城镇非健康孕妇血清维生素 E 水平的差异。

贫困农村地区的非健康孕妇血清维生素 E 水平处于 7~20mg/L 正常范围的比例低于其他地区,由图 210 和表 258 可知,贫困农村的非健康孕妇的血清维生素 E 水平 >20mg/L 的比例达到 13.62%。

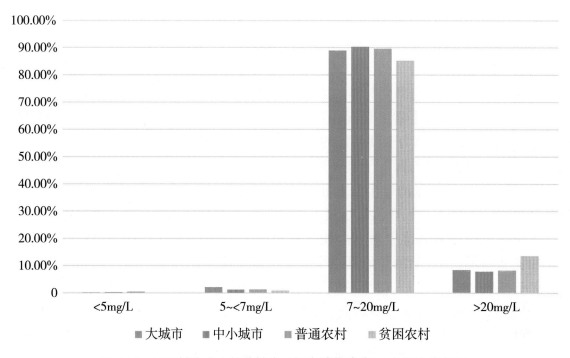

图 210　不同城市大小的非健康孕妇血清维生素 E 水平的分布图

表 258 不同城市大小的非健康孕妇血清维生素 E 各水平的频数

城市大小	维生素 E 水平 /(mg·L^{-1})			
	<5	5~<7	7~20	>20
大城市	447(0.32%)	3 054(2.19%)	124 138(89.01%)	11 822(8.48%)
中小城市	933(0.35%)	3 528(1.33%)	239 661(90.39%)	21 020(7.93%)
普通农村	162(0.61%)	370(1.40%)	23 761(89.65%)	2 211(8.34%)
贫困农村	6(0.11%)	53(0.96%)	4 710(85.31%)	752(13.62%)

注:括号内为该频数所占的百分比。

由图 211 和表 259 可知,贫困农村地区的非健康孕妇血清维生素 E 水平中位数和均值,分别为 14.90mg/L 和 15.38mg/L,高于其他地区。方差分析结果表明,在 0.05 显著性水平下,大城市、中小城市、普通农村、贫困农村的非健康孕妇血清维生素 E 水平的均值存在显著差异(P 值 <0.0001)。

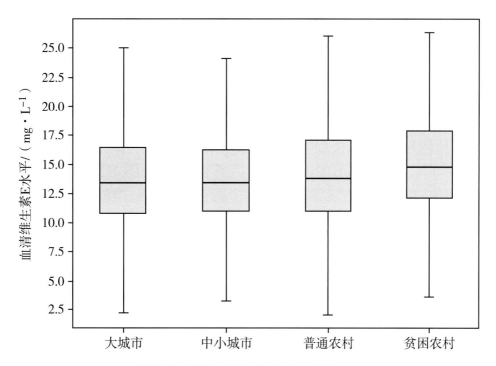

图 211 不同城市大小的非健康孕妇血清维生素 E 水平的箱线图

表 259 不同城市大小的非健康孕妇血清维生素 E 水平的分布特征

城市大小	分布特征					
	1st Qu.	中位数	均值	3rd Qu.	标准差	样本量
大城市	10.80	13.40	13.91	16.50	4.37	139 461
中小城市	11.10	13.50	14.01	16.30	4.20	265 142
普通农村	11.00	13.70	14.15	17.00	4.42	26 504
贫困农村	12.20	14.90	15.38	17.90	4.56	5 521

注:血清维生素 E 水平单位为 mg/L。

从表 260 中可知,贫困农村的非健康孕妇血清维生素 E 水平和其他地区之间的非健康孕妇血清维生素 E 水平累积分布差异度较大,因此贫困农村非健康孕妇血清维生素 E 水平较之大城市和中小城市孕妇更需要进一步提高。

表 260　不同城市大小的非健康孕妇血清维生素 E 水平的累积分布差异度

累积分布差异度	大城市	中小城市	普通农村	贫困农村
大城市	0	2.82%	1.86%	10.29%
中小城市	2.82%	0	1.48%	11.39%
普通农村	1.86%	1.48%	0	10.56%
贫困农村	10.29%	11.39%	10.50%	0

(二)五线城市孕妇血清维生素 E 水平 >20mg/L 的比例最高

本节通过绘制不同城市等级的非健康孕妇血清维生素 E 水平的分布图与箱线图,并计算相应的分布特征,分析不同城市等级的非健康孕妇血清维生素 E 水平的差异。城市等级的划分为一线城市、新一线城市、二线城市、三线城市、四线城市、五线城市。

首先,按区域属性使用 Python 统计软件对不同城市等级非健康孕妇检测数据进行缺失值与异常值处理,其次,分别描述不同城市等级非健康孕妇血清维生素 E 水平的条件分布。

在不同城市等级中,新一线城市非健康孕妇的血清维生素 E 水平处于 7~20mg/L 的比例高于其他地区,比例为 92.76%,五线城市非健康孕妇的血清维生素 E 水平处于 7~20mg/L 的比例最低,为 87.46%,其 >20mg/L 的比例最高,达到 10.96%,见图 212 和表 261。在表 262 中,五线城市非健康孕妇的血清维生素 E 水平的均值高于其他地区,类似地绘制不同城市等级下非健康孕妇血清维生素 E 水平的箱线图(图 213),也验证了这一结论。方差分析结果表明,

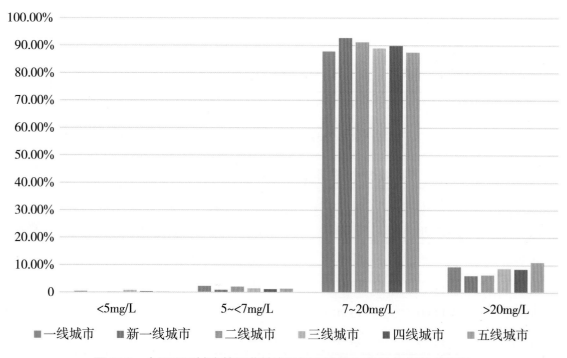

图 212　中国不同城市等级非健康孕妇血清维生素 E 水平的分布图

表 261　中国不同城市等级非健康孕妇血清维生素 E 各水平的频数

城市等级	维生素 E 水平 /(mg·L⁻¹)			
	<5	5~<7	7~20	>20
一线城市	345(0.43%)	1 927(2.38%)	71 178(87.84%)	7 580(9.35%)
新一线城市	75(0.09%)	764(0.94%)	75 526(92.76%)	5 058(6.21%)
二线城市	142(0.21%)	1 456(2.14%)	62 149(91.22%)	4 381(6.43%)
三线城市	652(0.77%)	1 282(1.51%)	75 604(88.97%)	7 441(8.76%)
四线城市	257(0.33%)	986(1.25%)	70 737(89.91%)	6 697(8.51%)
五线城市	77(0.18%)	590(1.39%)	37 076(87.46%)	4 648(10.96%)

注:括号内为该频数所占的百分比。

表 262　中国不同城市等级非健康孕妇血清维生素 E 水平的分布特征

城市等级	分布特征					
	1st Qu.	中位数	均值	3rd Qu.	标注差	样本量
一线城市	11.00	13.90	14.23	17.00	4.46	81 030
新一线城市	10.90	13.10	13.66	15.90	3.90	81 423
二线城市	10.50	12.80	13.39	15.60	4.11	68 128
三线城市	11.40	13.90	14.34	16.80	4.25	84 979
四线城市	11.00	13.40	14.03	16.40	4.34	78 677
五线城市	11.20	13.90	14.48	17.00	4.63	42 391

注:血清维生素 E 水平单位为 mg/L。

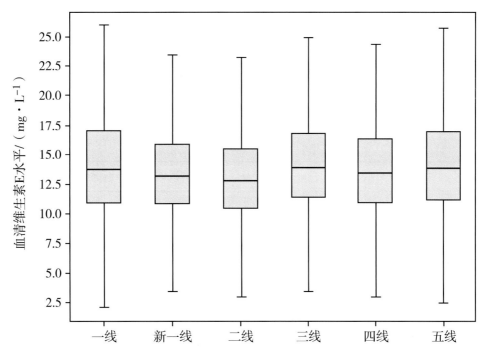

图 213　不同城市等级下非健康孕妇血清维生素 E 水平的箱线图

在 0.05 显著性水平下,不同城市等级的非健康孕妇血清维生素 E 水平的均值存在显著差异(*P* 值 <0.0001)。

表 263 显示,五线城市非健康孕妇与新一线城市非健康孕妇血清维生素 E 水平累积分布差异较大,其他不同城市等级的非健康孕妇血清维生素 E 水平累积分布差异不大。

表 263　不同城市等级非健康孕妇血清维生素 E 水平的累积分布差异度

累积分布差异度	一线	新一线	二线	三线	四线	五线
一线	0	9.83%	6.76%	2.94%	4.13%	3.22%
新一线	9.83%	0	3.07%	7.58%	5.70%	10.59%
二线	6.76%	3.07%	0	5.77%	4.40%	9.07%
三线	2.94%	7.58%	5.77%	0	1.88%	4.42%
四线	4.13%	5.70%	4.40%	1.88%	0	5.18%
五线	3.22%	10.59%	9.07%	4.42%	5.18%	0

(三)东北部孕妇血清维生素 E 缺乏比例高于其他地区

对西北、北部、东北、东部、中部、西南、南部的地区划分如下:

(1) 西北地区:新疆、青海、甘肃、宁夏、陕西。

(2) 华北地区:内蒙古、山西、河北、北京、天津。

(3) 东北地区:辽宁、吉林、黑龙江。

(4) 华东地区:上海、山东、江苏、安徽、江西、浙江、福建。

(5) 华中地区:河南、湖北、湖南。

(6) 西南地区:西藏、四川、云南、贵州、重庆。

(7) 华南地区:广东、广西、海南。

本节对各地区中国健康孕妇血清维生素 E 进行统计描述,地区的划分按照西北、华北、东北、华东、华中、西南、华南 7 个大区的方式进行。

首先,按区域属性使用 Python 统计软件对中国不同地区健康孕妇检测数据进行缺失值与异常值处理;实际采集的数据包含的省份如表 264 所示。

表 264　实际采集数据包含的省份

地区	实际采集数据包含的省份
西北地区	青海、宁夏、陕西
华北地区	内蒙古、山西、河北、北京、天津
东北地区	辽宁、吉林、黑龙江
华东地区	山东、安徽、浙江、江苏
华中地区	河南、湖北、湖南
西南地区	云南、贵州、重庆、四川
华南地区	广东、广西

其次,分别描述各地区非健康孕妇血清维生素 E 水平的条件分布。

由图 214 和表 265 可知,相比于其他地区,东北部的非健康孕妇血清维生素 E 水平处于 7~20mg/L 的比例最低,为 86.04%,其 <7mg/L 的比例最高,达 7.87%。华南地区的非健康孕妇血清维生素 E 水平处于 7~20mg/L 的比例最高,达到 95.77%,其 <7mg/L 的比例仅为 1.50%。

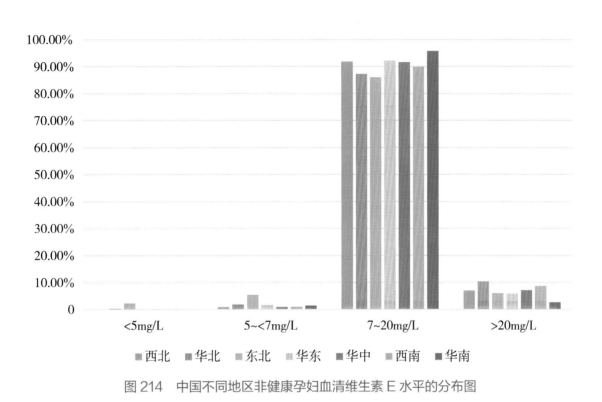

图 214　中国不同地区非健康孕妇血清维生素 E 水平的分布图

表 265　中国各地区非健康孕妇血清维生素 E 各水平的频数

地区	维生素 E 水平 /(mg·L⁻¹)			
	<5	5~<7	7~20	>20
西北	92(0.12%)	704(0.93%)	69 289(91.88%)	5 330(7.07%)
华北	380(0.35%)	2 101(1.91%)	96 163(87.33%)	11 469(10.42%)
东北	667(2.35%)	1 566(5.52%)	24 389(86.04%)	1 724(6.08%)
华东	65(0.13%)	819(1.66%)	45 607(92.27%)	2 937(5.94%)
华中	40(0.18%)	210(0.96%)	20 081(91.69%)	1 570(7.17%)
西南	299(0.21%)	1 481(1.04%)	128 504(89.97%)	12 540(8.78%)
华南	5(0.06%)	124(1.44%)	8 237(95.77%)	235(2.73%)

注:括号内为该频数所占的百分比。

从绘制的箱线图(图215)和分布特征表(表266)可以看出,华南地区的非健康孕妇血清维生素E水平中位数和均值低于其他地区,数据分布较为集中。方差分析结果表明,在0.05显著性水平下,不同地区非健康孕妇血清维生素E水平的均值存在显著差异(P 值 <0.000 1)。

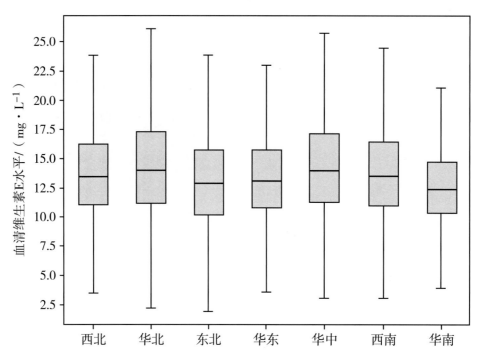

图 215　中国不同地区非健康孕妇血清维生素 E 水平的箱线图

表 266　中国不同地区非健康孕妇血清维生素 E 水平的分布特征

地区	分布特征					
	1st Qu.	中位数	均值	3rd Qu.	标准差	样本量
西北	11.10	13.40	13.92	16.20	3.93	75 415
华北	11.20	14.10	14.48	17.20	4.52	110 113
东北	10.20	12.90	13.14	15.70	4.46	28 346
华东	10.80	13.00	13.54	15.70	3.94	49 428
华中	11.30	13.90	14.27	17.10	4.06	21 901
西南	11.00	13.40	14.04	16.40	4.35	142 824
华南	10.40	12.40	12.73	14.70	3.35	8 601

注:血清维生素 E 水平单位为 mg/L。

通过计算得到东北部与华南地区非健康孕妇血清维生素 E 水平之间的累积分布差异很大,差异度达 19.46%,其他各区域的累积分布差异度见表267。

表 267　中国各地区非健康孕妇血清维生素 E 水平的累积分布差异度

累积分布差异度	西北	华北	东北	华东	华中	西南	华南
西北	0	9.09%	13.64%	2.25%	0.37%	3.81%	8.80%
华北	9.09%	0	11.25%	9.88%	8.72%	5.28%	16.87%
东北	13.64%	11.25%	0	12.46%	13.47%	13.26%	19.46%
华东	2.25%	9.88%	12.46%	0	2.56%	5.83%	7.00%
华中	0.37%	8.72%	13.47%	2.56%	0	3.43%	9.12%
西南	3.81%	5.28%	13.26%	5.83%	3.43%	0	12.40%
华南	8.80%	16.87%	19.46%	7.00%	9.12%	12.40%	0

（四）城镇常住人口孕妇血清维生素 E 水平异常比例最高

本节通过绘制不同居住方式下非健康孕妇血清维生素 E 水平的分布图与箱线图,并计算相应的分布特征,来分析不同居住方式下非健康孕妇血清维生素 E 水平的差异。

由图 216 和表 268 可知,属于城镇常住人口的非健康孕妇血清维生素 E 水平处于 7~20mg/L 的比例最低,为 89.46%,其 <7mg/L 和 >20mg/L 的比例均高于流动人口和农村常住人口下的非健康孕妇。方差分析结果表明(表 269),在 0.05 显著性水平下,不同居住方式下非健康孕妇血清维生素 E 水平的均值存在显著差异(P 值 <0.0001)。

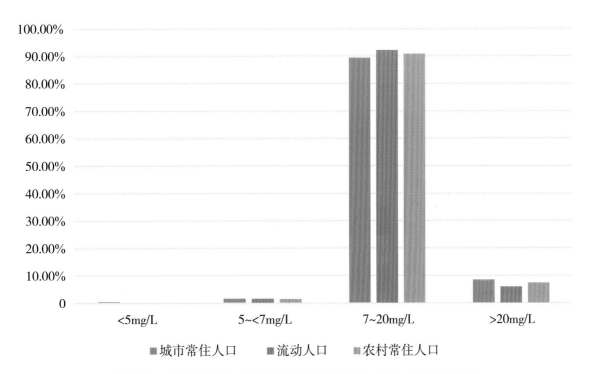

图 216　不同居住方式下非健康孕妇血清维生素 E 水平的分布图

表 268　不同居住方式下非健康孕妇血清维生素 E 各水平的频数

居住方式	维生素 E 水平/(mg·L⁻¹)			
	<5	5~<7	7~20	>20
城镇常住人口	1 404(0.40%)	5 702(1.63%)	312 532(89.46%)	29 735(8.51%)
流动人口	50(0.17%)	464(1.60%)	26 687(92.21%)	1 739(6.01%)
农村常住人口	94(0.16%)	829(1.44%)	52 465(90.95%)	4 297(7.45%)

注:括号内为该频数所占的百分比。

表 269　不同居住方式下非健康孕妇血清维生素 E 水平的分布特征

居住方式	分布特征					
	1ˢᵗ Qu.	中位数	均值	3ʳᵈ Qu.	标准差	样本量
城镇常住人口	11.00	13.50	14.05	16.50	4.31	349 373
流动人口	10.80	13.00	13.57	15.90	4.01	28 940
农村常住人口	11.00	13.40	13.94	16.40	4.15	57 685

注:血清维生素 E 水平单位为 mg/L。

由图 217 和表 270 可知,不同居住方式下非健康孕妇血清维生素 E 水平的累积分布差异不大,属于城镇常住人口的非健康孕妇血清维生素 E 水平分布特征整体略高于其他居住方式下的非健康孕妇血清维生素 E 水平。

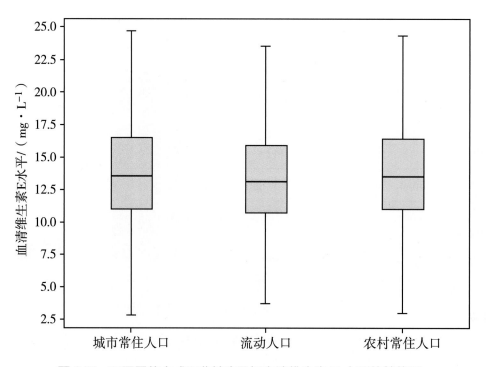

图 217　不同居住方式下非健康孕妇血清维生素 E 水平的箱线图

表 270　不同居住方式下非健康孕妇血清维生素 E 水平的累积分布差异度

累积分布差异度	城镇常住人口	流动人口	农村常住人口
城镇常住人口	0	5.52%	2.99%
流动人口	5.52%	0	2.88%
农村常住人口	2.99%	2.88%	0

二、非健康孕妇血清维生素 E 在不同人口学特征下的分布

本节分析全国非健康孕妇血清维生素 E 在人口学特征上的分布,将从孕妇的年龄、文化程度(学历)和工作性质 3 个维度来分析其血清维生素 E 在人口学特征上的分布差异。

(一)伴随年龄增加孕妇血清维生素 E 水平呈上升趋势

本节通过绘制各年龄段非健康孕妇血清维生素 E 水平的分布图与箱线图,并计算各年龄段的分布特征,描述并比较其分布情况。分析数据时先使用 R 统计软件对各年龄段非健康孕妇的维生素 E 检测数据进行缺失值与异常值处理,年龄段划分如下:

> (1)小于 20 岁
> (2) 20 到 25 岁(不含 25 岁)
> (3) 25 到 30 岁(不含 30 岁)
> (4) 30 到 35 岁(不含 35 岁)
> (5) 大于等于 35 岁

各年龄段非健康孕妇血清维生素 E 水平的分布见图 218,由图可知,低年龄组非健康孕妇血清维生素 E 水平处于 7~20mg/L 的比例高于高年龄组非健康孕妇,具体地,20 岁以下非健康孕妇血清维生素 E 在 7~20mg/L 的比例为 93.34%,且随着非健康孕妇年龄的增加,血清维生素 E 处于 7~20mg/L 的比例逐步下降。见表 271。

表 271　各年龄段非健康孕妇血清维生素 E 各水平的频数

年龄段	维生素 E 水平/$(mg \cdot L^{-1})$			
	<5	5~<7	7~20	>20
<20 岁	14(0.27%)	113(2.15%)	4 906(93.34%)	223(4.24%)
20~<25 岁	234(0.36%)	1 190(1.85%)	59 226(92.08%)	3 669(5.70%)
25~<30 岁	717(0.36%)	3 438(1.74%)	178 748(90.53%)	14 547(7.37%)
30~<35 岁	428(0.37%)	1 684(1.44%)	103 688(88.65%)	11 164(9.54%)
≥35 岁	155(0.29%)	586(1.11%)	46 329(88.01%)	5 569(10.58%)

注:括号内为该频数所占的百分比。

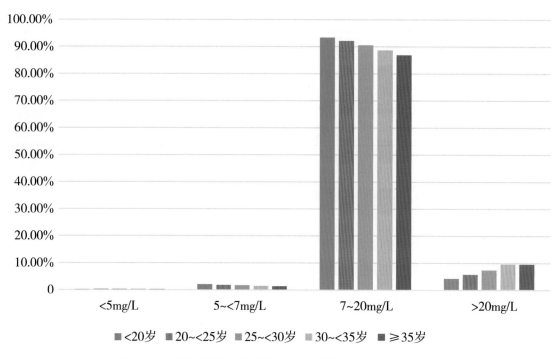

图 218　各年龄段非健康孕妇血清维生素 E 水平的分布

　　绘制各年龄段保健门诊非健康孕妇血清维生素 E 水平的箱线图及相应的分布特征,见图 219 和表 272。由分布特征及箱线图看出,非健康孕妇血清维生素 E 水平随孕妇年龄的增大有增加的趋势。方差分析结果表明,在 0.05 显著性水平下,不同年龄段非健康孕妇血清维生素 A 水平的均值存在显著差异(P 值 <0.0001)。结合表 270 可知,30~<35 岁和 35 岁及以上两个组的非健康孕妇血清维生素 E 水平 >20mg/L 的比例较大,为 9.54%。这也提示,随着孕妇年龄的增加,应该控制其血清维生素 E 水平在正常范围内。

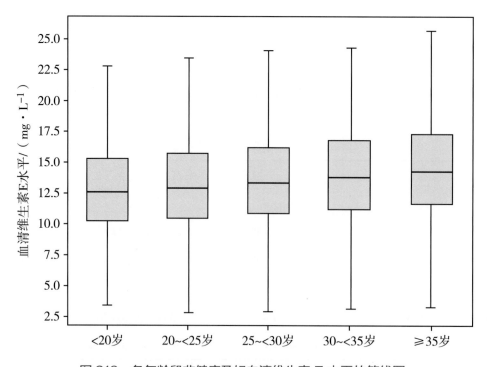

图 219　各年龄段非健康孕妇血清维生素 E 水平的箱线图

表 272 各年龄段非健康孕妇血清维生素 E 水平的分布特征

年龄段	分布特征					
	1st Qu.	中位数	均值	3rd Qu.	标准差	样本量
<20 岁	10.30	12.50	13.00	15.30	3.81	5 256
20~<25 岁	10.50	12.80	13.35	15.70	4.03	64 319
25~<30 岁	10.90	13.30	13.81	16.20	4.19	197 450
30~<35 岁	11.30	13.80	14.34	16.80	4.37	116 964
≥35 岁	11.70	14.20	14.84	17.30	4.51	52 639

注:血清维生素 E 水平单位为 mg/L。

表 273 显示,年龄≥30 岁的非健康孕妇与年龄 <20 岁的非健康孕妇血清维生素 E 水平的累积分布差异较大。

表 273 各年龄段非健康孕妇血清维生素 E 水平的累积分布差异度

累积分布差异度	<20 岁	20~<25 岁	25~<30 岁	30~<35 岁	≥35 岁
<20 岁	0	3.12%	6.44%	10.80%	12.55%
20~<25 岁	3.12%	0	3.33%	7.69%	9.58%
25~<30 岁	6.44%	3.33%	0	4.36%	6.25%
30~<35 岁	10.80%	7.69%	4.36%	0	1.90%
≥35 岁	12.55%	9.58%	6.25%	1.90%	0

(二)不同文化程度孕妇血清维生素 E 分布趋于一致

本节通过绘制非健康孕妇不同文化程度下血清维生素 E 水平的分布图与箱线图,并计算相应的分布特征,来分析不同文化程度下非健康孕妇血清维生素 E 水平的差异。

由图 220、图 221 和表 274 可见,各文化程度下非健康孕妇血清维生素 E 水平处于 7~<20mg/L 的比例相差较少,均在 89.0%~91.5%,相比于高中、本科和研究生文化程度的非健康孕妇,其他文化程度的非健康孕妇血清维生素 E 水平处于 7~<20mg/L 的比例最高,为 91.46%。

表 274 不同文化程度下非健康孕妇血清维生素 E 各水平的频数

文化程度	维生素 E 水平/(mg·L⁻¹)			
	<5	5~<7	7~20	>20
高中	1 051(0.47%)	3 650(1.65%)	198 136(89.34%)	18 939(8.54%)
本科	321(0.32%)	2 035(2.03%)	89 513(89.48%)	8 172(8.17%)
研究生	40(0.20%)	375(1.87%)	17 987(89.50%)	1 696(8.44%)
其他	136(0.14%)	941(1.00%)	86 194(91.46%)	6 971(7.40%)

注:括号内为该频数所占的百分比。

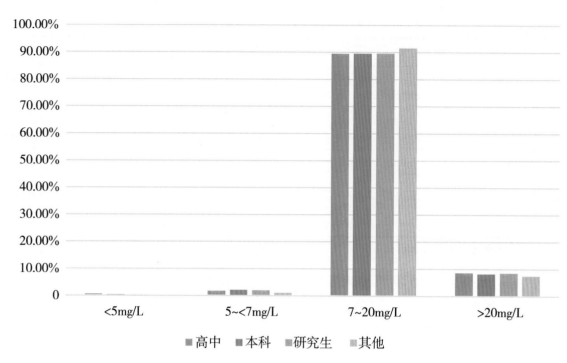

图 220　不同文化程度下非健康孕妇血清维生素 E 水平的分布图

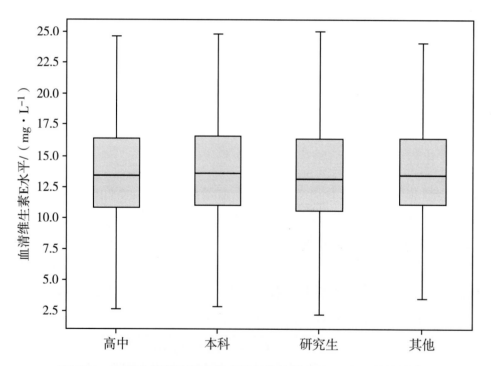

图 221　不同文化程度下非健康孕妇血清维生素 E 水平的箱线图

由表 275 可知,研究生文化程度的非健康孕妇血清维生素 E 水平的中位数与均值低于其余文化程度组别的非健康孕妇,方差分析结果表明,在 0.05 显著性水平下,不同文化程度的非健康孕妇血清维生素 E 水平的均值存在显著差异(P 值 <0.0001)。

表 275　不同文化程度下非健康孕妇血清维生素 E 水平的分布特征

文化程度	分布特征					
	1ˢᵗ Qu.	中位数	均值	3ʳᵈ Qu.	标准差	样本量
高中	10.90	13.40	13.96	16.40	4.36	221 776
本科	11.10	13.60	14.06	16.60	4.26	100 041
研究生	10.60	13.10	13.77	16.40	4.36	20 098
其他	11.20	13.60	14.07	16.40	4.06	94 242

注：血清维生素 E 水平单位为 mg/L。

表 276 表明不同文化程度下非健康孕妇血清维生素 E 水平的累积分布差异度较小。

表 276　不同文化程度下非健康孕妇血清维生素 E 水平的累积分布差异度

累积分布差异度	高中	本科	研究生	其他
高中	0	1.05%	0.75%	4.24%
本科	1.05%	0	0.58%	3.97%
研究生	0.75%	0.58%	0	3.93%
其他	4.24%	3.97%	3.93%	0

（三）单一工作性质下孕妇血清维生素 E 水平较低

本节通过绘制不同工作性质下非健康孕妇血清维生素 E 水平的分布图与箱线图，并计算相应的分布特征，来分析不同工作性质下非健康孕妇血清维生素 E 水平的差异。

由图 222 和表 277 发现，单一工作性质下（体力劳动或脑力劳动）非健康孕妇血清维生

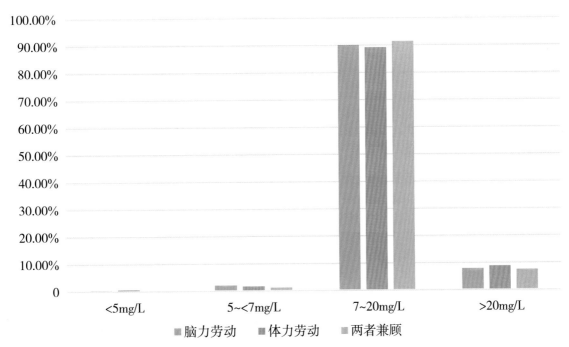

图 222　不同工作性质下非健康孕妇血清维生素 E 水平的分布图

素 E 水平处于 7~20mg/L 的比例均在 90% 左右,其中,体力劳动的非健康孕妇血清维生素 E 水平的比例相对较低,为 89.15%。而体力劳动和脑力劳动兼顾的非健康孕妇血清维生素 E 水平处于 7~20mg/L 的比例较高,为 91.35%。

表 277　不同工作性质下非健康孕妇血清维生素 E 各水平的频数

工作性质	维生素 E 水平 /(mg·L⁻¹)			
	<5	5~<7	7~20	>20
脑力劳动	349(0.30%)	2 326(1.98%)	105 666(89.95%)	9 130(7.77%)
体力劳动	1 056(0.47%)	3 650(1.62%)	200 826(89.15%)	19 741(8.76%)
两者兼顾	143(0.15%)	1 026(1.10%)	85 194(91.35%)	6 899(7.40%)

注:括号内为该频数所占的百分比。

由箱线图(图 223)及分布特征表(表 278)知,体力劳动和脑力劳动兼顾的非健康孕妇血清维生素 E 水平分布特征整体超过其他工作性质的非健康孕妇,与上方的分析结果相吻合。方差分析结果表明,在 0.05 显著性水平下,不同工作性质下非健康孕妇血清维生素 E 水平的均值存在显著差异(P 值 <0.0001)。

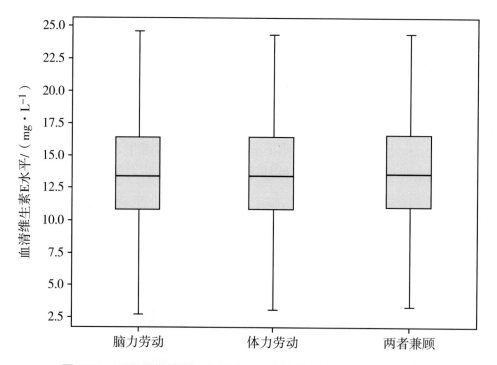

图 223　不同工作性质下非健康孕妇血清维生素 E 水平的箱线图

表 278　不同工作性质下非健康孕妇血清维生素 E 水平的分布特征

工作性质	分布特征					
	1ˢᵗ Qu.	中位数	均值	3ʳᵈ Qu.	标准差	样本量
脑力劳动	10.90	13.50	13.93	16.40	4.23	117 471
体力劳动	11.00	13.40	14.00	16.40	4.38	225 273
两者兼顾	11.20	13.60	14.10	16.50	4.06	93 262

表 279 显示，不同工作性质下非健康孕妇血清维生素 E 水平的累积分布差异整体较小，其中脑力与体力兼顾的非健康孕妇与单独从事脑力劳动、单独从事体力劳动的非健康孕妇血清维生素 E 水平的累积分布差异度分别为 2.80% 和 4.40%。

表 279　不同工作性质下非健康孕妇血清维生素 E 水平的累积分布差异度

累积分布差异度	脑力劳动	体力劳动	两者兼顾
脑力劳动	0	2.33%	2.80%
体力劳动	2.33%	0	4.40%
两者兼顾	2.80%	4.40%	0

三、非健康孕妇血清维生素 E 在不同体征下的分布

本节分析全国非健康孕妇血清维生素 E 在不同机体特征上的分布，将从是否补充维生素、体质指数（BMI）、受孕方式、孕次、胎数、孕期和居住方式 7 个维度来分析其血清维生素 E 在机体特征上的分布差异。

（一）未补充维生素的孕妇血清维生素 E 水平异常比例较低

本节通过绘制有 / 无补充维生素的非健康孕妇血清维生素 E 水平的分布图与箱线图，并计算其分布特征，分析有 / 无补充维生素的非健康孕妇血清维生素 E 水平的差异。

由图 224 和表 280 可知，有补充维生素组非健康孕妇血清维生素 E 水平处于 7~20mg/L 的比例为 87.31%，未补充维生素组非健康孕妇的相应比例为 90.21%，有补充维生素组非健康孕妇血清维生素 E 水平 >20mg/L 的比例为 9.45%，高于未补充维生素组非健康孕妇。

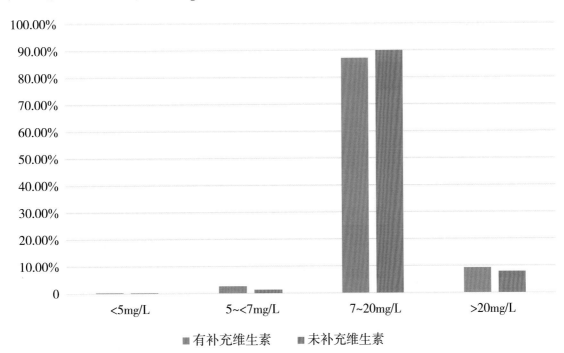

图 224　有 / 无补充维生素非健康孕妇血清维生素 E 水平的分布图

表 280　有 / 无补充维生素非健康孕妇血清维生素 E 各水平的频数

补充维生素	维生素 E 水平 /(mg·L^{-1})			
	<5	5~<7	7~20	>20
有补充维生素	255（0.46%）	1 542（2.78%）	48 508（87.31%）	5 251（9.45%）
未补充维生素	1 293（0.34%）	5 463（1.43%）	343 762（90.21%）	30 554（8.02%）

注:括号内为该频数所占的百分比。

从箱线图 225 和表 281 可见,有补充维生素组非健康孕妇血清维生素 E 水平的中位数和均值均高于未补充维生素组非健康孕妇,t 检验结果表明,在 0.05 显著性水平下,有 / 无补充维生素的非健康孕妇血清维生素 E 水平的均值存在显著差异（P 值 <0.0001）。

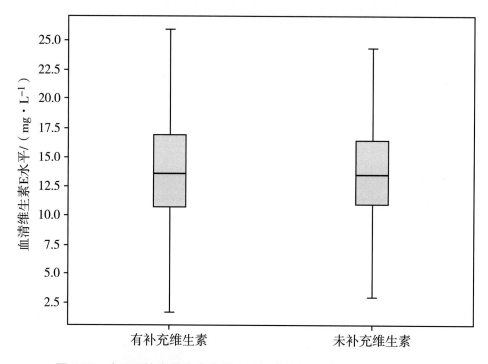

图 225　有 / 无补充维生素非健康孕妇血清维生素 E 水平的箱线图

表 281　有 / 无补充维生素非健康孕妇血清维生素 E 水平的分布特征

补充维生素	分布特征					
	1st Qu.	中位数	均值	3rd Qu.	标准差	样本量
有补充维生素	10.80	13.60	14.07	16.90	4.53	55 556
未补充维生素	11.00	13.50	13.99	16.40	4.24	381 072

注:血清维生素 E 水平单位为 mg/L。

通过计算得到有补充维生素组和未补充维生素组非健康孕妇血清维生素 E 水平的累积分布差异不大,差异度值为 5.79%。见表 282。

表 282　有 / 无补充维生素非健康孕妇血清维生素 E 水平的累积分布差异度

累积分布差异度	有补充维生素	未补充维生素
有补充维生素	0	5.79%
未补充维生素	5.79%	0

(二) BMI≥28.0kg/m² 的孕妇血清维生素 E 异常比例较高

本节通过绘制不同体质指数(body mass index,BMI)的孕妇血清维生素 E 水平的分布图与箱线图,并计算相应的分布特征,分析各级 BMI 指数下孕妇血清维生素 E 水平的差异。2003 年,卫生部疾病控制司发布的《中国成人超重和肥胖症预防与控制指南》(试行)将体质指数(BMI)分类如下:

(1) 体重过低,BMI<18.5kg/m²。

(2) 体重正常,18.5~23.9kg/m²。

(3) 超重,24.0~27.9kg/m²。

(4) 肥胖,BMI≥28.0kg/m²。

鉴于此分类中 BMI 在 23.9~<24.0kg/m² 范围的分类不周严,依据统计分组遵循"不重不漏"的原则,本报告将体质指数(BMI)分组表达如下:

(1) BMI<18.5kg/m²。

(2) 18.5kg/m² ≤ BMI<23.9kg/m²。

(3) 23.9kg/m² ≤ BMI<28.0kg/m²。

(4) BMI≥28.0kg/m²。

由图 226 和表 283 可知,不同体质指数的非健康孕妇血清维生素 E 水平处于 7~20mg/L

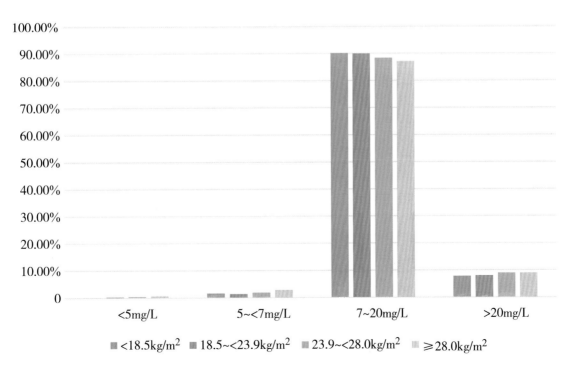

图 226　不同体质指数(BMI)非健康孕妇血清维生素 E 水平的分布

的比例在 87.21%~90.27%，且有随 BMI 增大而降低的趋势，BMI≥28.0kg/m² 组的非健康孕妇血清维生素 E 水平处于 7~20mg/L 的比例最低，为 87.21%，>20mg/L 的比例达到 9.07%。

表 283　不同体质指数（BMI）非健康孕妇血清维生素 E 各水平的频数

体质指数 /(kg·m⁻²)	维生素 E 水平 /(mg·L⁻¹)			
	<5	5~<7	7~20	>20
<18.5	143(0.23%)	1 048(1.66%)	57 163(90.27%)	4 968(7.85%)
18.5~<23.9	1 055(0.34%)	4 611(1.47%)	282 003(90.08%)	25 390(8.11%)
23.9~<28.0	232(0.51%)	892(1.97%)	40 157(88.51%)	4 089(9.01%)
≥28.0	118(0.76%)	460(2.96%)	13 574(87.21%)	1 412(9.07%)

注：括号内为该频数所占的百分比。

绘制各体质指数非健康孕妇血清维生素 E 水平的箱线图（图 227）及相应的分布特征表（表 284），显示 BMI 较高的非健康孕妇血清维生素 E 水平中位数和均值略高于 BMI 低的非健康孕妇，方差分析结果表明，在 0.05 显著性水平下，不同 BMI 组别非健康孕妇血清维生素 E 水平的均值存在显著差异（P 值 <0.0001）。这也提示 BMI 较高的孕妇应更加注重对维生素 E 的控制。

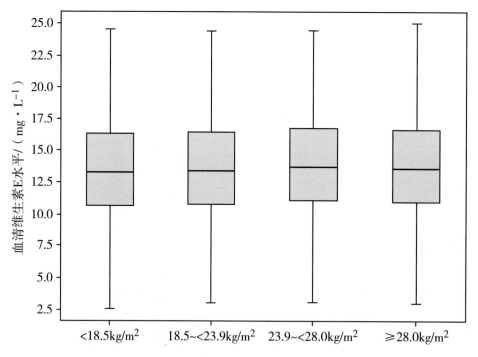

图 227　不同体质指数非健康孕妇血清维生素 E 水平的箱线图

表 284　各体质指数非健康孕妇血清维生素 E 水平的分布特征

体质指数 /(kg·m⁻²)	分布特征					
	1ˢᵗ Qu.	中位数	均值	3ʳᵈ Qu.	标准差	样本量
<18.5	10.80	13.30	13.86	16.30	4.27	63 322
18.5~<23.9	11.00	13.50	13.99	16.40	4.25	313 059
23.9~<28.0	11.26	13.80	14.24	16.70	4.34	45 370
≥28.0	11.10	13.70	14.16	16.70	4.48	15 564

通过计算得到不同 BMI 非健康孕妇血清维生素 E 水平的累积分布差异不大，BMI<18.5kg/m²，BMI 在 18.5~<23.9kg/m² 组别的非健康孕妇血清维生素 E 水平分布颇为相似，互相之间的累积分布差异度最小，为 0.75%，BMI≥28.0kg/m² 的非健康孕妇血清维生素 E 水平与其他组别的累积分布差异度相对较大。见表 285。

表 285　不同 BMI 非健康孕妇血清维生素 E 水平的累积分布差异度

累积分布差异度	<18.5	18.5~<23.9	23.9~<28.0	≥28.0
<18.5	0	0.75%	3.53%	6.12%
18.5~<23.9	0.75%	0	3.14%	5.73%
23.9~<28.0	3.53%	3.14%	3.14%	2.59%
≥28.0	6.12%	5.73%	2.59%	0

注：体质指数（BMI）单位为 kg/m²。

（三）人工受孕方式下的孕妇血清维生素 E>20mg/L 的比例较高

本节通过绘制不同受孕方式下非健康孕妇血清维生素 E 水平的分布图与箱线图，并计算相应的分布特征，来分析不同受孕方式下非健康孕妇血清维生素 E 水平的差异。

由图 228 和表 286 可知，自然受孕下非健康孕妇的血清维生素 E 水平处于 7~20mg/L 的比例较高，接近 90%，相比之下，人工受孕的非健康孕妇的血清维生素 E 水平处于 7~20mg/L 的比例为 86.66%，而近 12% 人工受孕的非健康孕妇的血清维生素 E 水平 >20mg/L。

表 286　不同受孕方式下非健康孕妇血清维生素 E 各水平的频数

受孕方式	维生素 E 水平 /(mg·L⁻¹)			
	<5	5~<7	7~20	>20
自然受孕	1 537（0.35%）	6 964（1.61%）	389 734（89.86%）	35 467（8.18%）
人工辅助	11（0.38%）	41（1.40%）	2 533（86.66%）	338（11.56%）

注：括号内为该频数所占的百分比。

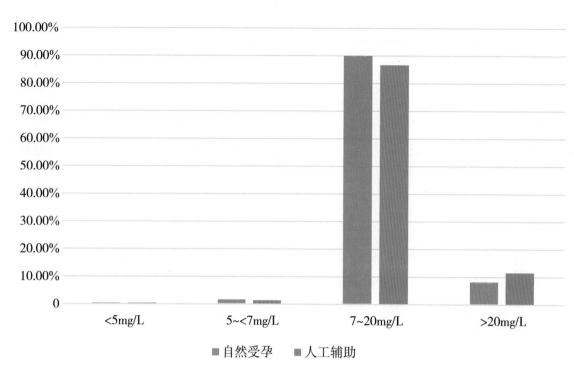

图 228　不同受孕方式下非健康孕妇血清维生素 E 水平的分布图

由图 229 和表 287,自然受孕方式下非健康孕妇血清维生素 E 浓度的中位数和均值均小于人工辅助的受孕方式的孕妇,分别为 13.50mg/L、14.00mg/L,再结合上方的分析结果,可见人工受孕方式下的非健康孕妇血清维生素 E 水平较高,且 >20mg/L 的比例较高。t 检验结果表明,在 0.05 显著性水平下,不同受孕方式的非健康孕妇血清维生素 E 水平的均值存在显著差异(P 值 <0.0001)。

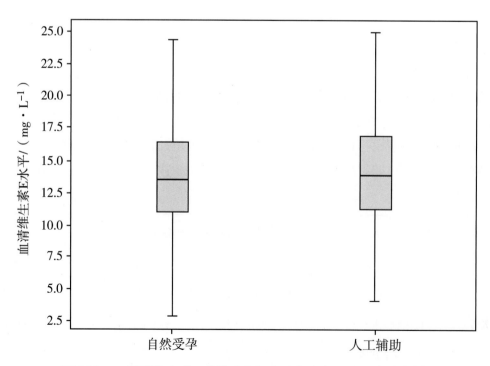

图 229　不同受孕方式下非健康孕妇血清维生素 E 水平的箱线图

表 287　不同受孕方式下非健康孕妇血清维生素 E 水平的分布特征

受孕方式	分布特征					
	1st Qu.	中位数	均值	3rd Qu.	标准差	样本量
自然受孕	11.00	13.50	14.00	16.40	4.27	433 702
人工辅助	11.30	13.70	14.43	16.90	4.58	2 923

计算得到的自然受孕的非健康孕妇血清维生素 E 水平和人工辅助受孕的非健康孕妇血清维生素 E 水平累积分布差异不大,差异度值为 6.82%。见表 288。

表 288　不同受孕方式下非健康孕妇血清维生素 E 水平的累积分布差异度

累积分布差异度	自然受孕	人工辅助
自然受孕	0	6.82%
人工辅助	6.82%	0

(四) 非健康孕妇血清维生素 E 水平随孕次的增加有增高的趋势

本节将对不同孕次的非健康孕妇血清维生素 E 水平进行分析,通过绘制不同孕次的非健康孕妇血清维生素 E 水平的分布图与箱线图,并计算相应的分布特征,比较不同孕次非健康孕妇血清维生素 E 水平的差异。

非健康孕妇血清维生素 E 水平随孕次的增加有增高的趋势,首次怀孕的非健康孕妇血清维生素 E 的缺乏率高于其他怀孕次数的非健康孕妇,超高率低于其他怀孕次数的非健康孕妇。首次怀孕的非健康孕妇血清维生素 E 水平处于 7~20mg/L 的比例为 90.23%,略高于其他孕次组别的孕妇;首次怀孕的非健康孕妇血清维生素 E 水平低于 7mg/L 的比例为各孕次组别最高,为 2.31%,怀孕次数为 7 次的非健康孕妇血清维生素 E 水平高于 20mg/L 的比例为各孕次组别最高,达到 11.01%。见图 230 和表 289。

表 289　不同孕次非健康孕妇血清维生素 E 各水平的频数

孕次	维生素 E 水平 /(mg·L⁻¹)			
	<5	5~<7	7~20	>20
孕次 1	1 069(0.44%)	4 556(1.87%)	219 957(90.23%)	18 200(7.47%)
孕次 2	343(0.28%)	1 766(1.43%)	110 408(89.48%)	10 878(8.82%)
孕次 3	93(0.23%)	426(1.04%)	36 549(89.62%)	3 715(9.11%)
孕次 4	24(0.16%)	156(1.01%)	13 653(88.63%)	1 572(10.20%)
孕次 5	3(0.06%)	33(0.65%)	4 572(89.86%)	480(9.43%)
孕次 6	2(0.14%)	6(0.43%)	1 244(89.56%)	137(9.86%)
孕次 7	0(0)	2(0.58%)	305(88.41%)	38(11.01%)

注:括号内为该频数所占的百分比。

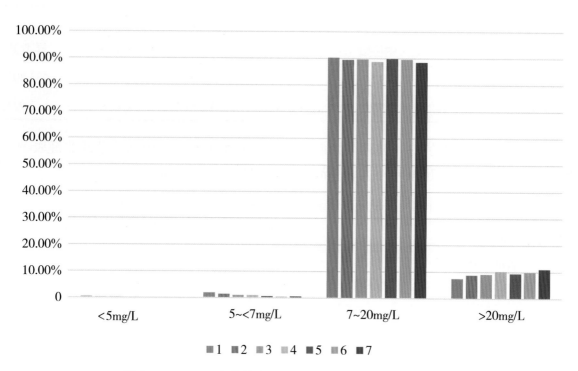

图 230　不同孕次非健康孕妇血清维生素 E 水平的分布图

由各孕次组别孕妇血清维生素 E 水平的箱线图(图 231)及相应的分布特征表(表 290),我们可以得到相同的结论。

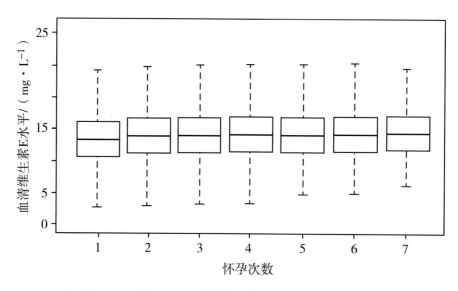

图 231　不同孕次的非健康孕妇血清维生素 E 水平的箱线图

表 290　不同孕次非健康孕妇血清维生素 E 水平的分布特征

孕次	分布特征				
	1st Qu.	中位数	均值	3rd Qu.	样本量
孕次 1	10.8	13.2	13.77	16.2	243 782
孕次 2	11.2	13.6	14.19	16.6	123 395
孕次 3	11.4	13.8	14.35	16.8	40 783
孕次 4	11.5	14	14.56	17	15 405
孕次 5	11.5	13.8	14.45	16.8	5 088
孕次 6	11.4	13.8	14.58	17	1 389
孕次 7	12	14.4	14.95	17.2	345

注:血清维生素 E 水平单位为 mg/L。

从累积分布差异度来看(表 291),不同孕次组别的非健康孕妇血清维生素 E 水平累积分布差异度总体不大,孕次为 1 和孕次为 7 组别的非健康孕妇血清维生素 E 水平累积分布差异度为 7.09%,其余孕次组别之间的非健康孕妇血清维生素 E 水平的累积分布差异度均不超过 5.50%。

表 291　不同孕次的非健康孕妇血清维生素 E 水平的累积分布差异度

累积分布差异度	孕次 1	孕次 2	孕次 3	孕次 4	孕次 5	孕次 6	孕次 7
孕次 1	0	2.70%	3.29%	5.47%	3.93%	4.80%	7.09%
孕次 2	2.70%	0	0.87%	2.77%	1.99%	2.26%	4.39%
孕次 3	3.29%	0.87%	0	2.18%	1.12%	1.51%	3.80%
孕次 4	5.47%	2.77%	2.18%	0	2.46%	1.87%	1.62%
孕次 5	3.93%	1.99%	1.12%	2.46%	0	1.03%	3.16%
孕次 6	4.80%	2.26%	1.51%	1.87%	1.03%	0	2.59%
孕次 7	7.09%	4.39%	3.80%	1.62%	3.16%	2.59%	0

(五)双胎孕妇血清维生素 E>20mg/L 的比例相比单胎较高

本节通过绘制非健康孕妇单胎、双胎、多胎血清维生素 E 水平的分布图与箱线图,并计算相应的分布特征,来分析非健康孕妇单胎、双胎、多胎血清维生素 E 水平的差异。

由图 232 和表 292 可知,双胎非健康孕妇血清维生素 E 水平处于 7~20mg/L 的比例低于单胎非健康孕妇,为 85.27%。在全部被调查非健康孕妇中,多胎孕妇的样本量为 25,明显少于其他组样本量,其血清维生素 E 水平的估计结果可能不具有代表性。根据不同胎数非健康孕妇血清维生素 E 分布特征及箱线图(图 233 和表 293),相比于单胎非健康孕妇,双胎非健康孕妇血清维生素 E 水平的中位数和均值略高。进一步的方差分析结果表明,在 0.05 显著性水平下,不同胎数的非健康孕妇血清维生素 E 水平的均值不存在统计学上的显著差异(P 值 =0.3013)。

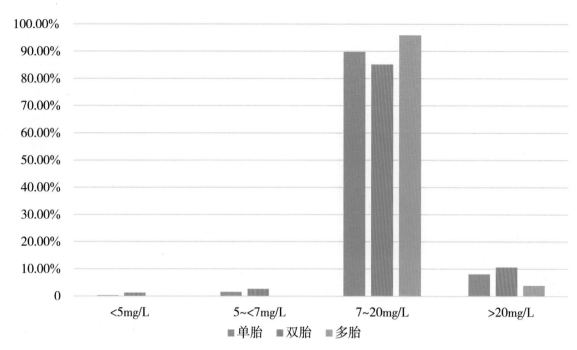

图 232　非健康孕妇不同胎数血清维生素 E 水平的分布图

表 292　非健康孕妇不同胎数血清维生素 E 各水平的频数

胎数	维生素 E 水平 /(mg·L^{-1})			
	<5	5~<7	7~20	>20
单胎	1 529（0.35%）	6 966（1.60%）	391 025（89.86%）	35 651（8.19%）
双胎	19（1.33%）	39（2.72%）	1 221（85.27%）	153（10.68%）
多胎	0（0）	0（0）	24（96.00%）	1（4.00%）

注：括号内为该频数所占的百分比。

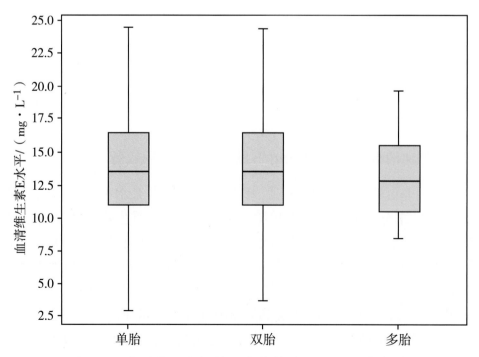

图 233　非健康孕妇不同胎数血清维生素 E 水平的箱线图

表 293　非健康孕妇不同胎数血清维生素 E 水平的分布特征

胎数	分布特征					
	1st Qu.	中位数	均值	3rd Qu.	标准差	样本量
单胎	11.00	13.50	14.00	16.40	4.27	435 171
双胎	11.10	13.60	14.08	16.40	4.56	1 432
多胎	10.50	12.90	13.96	15.50	5.26	25

注:血清维生素 E 水平单位为 mg/L。

表 294 显示,多胎非健康孕妇与单胎非健康孕妇血清维生素 E 水平累积分布差异较大,多胎非健康孕妇与双胎非健康孕妇血清维生素 E 水平累积分布差异极大。

表 294　不同胎数非健康孕妇血清维生素 E 水平的累积分布差异度

累积分布差异度	单胎	双胎	多胎
单胎	0	9.18%	12.29%
双胎	9.18%	0	21.47%
多胎	12.29%	21.47%	0

(六) 孕妇在孕晚期血清维生素 E>20mg/L 的比例较高

本节通过绘制非健康孕妇不同时期血清维生素 E 水平的分布图与箱线图,并计算相应的分布特征,来分析非健康孕妇不同时期血清维生素 E 水平的差异。

由图 234 和表 295 可知,随着孕期的变化,非健康孕妇血清维生素 E 水平处于 7~20mg/L

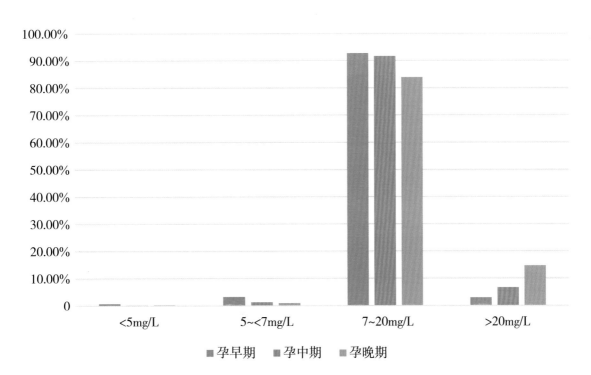

图 234　非健康孕妇不同时期血清维生素 E 水平的分布图

的比例相对减少,其中,孕晚期非健康孕妇血清维生素 E 水平处于 7~20mg/L 的比例最低,为 84.01%,接近 15% 的孕晚期非健康孕妇血清维生素 E 浓度 >20mg/L。

表 295 非健康孕妇不同时期血清维生素 E 各水平的频数

孕期	维生素 E 水平 /(mg·L⁻¹)			
	<5	5~<7	7~20	>20
孕早期	629(0.82%)	2 570(3.34%)	71 358(92.84%)	2 304(3.00%)
孕中期	593(0.24%)	3 269(1.35%)	222 256(91.72%)	16 211(6.69%)
孕晚期	326(0.28%)	1 166(0.99%)	98 656(84.01%)	17 290(14.72%)

注:括号内为该频数所占的百分比。

从图 235 和表 296 可以看出,各时期非健康孕妇血清维生素 E 分布特征及箱线图可获得与上述同样的结论,随着孕期的增加,非健康孕妇血清维生素 E 水平的分布特征整体呈现增加趋势,方差分析结果表明,在 0.05 显著性水平下,不同孕期的非健康孕妇血清维生素 E 水平的均值存在显著差异(P 值 <0.0001),这也提示孕妇在孕晚期应注重维生素 E 的控制。

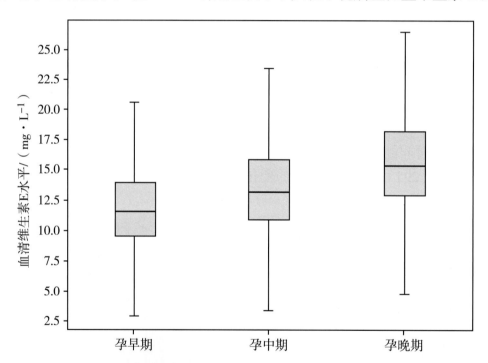

图 235 非健康孕妇不同时期血清维生素 E 水平的箱线图

表 296 非健康孕妇不同时期血清维生素 E 水平的分布特征

孕期	分布特征					
	1st Qu.	中位数	均值	3rd Qu.	标准差	样本量
孕早期	9.60	11.60	12.11	14.00	3.67	76 861
孕中期	10.90	13.20	13.71	15.90	4.06	242 329
孕晚期	12.90	15.50	15.84	18.30	4.39	117 438

注:血清维生素 E 水平单位为 mg/L。

表 297 显示，孕晚期非健康孕妇与孕早期非健康孕妇血清维生素 E 水平的累积分布差异极大，孕早期组和孕中期组非健康孕妇血清维生素 E 水平累积分布差异不大。

表 297　不同怀孕时期非健康孕妇血清维生素 E 水平的累积分布差异度

累积分布差异度	孕早期	孕中期	孕晚期
孕早期	0	7.38%	23.45%
孕中期	7.38%	0	16.13%
孕晚期	23.45%	16.13%	0

（七）不同居住方式的孕晚期孕妇血清维生素 E 水平高于孕早期和孕中期孕妇

本节通过绘制不同居住方式下不同孕期非健康孕妇血清维生素 E 水平的分布图与箱线图，并计算相应的分布特征，来分析不同居住方式下不同孕期非健康孕妇血清维生素 E 水平的差异。

由图 236 和表 298 可知，城镇常住人口、流动人口和农村常住人口中的孕晚期非健康孕妇血清维生素 E 水平处于 7~20mg/L 的比例分别为 83.82%、84.23% 和 84.85%，低于相应的孕早期、孕中期非健康孕妇。

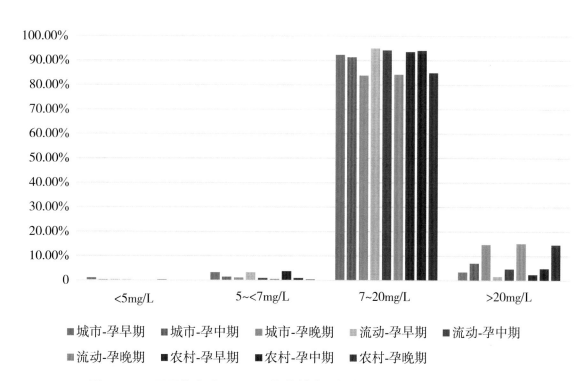

图 236　不同居住方式下不同孕期非健康孕妇血清维生素 E 水平的分布图

表 298　不同居住方式下不同孕期非健康孕妇血清维生素 E 各水平的频数

居住方式 - 孕期	维生素 E 水平 /(mg·L⁻¹)			
	<5	5~<7	7~20	>20
城市 - 孕早期	558(1.04%)	1 752(3.27%)	49 415(92.28%)	1 825(3.41%)
城市 - 孕中期	541(0.27%)	2 889(1.42%)	185 670(91.27%)	14 331(7.04%)
城市 - 孕晚期	305(0.33%)	1 061(1.15%)	77 447(83.82%)	13 579(14.70%)
流动 - 孕早期	26(0.27%)	307(3.21%)	9 086(94.92%)	153(1.60%)
流动 - 孕中期	19(0.15%)	124(0.96%)	12 205(94.16%)	614(4.74%)
流动 - 孕晚期	5(0.08%)	33(0.52%)	5 396(84.23%)	972(15.17%)
农村 - 孕早期	45(0.33%)	506(3.74%)	12 644(93.53%)	323(2.39%)
农村 - 孕中期	33(0.13%)	251(0.98%)	24 128(93.99%)	1 260(4.91%)
农村 - 孕晚期	16(0.09%)	72(0.39%)	15 693(84.85%)	2 714(14.67%)

注:括号内为该频数所占的百分比。

从图 237 和表 299 不同居住方式下不同孕期非健康孕妇血清维生素 E 分布特征及箱线图显示城镇常住人口、流动人口和农村常住人口中的孕晚期非健康孕妇血清维生素 E 水平中位数和均值较高,流动人口中的孕晚期非健康孕妇血清维生素 E 水平的中位数和均值最大,分别达到 15.80mg/L 和 16.21mg/L。方差分析结果表明,在 0.05 显著性水平下,不同居住方式下不同孕期的非健康孕妇血清维生素 E 水平的均值存在显著差异(P 值 <0.0001)。这也提示流动人口中的孕晚期非健康孕妇应更加注重控制血清维生素 E 水平。

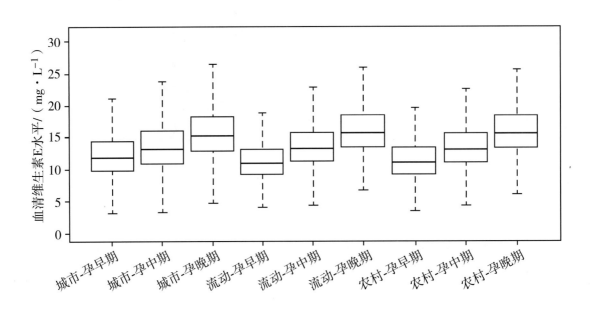

图 237　不同居住方式下非健康孕妇不同孕期血清维生素 E 水平的箱线图

表 299　不同居住方式下非健康孕妇不同孕期血清维生素 E 水平的分布特征

居住方式 - 孕期	分布特征					
	1st Qu.	中位数	均值	3rd Qu.	标准差	样本量
城市 - 孕早期	9.8	11.8	12.31	14.3	3.77	53 550
城市 - 孕中期	10.9	13.2	13.73	16.0	4.13	203 431
城市 - 孕晚期	12.80	15.40	15.76	18.24	4.45	92 392
流动 - 孕早期	9.30	11.20	11.57	13.10	3.23	9 572
流动 - 孕中期	11.20	13.30	13.73	15.80	3.65	12 962
流动 - 孕晚期	13.40	15.80	16.21	18.40	4.13	6 406
农村 - 孕早期	9.3	11.10	11.70	13.40	3.51	13 518
农村 - 孕中期	11.00	13.00	13.56	15.60	3.69	25 672
农村 - 孕晚期	13.30	15.80	16.11	18.20	4.16	18 495

　　计算得到的不同孕期非健康孕妇血清维生素 E 水平的累积分布差异度可获得与上述同样的结论,不同居住方式下孕早期组和孕中期非健康孕妇血清维生素 E 水平分布差异较小,与孕晚期非健康孕妇血清维生素 E 水平累积分布差异度较大,甚至很大。见表 300。

表 300　不同居住方式下不同孕期非健康孕妇血清维生素 E 水平的累积分布差异度

累积分布差异度	城市 - 孕早期	城市 - 孕中期	城市 - 孕晚期	流动 - 孕早期	流动 - 孕中期	流动 - 孕晚期	农村 - 孕早期	农村 - 孕中期	农村 - 孕晚期
城市 - 孕早期	0	1.37%	14.79%	1.13%	3.12%	12.41%	2.12%	4.06%	18.59%
城市 - 孕中期	1.37%	0	15.09%	2.41%	3.25%	12.39%	2.81%	4.03%	18.57%
城市 - 孕晚期	14.79%	15.09%	0	13.78%	11.88%	2.91%	12.71%	11.46%	3.80%
流动 - 孕早期	1.13%	2.41%	13.78%	0	2.09%	11.39%	1.09%	3.04%	17.58%
流动 - 孕中期	3.12%	3.25%	11.88%	2.09%	0	9.34%	1.00%	1.05%	15.52%
流动 - 孕晚期	12.41%	12.39%	2.91%	11.39%	9.34%	0	10.33%	8.55%	6.18%
农村 - 孕早期	2.12%	2.81%	12.71%	1.09%	1.00%	10.33%	0	1.95%	16.51%
农村 - 孕中期	4.06%	4.03%	11.46%	3.04%	1.05%	8.55%	1.95%	0	14.60%
农村 - 孕晚期	18.59%	18.57%	3.80%	17.58%	15.52%	6.18%	16.51%	14.60%	0

四、非健康孕妇血清维生素 E 在不同医院特征下的分布

　　本节根据孕妇就诊医院的等级和属性将孕妇划分为若干组,分析各组孕妇的血清维生素 E 的分布。

（一）不同等级医院的孕妇血清维生素 E 水平分布较为相似

本节通过绘制不同医院等级中非健康孕妇血清维生素 E 水平的分布图与箱线图，并计算对应的分布特征，来分析不同医院等级非健康孕妇血清维生素 E 水平的差异。数据涉及的医院等级依次划分为"三级甲等""三级乙等""三级""二级甲等""二级乙等""二级""一级甲等""未定级"。

各级医院的非健康孕妇血清维生素 E 水平处于 7~20mg/L 的比例在 89.0%~92.5%，未定级医院非健康孕妇血清维生素 E 水平处于 7~20mg/L 的比例最高，见图 238 和表 301。从分布特征上看（表 302），二级医院的非健康孕妇血清维生素 E 水平中位数、均值低于其他等级医院的非健康孕妇血清维生素 E 水平中位数和均值。方差分析结果表明，在 0.05 显著性水平下，不同医院等级的非健康孕妇血清维生素 E 水平的均值存在显著差异（P 值 <0.0001）。

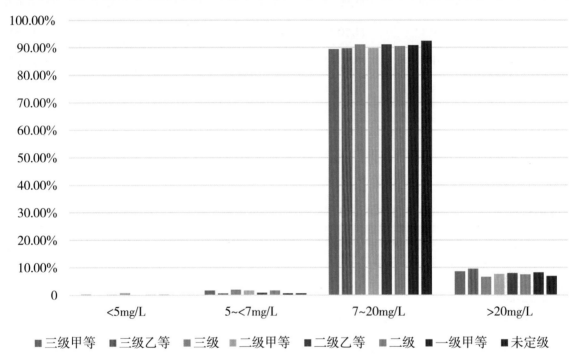

图 238　不同医院等级非健康孕妇血清维生素 E 水平的分布图

表 301　不同医院等级非健康孕妇血清维生素 E 各水平的频数

医院等级	维生素 E 水平 /(mg·L⁻¹)			
	<5	5~<7	7~20	>20
三级甲等	583（0.25%）	3 918（1.68%）	208 267（89.45%）	20 074（8.62%）
三级乙等	42（0.12%）	218（0.62%）	31 625（89.74%）	3 357（9.53%）
三级	99（0.21%）	938（1.95%）	43 967（91.20%）	3 208（6.65%）
二级甲等	783（0.83%）	1 598（1.69%）	84 737（89.85%）	7 191（7.62%）
二级乙等	1（0.03%）	28（0.84%）	3 043（91.22%）	264（7.91%）
二级	31（0.21%）	256（1.72%）	13 443（90.54%）	1 117（7.52%）
一级甲等	7（0.18%）	25（0.63%）	3 584（90.92%）	326（8.27%）
未定级	2（0.05%）	24（0.62%）	3 604（92.46%）	268（6.88%）

注：括号内为该频数所占的百分比。

表 302　不同医院等级非健康孕妇血清维生素 E 水平的分布特征

医院等级	分布特征					
	1st Qu.	中位数	均值	3rd Qu.	标准差	样本量
三级甲等	11.00	13.50	14.05	16.50	4.32	232 842
三级乙等	11.40	13.90	14.46	16.90	4.31	35 242
三级	10.80	13.40	13.73	16.10	4.12	48 212
二级甲等	11.00	13.40	13.90	16.50	4.24	94 309
二级乙等	11.08	13.50	14.03	16.40	4.11	3 336
二级	10.60	13.20	13.67	16.10	4.19	14 847
一级甲等	11.30	13.50	14.13	16.30	4.08	3 942
未定级	11.20	13.20	13.89	15.90	4.03	3 898

注:血清维生素 E 水平单位为 mg/L。

计算得到的累计分布差异度如表 303 所示,显示不同等级医院的非健康孕妇血清维生素 E 水平累积分布差异不大。图 239 为绘制的不同医院等级非健康孕妇血清维生素 E 水平的箱线图,也能验证此结论。

表 303　不同医院等级非健康孕妇血清维生素 E 水平的累积分布差异度

累积分布差异度	三级甲等	三级乙等	三级	二级甲等	二级乙等	二级	一级甲等	未定级
三级甲等	0	2.39%	4.02%	1.99%	3.54%	2.28%	2.95%	6.02%
三级乙等	2.39%	0	5.74%	3.80%	3.40%	4.00%	2.51%	5.44%
三级	4.02%	5.74%	0	3.19%	2.56%	1.75%	3.23%	2.97%
二级甲等	1.99%	3.80%	3.19%	0	3.31%	1.45%	3.43%	5.21%
二级乙等	3.54%	3.40%	2.56%	3.31%	0	2.13%	1.01%	2.52%
二级	2.28%	4.00%	1.75%	1.45%	2.13%	0	2.24%	3.83%
一级甲等	2.95%	2.51%	3.23%	3.43%	1.01%	2.24%	0	3.08%
未定级	6.02%	5.44%	2.97%	5.21%	2.52%	3.83%	3.08%	0

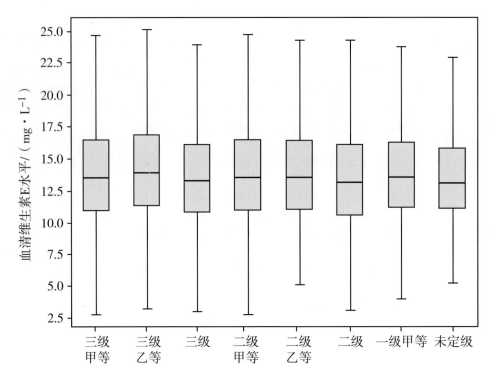

图 239　不同医院等级非健康孕妇血清维生素 E 水平的箱线图

（二）妇幼保健院和综合医院孕妇血清维生素 E 水平分布趋于一致

本节通过绘制不同医院性质中非健康孕妇血清维生素 E 水平的分布图与箱线图,并计算其分布特征来分析不同医院性质中非健康孕妇血清维生素 E 水平的差异。医院性质分为"妇幼保健院""专科医院""综合医院"三类。

由图 240 和表 304 可知,妇幼保健院和综合医院的非健康孕妇血清维生素 E 水平处于

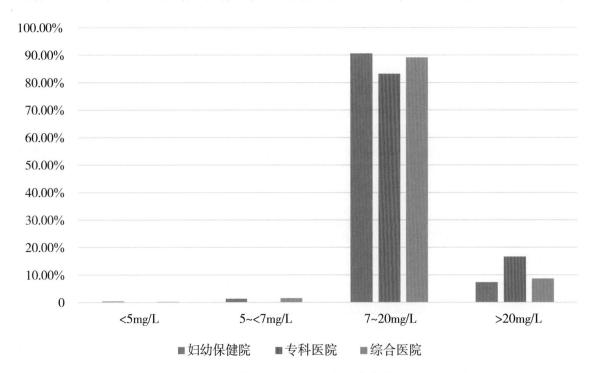

图 240　中国不同医院性质非健康孕妇血清维生素 E 水平的分布图

7~20mg/L 的比例分别为 90.71% 和 89.26%,采集的数据中专科医院非健康孕妇的样本量为 12,明显少于其他组样本量,其血清维生素 E 水平的估计结果可能不具有代表性。

表304　不同医院性质非健康孕妇血清维生素 E 各水平的频数

医院性质	维生素 E 水平 /(mg·L^{-1})			
	<5	5~<7	7~20	>20
妇幼保健院	758(0.43%)	2 497(1.43%)	158 624(90.71%)	12 986(7.43%)
专科医院	0(0)	0(0)	10(83.33%)	2(16.67%)
综合医院	790(0.30%)	4 508(1.72%)	233 636(89.26%)	22 817(8.72%)

注:括号内为该频数所占的百分比。

分布特征(表 305)显示,综合医院的非健康孕妇血清维生素 E 水平分布中位数和均值高于妇幼保健院,其血清维生素 E 水平分布有高于妇幼保健院非健康孕妇血清维生素 E 水平的趋势。方差分析结果表明,在 0.05 显著性水平下,不同医院性质的非健康孕妇血清维生素 E 水平的均值存在显著差异(P 值 <0.0001)。

表305　不同医院性质非健康孕妇血清维生素 E 水平的分布特征

医院性质	分布特征					
	1st Qu.	中位数	均值	3rd Qu.	标准差	样本量
妇幼保健院	10.90	13.30	13.85	16.30	4.17	174 865
专科医院	10.63	12.60	13.86	15.78	4.62	12
综合医院	11.10	13.60	14.10	16.60	4.34	261 751

注:血清维生素 E 水平单位为 mg/L。

计算得到的累积分布差异度如表 306 所示,数据显示妇幼保健院的非健康孕妇血清维生素 E 分布状况与综合医院的非健康孕妇血清维生素 E 水平累积分布差异较小,分布状况颇为相似,绘制出的箱线图(图 241)也得到相同结论。

表306　不同医院性质非健康孕妇血清维生素 E 水平的累积分布差异度

累积分布差异度	妇幼保健院	专科医院	综合医院
妇幼保健院	0	18.48%	3.17%
专科医院	18.48%	0	15.90%
综合医院	3.17%	15.90%	0

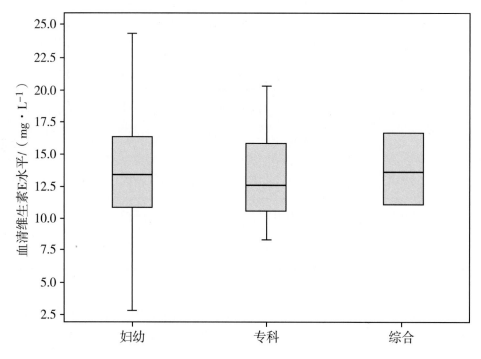

图 241　不同医院性质非健康孕妇血清维生素 E 水平的箱线图

第八章 子痫前期及其他妊娠期疾病与血清维生素 A、维生素 E 水平的关联

本章旨在基于样本数据,分析多种妊娠期合并症及并发症与孕妇血清维生素 A、维生素 E 水平的相关关系,并讨论孕妇妊娠期并发症之间的相关关系。所依据的样本数据是课题组所调查的 717 139 例孕妇临床检测数据。

研究思路:首先,由样本数据得到不同维生素 A、维生素 E 水平下各种妊娠期合并症及并发症的观测频数表即二维列联表,列联表中的两个分类变量分别是维生素状态变量与疾病状态变量,维生素状态变量具有 4 个水平(表 307),疾病状态变量一般包含"是""否"(或"有""无")两个水平(羊水异常除外,其包括"过多""过少""无" 3 个水平);其次,计算不同维生素 A、维生素 E 水平下的患病率(即条件概率),通过比较维生素 A、维生素 E 各水平的患病率大小以及有无该疾病下的维生素 A、维生素 E 分布情况,初步探索维生素 A、维生素 E 与妊娠期疾病的相关关系;最后,对列联表进行皮尔逊 χ^2 检验或 Fisher 精确检验,考察两个变量是否存在相关关系。对于子痫前期、妊娠期糖尿病和妊娠期高血压,以维生素 A、维生素 E 浓度值、身高、体重等为自变量,是否患有该疾病为因变量分别建立逻辑回归模型,通过优势比(OR 值)进一步说明维生素 A、维生素 E 水平与相应疾病的相关关系。

关于所研究的孕妇妊娠期并发症之间的相关关系,同样地,由样本数据得到二维列联表,表中分类变量对应两种疾病的患病状态变量,进行独立性检验考察妊娠期并发症之间的相关关系。

表 307 维生素 A、维生素 E 各状态对应的浓度范围

检测项目	分级标准	孕妇维生素水平 /(mg·L^{-1})
维生素 A	缺乏	<0.20
	边缘性缺乏	0.20~<0.30
	正常范围	0.30~0.70
	超高值	>0.70
维生素 E	缺乏	<5
	不足	5~<7
	正常范围	7~20
	超高值	>20

　　根据受查孕妇疾病记录的缺失程度,将待分析的 11 种妊娠期合并症和并发症分为如下 3 类,本章的研究过程也将按照这 3 类的疾病划分进行展开。

　　第一类:缺失率为 0,仅包括子痫前期与糖尿病合并妊娠(第八章第一节和第二节)。

　　第二类:缺失率低于 5%,包括贫血、先兆流产、早产、妊娠期高血压、妊娠期糖尿病等 5 种疾病,其中贫血的检测贯穿于整个怀孕期间,先兆流产只在孕早期和孕中期进行检测,而另外三种只在孕晚期进行检测(第八章第三节)。

　　第三类:缺失率高于 25%,包括肝内胆汁淤积症,羊水异常,胎儿生长受限,胎膜早破 4 种,这 4 种疾病均在孕中期开始检测,并延续到孕晚期(第八章第四节)。

一、子痫前期与血清维生素 A、维生素 E 水平的相关关系

　　问卷调查时,子痫前期是孕周超过 12 周的孕妇才须填写的并发症。原始数据存在大量缺失,这里我们根据孕妇的血压、血糖等测量值对孕妇是否患有子痫前期进行诊断和填补,填补后不存在缺失情况。我们以填补后的全体样本作为研究对象,分析维生素 A、维生素 E 各水平下子痫前期的患病率,并建立子痫前期对体重、孕周、维生素 A、维生素 E 等变量的逻辑回归模型,考察它们之间的相关关系及可能影响子痫前期的因素。

　　子痫前期的患病率为 0.84%,孕周在 29~42 周的孕妇患病率最高,13~28 周的患病率最低(表 308)。

表 308　子痫前期频数和频率表

孕周 / 周	子痫前期(是)	子痫前期(否)	总数
1~12	3 183(1.38%)	226 879(98.62%)	230 062
13~28	746(0.21%)	354 850(99.79%)	355 596
29~42	2 129(1.62%)	129 352(98.38%)	131 481
总计	6 058(0.84%)	711 081(99.16%)	717 139

(一) 维生素 A 水平较低的孕妇子痫前期患病率高

　　首先,我们描述有无子痫前期的孕妇维生素 A 各水平的分布,并计算相应的分布特征。

　　由图 242 和表 309 可知,子痫前期孕妇的维生素 A 低于 0.20mg/L 的比例为 1.54%,低于 0.30mg/L 的比例是 14.91%,而无子痫前期者分别是为 0.97% 和 9.55%;超过 0.70mg/L 的孕妇比例差别不大。这说明有子痫前期孕妇的维生素 A 水平可能偏低。分布特征则明确地表明子痫前期孕妇维生素 A 水平偏低,其均值显著低于无子痫前期者(P 值远小于 0.001)。

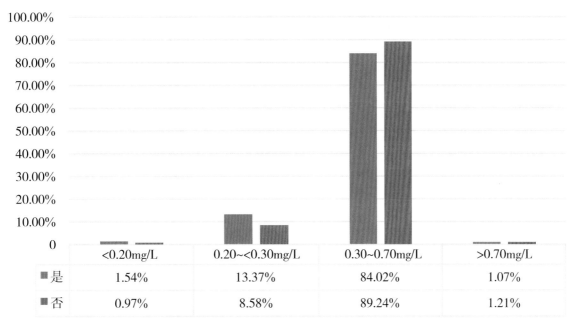

图242　是否子痫前期的孕妇维生素 A 各水平分布

表309　是否子痫前期的孕妇维生素 A 的分布特征

是否子痫前期	分布特征					
	最小值	1st Qu.	中位数	均值 ± 标准差	3rd Qu.	最大值
是	0.06	0.32	0.38	0.39 ± 0.11	0.45	2.5
否	0.06	0.35	0.42	0.42 ± 0.12	0.49	3.6

注:血清维生素 A 水平单位为 mg/L。

其次,我们考察维生素 A 各水平下的子痫前期患病率(表310)。维生素 A 水平越高,子痫前期患病率越低。在所有 717 139 例受查孕妇中有 6 058 名子痫前期患者,占比 0.84%。而维生素 A 低于 0.20mg/L 的孕妇患病率为 1.33%,是目标群体的 1.58 倍;维生素 A 处于 0.20~0.30mg/L 的孕妇患病率为 1.31%,是研究目标群体患病率的 1.56 倍。对该 4×2 列联表进行皮尔逊 χ^2 检验,得到的 P 值远小于 0.01,在 0.05 的显著性水平下,拒绝维生素 A 水平与子痫前期独立的原假设,说明维生素 A 水平与孕妇子痫前期存在相关关系。

表310　维生素 A 各水平的频数表

维生素 A 水平/(mg·L^{-1})	是	否
<0.20	93(1.33%)	6 919(98.67%)
0.20~<0.30	810(1.31%)	60 994(98.69%)
0.30~0.70	5 090(0.80%)	634 599(99.20%)
>0.70	65(0.75%)	8 569(99.25%)

注:括号内为该频数所占的百分比。

（二）维生素 E 水平较低的孕妇子痫前期患病率高

首先,我们描述有无子痫前期及记录缺失者的维生素 E 各水平的分布,并计算相应的分布特征。

由图 243 可知,患有子痫前期的孕妇中有 4.84% 维生素 E 水平低于 5mg/L,18% 低于 7mg/L,远大于无子痫前期孕妇,无子痫前期者的相应比例分别为 0.25%、1.84%。且后者超过 20mg/L 的比例更高。说明有子痫前期孕妇的维生素 E 水平较低。分布特征则明确表明子痫前期孕妇的维生素 E 水平更低,其均值显著低于无子痫前期者(P 值远小于 0.001),且各分布特征值普遍较低(表 311)。

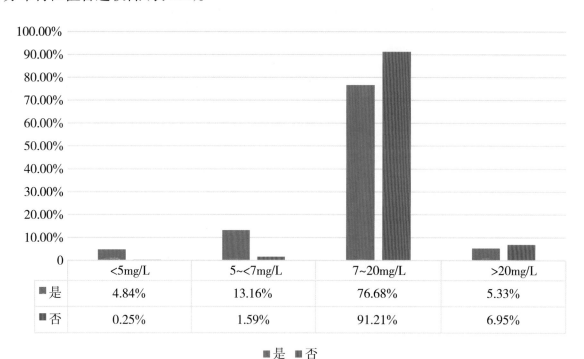

	<5mg/L	5~<7mg/L	7~20mg/L	>20mg/L
■是	4.84%	13.16%	76.68%	5.33%
■否	0.25%	1.59%	91.21%	6.95%

■是 ■否

图 243　是否子痫前期的孕妇维生素 E 各水平的分布

表 311　是否子痫前期孕妇的血清维生素 E 的分布特征

是否子痫前期	分布特征					
	最小值	1st Qu.	中位数	均值 ± 标准差	3rd Qu.	最大值
是	0.63	8.50	11.40	11.73 ± 4.83	14.46	36.00
否	0.60	10.70	13.10	13.63 ± 4.15	16.00	36.00

注:血清维生素 E 水平单位为 mg/L。

其次,我们考察维生素 E 各水平下的子痫前期患病率(表 312)。维生素 E 水平越高,孕妇子痫前期患病率越低。维生素 E 低于 5mg/L 的子痫前期患病率为 14.23%,约为研究目标群体患病率的 17 倍;维生素 E 处于 5~<7mg/L 的孕妇患病率为 6.59%,约为目标群体的 7.85 倍。维生素 E 水平过低时子痫前期的患病率很高,且高于维生素 A 水平较低时的患病率。对该 4×2 列联表进行皮尔逊 χ^2 检验,得到的 P 值远小于 0.01,在 0.05 的显著性水平下,拒

绝维生素 E 水平与子痫前期独立的原假设,说明维生素 E 水平与孕妇子痫前期存在相关关系。

表 312　子痫前期在维生素 E 各水平的频数表

维生素 E 水平 /(mg·L⁻¹)	是	否
<5	293(14.23%)	1 766(85.77%)
5~<7	797(6.59%)	11 305(93.41%)
7~20	4 645(0.71%)	648 577(99.29%)
>20	323(0.65%)	49 433(99.35%)

注:括号内为该频数所占的百分比。

(三) 子痫前期对维生素 A 和维生素 E 的逻辑回归模型

为考察子痫前期与血清维生素 A、维生素 E 水平的相关关系,以及子痫前期的影响因素,我们对所有受查孕妇建立以子痫前期为因变量的多因素 logistic 回归模型,将孕周、维生素 A、维生素 E 及它们的交互项作为自变量,并将受查孕妇的身高、体重、血小板、红细胞、白细胞等指标纳入模型讨论。见表 313。

表 313　子痫前期的多因素 logistic 回归模型分析结果

因素	回归系数	标准误差	Wald 卡方值	OR(95%CI)值	P 值
年龄 / 岁	-3.314×10^{-5}	0.000 2	0.039	1(1~1)	0.843
身高 /cm	-7.120×10^{-10}	$5.623\,5 \times 10^{-7}$	0.000	1(1~1)	0.999
体重 /kg	-8.896×10^{-10}	$1.414\,5 \times 10^{-7}$	0.000	1(1~1)	0.995
孕周 / 周	0.099	0.002 2	2 063.590	1.104(1.099~1.109)	0.000
血清维生素 A 浓度 /(mg·L⁻¹)	−0.310	0.151 9	4.177	0.733(0.544~0.987)	0.041
血清维生素 E 浓度 /(mg·L⁻¹)	−0.104	0.004 5	535.265	0.901(0.893~0.909)	0.000
血小板 /(10⁹·L⁻¹)					
［偏低↓(<100)］	−0.132	0.123 4	1.142	0.876(0.688~1.116)	0.285
［偏高↑(>300)］	−0.626	0.192 6	10.584	0.534(0.366~0.78)	0.001
［正常(100~300)］				1	
红细胞 /(10¹²·L⁻¹)					
［偏低↓(<3.5)］	1.175	0.059 7	387.148	3.239(2.881~3.641)	0.000
［偏高↑(>5.5)］	1.559	0.072 7	459.418	4.754(4.122~5.482)	0.000
［正常(3.5~5.5)］				1	

续表

因素	回归系数	标准误差	Wald 卡方值	OR (95%CI) 值	P 值
白细胞 /(10^{12}·L^{-1})					
［偏低↓（<4.0）］	−0.333	0.139 9	5.678	0.716（0.545~0.943）	0.017
［偏高↑（>10.0）］	−0.275	0.078 9	12.143	0.759（0.651~0.887）	0.000
［正常（4.0~10.0）］				1	
ALT/(U·L^{-1})					
［偏低↓（<5）］	0.726	0.130 8	30.799	2.067（1.599~2.671）	0.000
［偏高↑（>40）］	−0.387	0.176 1	4.828	0.679（0.481~0.959）	0.028
［正常（5~40）］				1	
AST/(U·L^{-1})					
［偏低↓（<8）］	−1.008	0.203 1	24.620	0.365（0.245~0.544）	0.000
［偏高↑（>40）］	0.687	0.227 4	9.120	1.987（1.273~3.103）	0.003
［正常（8~40）］				1	
肌酐 /(μmol·L^{-1})					
［偏低↓（<44）］	−0.734	0.084 4	75.514	0.48（0.407~0.567）	0.000
［偏高↑（>133）］	−0.734	0.328 5	4.995	0.48（0.252~0.914）	0.025
［正常（44~133）］				1	
尿素氮 /(mmol·L^{-1})					
［偏低↓（<1.83）］	−0.843	0.164 4	26.294	0.43（0.312~0.594）	0.000
［偏高↑（>7.80）］	−0.019	0.286 3	0.004	0.982（0.56~1.721）	0.948
［正常（1.83~7.80）］				1	
尿蛋白					
［尿蛋白 = −］	−6.245	0.073 0	7 317.903	0.002（0.002~0.002）	0.000
［尿蛋白 = +］	−0.731	0.068 6	113.339	0.482（0.421~0.551）	0.000
［尿蛋白 =++］	0.558	0.064 7	74.240	1.747（1.538~1.983）	0.000
［尿蛋白 =+++］				1	
酮体					
［酮体 = −］	0.522	0.204 4	6.520	1.685（1.129~2.515）	0.011
［酮体 = +］	0.027	0.217 5	0.015	1.027（0.671~1.573）	0.901
［酮体 =++］	0.192	0.262 0	0.539	1.212（0.725~2.026）	0.463
［酮体 =+++］				1	

续表

影响子痫前期的多因素 logistic 回归模型分析结果显示（P 值均 <0.05）：

（1）孕妇子痫前期的患病率随孕周增加而增加，OR 值分别为 1.104。

（2）患病率随维生素 A、维生素 E 浓度的增加而降低，OR 值分别为 0.733、0.901。

（3）相比血小板含量正常的孕妇，血小板偏高的子痫前期 OR 值为 0.534。

（4）相比红细胞含量正常的孕妇，红细胞偏低的子痫前期 OR 值为 3.239，偏高的 OR 值为 4.754。

（5）相比白细胞含量正常的孕妇，白细胞偏低的子痫前期 OR 值为 0.716，白细胞偏高的子痫前期 OR 值为 0.759。

（6）相比 ALT 含量正常的孕妇，ALT 偏低的子痫前期 OR 值为 2.067，偏高的子痫前期 OR 值为 0.679。

（7）相比 AST 含量正常的孕妇，AST 偏低的子痫前期 OR 值为 0.365，偏高的子痫前期 OR 值为 1.987。

（8）相比肌酐含量正常的孕妇，肌酐偏低和偏高的子痫前期 OR 值均为 0.48。

（9）相比尿素氮含量正常的孕妇，尿素氮偏低的子痫前期 OR 值为 0.43。

（10）相比尿蛋白检测为"+++"的孕妇，尿蛋白为阴性的孕妇子痫前期 OR 值为 0.002，尿蛋白为"+"的子痫前期 OR 值为 0.482，尿蛋白为"++"的子痫前期 OR 值为 1.747。

（11）相比酮体检测为"+++"的孕妇，酮体为阴性的孕妇子痫前期 OR 值为 1.685。

二、糖尿病合并妊娠与血清维生素 A、维生素 E 水平的相关关系

本节研究的对象是糖尿病合并妊娠孕妇，即怀孕前就患有糖尿病的孕妇。这项指标在所有受查孕妇的问卷调查中没有出现缺失。我们通过比较各维生素 A、维生素 E 水平的孕妇妊娠期合并症患病率，分析孕妇血清维生素 A、维生素 E 水平与妊娠期合并症的相关关系。接下来我们分别考察维生素 A、维生素 E 的孕妇患病率。

（一）维生素 A 各水平下的孕妇患病率

全部 717 139 例受查孕妇中有 656 例糖尿病合并妊娠孕妇，约占所有受查孕妇的 0.09%。血清维生素 A 浓度低于 0.20mg/L 的孕妇糖尿病合并妊娠的比例为 0.14%，大于维生素 A 浓度高于 0.20mg/L 孕妇的这一比例，且维生素 A 浓度高于 0.20mg/L 时，糖尿病合并妊娠的孕妇比例基本一致。对"有""无"糖尿病合并妊娠的两类孕妇的维生素 A 水平进行显著性水平为 0.05 的 t 检验，得到 P 值等于 0.694，表明两类孕妇维生素 A 的均值水平不具有统计学差异。对该 4×2 列联表进行皮尔逊 χ^2 检验，得到 P 值等于 0.5476，不能拒绝维生素 A 水平与糖尿病合并妊娠独立的原假设。见表 314。

表 314　维生素 A 各水平下糖尿病合并妊娠的频数及患病率

维生素 A	有	无	总数	患病率
缺乏	10	7 002	7 012	0.14%
边缘性缺乏	56	61 748	61 804	0.09%

续表

维生素 A	有	无	总数	患病率
正常范围	583	639 106	639 689	0.09%
超出正常范围	7	8 627	8 634	0.08%
总值	656	716 483	717 139	0.09%
均值	0.426 9	0.424 4	0.424 4	
标准差	0.164 1	0.117 5	0.117 6	

（二）维生素 E 各水平下的孕妇患病率

由表 315 可以看到，绝大部分孕妇维生素 E 水平处于正常范围（约 91%）。血清维生素 E 水平处于大于 5mg/L 且低于 7mg/L 区间内的孕妇糖尿病合并妊娠的比例最高，为 0.16%，其次是维生素 E 水平超出 20mg/L 的孕妇，糖尿病合并妊娠孕妇占比为 0.13%；而维生素 E 水平低于 5mg/L 的孕妇，该比例最低，为 0.05%。说明维生素 E 水平过高或稍低于 7mg/L 时，糖尿病合并妊娠的风险可能会增加。

对"有""无"糖尿病合并妊娠的两类孕妇的维生素 E 水平进行显著性水平为 0.05 的 t 检验，得到 P 值等于 0.05227，均值之差的置信区间为（−0.6966，0.0034），表明两类孕妇维生素 E 的均值在 0.05 的显著性水平下不具有统计学差异，但从置信区间上，我们认为糖尿病合并妊娠的孕妇维生素 E 水平略高于无糖尿病合并妊娠的孕妇。

由于该 4×2 列联表中观测到的维生素 E 缺乏的孕妇患者数小于 5，故将维生素 E 的缺乏和不足归并，构成新的 3×2 列联表，然后进行皮尔逊 χ^2 检验，得到 P 值等于 0.0013，在 0.05 的显著性水平下拒绝维生素 E 水平与糖尿病合并妊娠独立的原假设，说明维生素 E 水平与糖尿病合并妊娠具有相关关系。

表 315 维生素 E 各水平下糖尿病合并妊娠的频数及患病率

维生素 E	有	无	总数	患病率
缺乏	1	2 058	2 059	0.05%
不足	19	12 083	12 102	0.16%
正常范围	571	652 651	653 222	0.09%
超出正常范围	65	49 691	49 756	0.13%
总值	656	716 483	717 139	0.09%
均值	13.96	13.62	13.62	
标准差	4.563 6	4.154 6	4.155	

三、贫血、先兆流产、早产等疾病与血清维生素 A、维生素 E 水平的相关关系

受查孕妇记录缺失率低于 5% 的 5 种疾病中,贫血的检测是无论处于哪个孕期的孕妇都要进行调查的,先兆流产是当受查孕妇孕周低于 29 周时进行检测,而早产、妊娠期高血压和妊娠期糖尿病是当受查孕妇孕周高于 28 周时进行检测。本节将对这 5 种疾病与维生素 A、维生素 E 的关系依次展开分析。

(一) 贫血与维生素 A、维生素 E 水平

妊娠期孕妇受到一些生理因素的影响,如妊娠期恶心、呕吐、食欲下降严重等,使血液中的血红蛋白相对降低;或是铁、叶酸、维生素等营养物质摄入不足引起血红蛋白不足,当孕妇的血红蛋白低于一定数值时将出现贫血。所有 717 139 例受查孕妇中贫血者有 22 501 例,约占 3.14%,有 6 688 例缺失,占全部受查孕妇的 0.93%。下面我们讨论孕妇贫血与血清维生素 A、维生素 E 水平的相关关系。

1. 维生素 A 水平低的孕妇贫血率高

经方差分析和均值检验知,"无"贫血孕妇的血清维生素 A 水平显著高于"有"贫血孕妇和贫血记录"缺失"孕妇的维生素 A 水平(P 值远小于 0.01),而"有"贫血孕妇和"缺失"孕妇的维生素 A 水平无显著差异(P 值等于 0.25)。对该 4×2 列联表进行皮尔逊 χ^2 检验,得到的 P 值远小于 0.01,在 0.05 的显著性水平下,拒绝孕妇维生素 A 水平与贫血独立的原假设,说明孕妇维生素 A 水平与贫血存在相关关系。见表 316。接下来我们计算维生素 A 各水平下的孕妇贫血率。

表 316　维生素 A 各水平下孕妇贫血的频数及缺失比例

维生素 A	有	无	缺失值	总数	缺失率
缺乏	356	6 527	129	7 012	1.84%
边缘性缺乏	3 159	57 842	803	61 804	1.30%
正常范围	18 792	615 185	5 712	639 689	0.89%
超出正常范围	194	8 396	44	8 634	0.51%
总值	22 501	687 950	6 688	717 139	0.93%
均值	0.399 0	0.425 4	0.400 9		
标准差	0.124 5	0.117 3	0.111 3		

根据对缺失值的不同处理,得到两组孕妇各维生素 A 水平下的贫血率。由于缺失率很低,两组贫血率差别较小,且均表现出随着维生素 A 水平的升高,孕妇贫血率降低的趋势,其中血清维生素 A 水平处于 0.20~0.30mg/L 的孕妇贫血率最高。见表 317。

表 317　维生素 A 各水平下孕妇的贫血率

维生素 A	缺乏	边缘性缺乏	正常范围	超出正常范围	缺失值处理
孕妇贫血率	5.17%	5.18%	2.96%	2.26%	剔除缺失值
	5.08%	5.11%	2.94%	2.25%	将缺失值视为未患病

2. 维生素 E 水平过高或过低的孕妇贫血率高

经方差分析和均值检验知,"有""无"贫血及贫血记录缺失的孕妇血清维生素 E 的均值均有显著差异(P 值远小于 0.01)。对该 4×2 列联表进行皮尔逊 χ^2 检验,得到的 P 值远小于 0.01,在 0.05 的显著性水平下,拒绝孕妇维生素 E 水平与贫血独立的原假设,说明孕妇维生素 E 水平与贫血存在相关关系。接下来我们计算维生素 E 各水平下的孕妇贫血率。见表 318。

表 318　维生素 E 各水平下孕妇贫血的频数及缺失比例

维生素 E	有	无	缺失值	总数	缺失率
缺乏	67	1 986	6	2 059	0.29%
不足	357	11 664	81	12 102	0.67%
正常范围	19 890	627 278	6 054	653 222	0.93%
超出正常范围	2 187	47 022	547	49 756	1.10%
总值	22 501	687 950	6 688	717 139	0.93%
均值	14.74	13.58	13.92		
标准差	4.230 4	4.145 7	4.307 2		

对缺失值的不同处理得到的两组各维生素 E 水平下孕妇贫血率基本一致,且表现出维生素 E 水平过高或过低时孕妇的贫血率更高,而维生素 E 水平过高的孕妇贫血率最高。见表 319。

表 319　维生素 E 各水平下孕妇的贫血率

维生素 E	缺乏	不足	正常范围	超出正常范围	缺失值处理
贫血率	3.26%	2.97%	3.07%	4.44%	剔除缺失值
	3.25%	2.95%	3.04%	4.40%	将缺失值视为未患病

(二) 先兆流产与维生素 A、维生素 E 水平

由于只对孕周不大于 28 周的孕妇进行先兆流产检查,所以这时的总体是孕周小于 29 周的全部受查孕妇,共计 585 658 例;其中有先兆流产的孕妇为 7 869 例,约占 1.34%,5 600 例记录缺失,占比 0.96%。见表 320。接下来讨论先兆流产与孕妇血清维生素 A、维生素 E 水平的相关关系。

表 320　先兆流产频数统计与缺失率

孕周 / 周	先兆流产		缺失值	总数	缺失率
	有	无			
1~12	3 640	226 422	0	230 062	0
13~23	3 719	224 961	3 762	232 442	1.62%
24~28	510	120 806	1 838	123 154	1.49%
总计	7 869	572 189	5 600	585 658	0.96%

1. 维生素 A 水平高的孕妇先兆流产率高

经方差分析和均值检验知,在 0.05 的显著性水平下,先兆流产孕妇的血清维生素 A 均值与无先兆流产孕妇没有显著性差异(P 值等于 0.064),且略高于记录"缺失"孕妇的维生素 A 水平(P 值远小于 0.01)。对该 4×2 列联表进行皮尔逊 χ^2 检验,得到 P 值等于 0.0174,在 0.05 的显著性水平下,拒绝孕妇维生素 A 水平与先兆流产独立的原假设,但在 0.01 的显著性水平下,不能拒绝原假设,说明孕妇维生素 A 水平与先兆流产的相关程度可能较弱。见表 321。

表 321　维生素 A 各水平下先兆流产孕妇的频数及缺失比例

维生素 A	有	无	缺失值	总数	缺失率
缺乏	37	4 342	74	4 453	1.66%
边缘性缺乏	552	42 102	518	43 172	1.20%
正常范围	7 183	518 783	4 960	530 926	0.93%
超出正常范围	97	6 972	48	7 117	0.67%
总值	7 869	572 199	5 600	585 668	0.96%
均值	0.427 0	0.429 5	0.418 3		
标准差	0.107 1	0.116 0	0.116 2		

接下来我们计算维生素 A 各水平下的孕妇先兆流产率,见表 322。

对缺失值的不同处理得到的两组孕妇各维生素 A 水平下的先兆流产率基本一致,且维生素 A 缺乏时,孕妇先兆流产率最低,其余维生素 A 水平下的先兆流产率差异较小。

以维生素 A 高于 0.20mg/L 的 3 个水平与是否患有先兆流产构成新的 3×2 列联表,并进行皮尔逊 χ^2 检验,得到 P 值等于 0.4695,在 0.05 的显著性水平下,不能拒绝孕妇维生素 A 水平与先兆流产独立的原假设,说明维生素 A 高于 0.20mg/L 时,孕妇维生素 A 水平与是否患有先兆流产关系不大,而维生素 A 水平过低时,孕妇先兆流产率相对更低。

表 322 维生素 A 各水平下孕妇的先兆流产率

维生素 A	缺乏	边缘性缺乏	正常范围	超出正常范围	缺失值处理
先兆流产率	0.84%	1.29%	1.37%	1.37%	剔除缺失值
	0.83%	1.28%	1.35%	1.36%	将缺失值视为未患病

2. 维生素 E 水平低的孕妇先兆流产率高

经方差分析和均值检验知,"有"、"无"先兆流产及其记录缺失的孕妇血清维生素 E 的均值均有显著差异(P 值远小于 0.01),且记录缺失孕妇具有更高的维生素 E 均值水平。对该 4×2 列联表进行皮尔逊 χ^2 检验,得到的 P 值远小于 0.01,在 0.05 的显著性水平下,拒绝孕妇维生素 E 水平与先兆流产独立的原假设,说明孕妇维生素 E 水平与先兆流产存在相关关系。见表 323。

表 323 维生素 E 各水平下孕妇先兆流产的频数及缺失比例

维生素 E	有	无	缺失值	总数	缺失率
缺乏	72	1 620	2	1 694	0.12%
不足	234	10 612	38	10 884	0.35%
正常范围	7 356	530 234	5 191	542 781	0.96%
超出正常范围	207	29 723	369	30 299	1.22%
总值	7 869	572 189	5 600	585 658	0.96%
均值	11.60	13.13	13.87		
标准差	3.530 3	3.929 4	3.986 2		

接下来我们计算维生素 E 各水平下的孕妇先兆流产率,见表 324。

对缺失值的不同处理得到的两组各维生素 E 水平下孕妇先兆流产率基本一致,但与维生素 A 的结论相反,维生素 E 水平高的孕妇先兆流产率更低,且维生素 E 水平低于 5mg/L 的孕妇先兆流产率最高,约为 4.25%。

对比维生素 A、维生素 E 各水平下孕妇的先兆流产率发现,维生素 E 对先兆流产的影响要比维生素 A 大。

表 324 维生素 E 各水平下孕妇的先兆流产率

维生素 E	缺乏	不足	正常范围	超出正常范围	缺失值处理
先兆流产率	4.26%	2.16%	1.37%	0.69%	剔除缺失值
	4.25%	2.15%	1.36%	0.68%	将缺失值视为未患病

(三)早产与维生素 A、维生素 E 水平

早产是孕晚期孕妇才需要填写和诊断的并发症。在问卷设计时,孕晚期明确标注为孕

周大于等于 32 周,而数据显示孕周在 29~31 周的孕妇绝大多数也记录了"有、无"早产,但孕周在 29~31 周和 31 周以上的孕妇早产的记录缺失率有差别(表 325)。孕周在 29~31 周的孕妇有 593 例未填写有无早产,占该孕周段所有孕妇的 4.38%,孕周超过 31 周的孕妇有 2 057 例未填写有无早产,占该孕周段孕妇的 1.74%。

表 325　频数表和缺失率

| 孕周 / 周 | 早产 | | 缺失值 | 总数 | 缺失率 |
	有	无			
29~31	155	12 797	593	13 545	4.38%
32~42	1 096	114 783	2 057	117 936	1.74%
总计	1 251	127 580	2 650	131 481	2.02%

由于问卷明确标注了孕晚期的孕周为大于等于 32 周,所以我们认为这两段的缺失机制不完全相同,在计算各维生素 A、维生素 E 水平的孕妇早产率时,将首先依据问卷定义的孕晚期受查孕妇进行计算,然后计算 29~42 周所有受查孕妇维生素 A、维生素 E 各水平的早产率。

1. 维生素 A 水平过高或过低,孕妇早产率更高(32 周≤孕周≤ 42 周)

经方差分析和均值检验知,在 0.05 的显著性水平下,早产孕妇的血清维生素 A 均值与无早产孕妇有显著差异(P 值等于 0.029),且均高于记录"缺失"孕妇的维生素 A 水平(P 值远小于 0.001)。对该 4×2 列联表进行皮尔逊 χ^2 检验,得到的 P 值远小于 0.01,在 0.05 的显著性水平下,拒绝孕妇维生素 A 水平与早产独立的原假设,说明孕妇维生素 A 水平与早产存在相关关系。见表 326。

表 326　维生素 A 各水平下孕妇早产的频数及缺失比例

维生素 A	有	无	缺失值	总数	缺失率
缺乏	52	2 201	95	2 348	4.05%
边缘性缺乏	183	16 160	452	16 795	2.69%
正常范围	830	95 044	1 489	97 363	1.53%
超出正常范围	31	1 378	21	1 430	1.47%
总值	1 096	114 783	2 057	117 936	1.74%
均值	0.394 9	0.403 1	0.365 3		
标准差	0.135 4	0.122 6	0.154 6		

接下来我们计算维生素 A 各水平下的孕妇早产率,见表 327。

根据对缺失值的不同处理得到的两组孕妇各维生素 A 水平下的早产率基本一致,且表现出维生素 A 水平过高或过低,孕妇早产率更高。

表 327　维生素 A 各水平下孕妇的早产率

维生素 A	缺乏	边缘性缺乏	正常范围	超出正常范围	缺失值处理
早产率	2.31%	1.12%	0.87%	2.20%	剔除缺失值
	2.21%	1.09%	0.85%	2.17%	将缺失值视为未患病

2. 维生素 E 水平低的孕妇早产率高(32 周≤孕周≤ 42 周)

经方差分析和均值检验知,"有""无"早产及其记录缺失的孕妇血清维生素 E 的均值均有显著差异(P 值远小于 0.01),且记录缺失孕妇具有更高的维生素 E 均值水平。对该 4×2 列联表进行皮尔逊 χ^2 检验,得到的 P 值远小于 0.01,在 0.05 的显著性水平下,拒绝孕妇维生素 E 水平与早产独立的原假设,说明孕妇维生素 E 水平与早产存在相关关系。见表 328。

表 328　维生素 E 各水平下孕妇早产的频数及缺失比例

维生素 E	有	无	缺失值	总数	缺失率
缺乏	37	199	2	238	0.84%
边缘性缺乏	50	830	8	888	0.90%
正常范围	890	96 210	1 639	98 739	1.66%
超出正常范围	119	17 544	408	18 071	2.26%
总值	1 096	114 783	2 057	117 936	1.74%
均值	14.39	15.97	16.43		
标准差	4.874 0	4.358 0	4.857 0		

接下来我们计算维生素 E 各水平下的孕妇早产率。从表 329 可以看出:

(1) 对缺失值的不同处理得到的两组各维生素 E 水平下孕妇早产率基本一致。

(2) 维生素 E 水平越低,孕妇早产的可能性越高,且维生素 E 水平低于 5mg/L 的孕妇早产率不低于 15.55%。

(3) 比较维生素 A、维生素 E 各水平下孕妇的早产率,维生素 E 对早产的影响大于维生素 A。

表 329　维生素 E 各水平下孕妇的早产率

维生素 E	缺乏	不足	正常范围	超出正常范围	缺失值处理
早产率	15.68%	5.68%	0.92%	0.67%	剔除缺失值
	15.55%	5.63%	0.90%	0.66%	将缺失值视为未患病

3. 维生素 A 水平过高或过低,孕妇早产率更高(29 周≤孕周≤42 周)

经方差分析和均值检验知,在 0.05 的显著性水平下,早产孕妇的血清维生素 A 均值与无早产孕妇有显著差异(P 值等于 0.0025),且均高于记录"缺失"孕妇的维生素 A 水平(P 值远小于 0.001)。见表 330。

表 330　维生素 A 各水平下孕妇早产的频数及缺失比例

维生素 A	有	无	缺失值	总数	缺失率
缺乏	62	2 385	112	2 559	4.38%
边缘性缺乏	220	17 877	535	18 632	2.87%
正常范围	936	105 857	1 980	108 773	1.82%
超出正常范围	33	1 461	23	1 517	1.52%
总值	1 251	127 580	2 650	131 481	2.02%
均值	0.392 4	0.403 0	0.369 8		
标准差	0.135 4	0.121 9	0.148 6		

接下来我们计算维生素 A 各水平下的孕妇早产率(表 331)。根据对缺失值的不同处理,得到两组孕妇各维生素 A 水平下的早产率基本一致,且表现出维生素 A 水平过高或过低,孕妇早产率更高。与孕周在 32~42 周各维生素 A 水平下的孕妇早产率具有相同的规律,且没有大的变化。

表 331　维生素 A 各水平下孕妇的早产率

维生素 A	缺乏	边缘性缺乏	正常范围	超出正常范围	缺失值处理
早产率	2.53%	1.22%	0.88%	2.21%	剔除缺失值
	2.42%	1.18%	0.86%	2.18%	将缺失值视为未患病

4. 维生素 E 水平低的孕妇早产率高(29 周≤孕周≤ 42 周)

经方差分析和均值检验知,"有""无"早产及其记录缺失的孕妇血清维生素 E 的均值均有显著差异(P 值远小于 0.01),且记录缺失孕妇具有更高的维生素 E 均值水平。见表 332。

表 332　维生素 E 各水平下孕妇早产的频数及缺失比例

维生素 E	有	无	缺失值	总数	缺失率
缺乏	45	318	2	365	0.55%
边缘性缺乏	60	1 149	9	1 218	0.74%
正常范围	1 000	107 294	2 147	110 441	1.94%
超出正常范围	146	18 819	492	19 457	2.53%
总值	1 251	127 580	2 650	131 481	2.02%
均值	14.50	15.86	16.22		
标准差	5.104 3	4.366 3	4.771 4		

接下来我们计算维生素 E 各水平下的孕妇早产率。从表 333 可以看出:
(1)对缺失值的不同处理得到的两组各维生素 E 水平下孕妇早产率基本一致。

（2）维生素 E 水平越低，孕妇早产的可能性越高，且维生素 E 对早产的影响大于维生素 A，与孕周在 32~42 周的孕妇早产率规律相同。

（3）与孕周在 32~42 周的孕妇早产率进行比较发现，维生素 E 水平小于 5mg/L 时的孕妇早产率减少了 3% 以上，而维生素 E 水平大于 20mg/L 时的孕妇早产率提高了 0.1% 左右，说明维生素 E 水平小于 5mg/L 时，孕周在 28~31 周的孕妇早产率要明显低于孕周在 32~42 周的孕妇。

表 333　维生素 E 各水平下孕妇的早产率

维生素 E	缺乏	边缘性缺乏	正常范围	超出正常范围	缺失值处理
早产率	12.40%	4.96%	0.92%	0.77%	剔除缺失值
	12.33%	4.93%	0.91%	0.75%	将缺失值视为未患病

（四）妊娠期高血压与维生素 A、维生素 E 水平

同样，妊娠期高血压也是孕晚期孕妇才需要填写和诊断的并发症。问卷调查时，孕晚期指孕周大于等于 32 周，而数据显示孕周在 29~31 周的绝大多数孕妇也记录了"是、否"患有妊娠期高血压（表 334）。孕周在 29~31 周的孕妇有 626 例未填写是否患有妊娠期高血压，占该孕周段所有孕妇的 4.62%，孕周超过 31 周的孕妇有 2 525 例缺失，占该孕周段孕妇的 2.14%。

表 334　频数表和缺失率

孕周	妊娠期高血压（是）	妊娠期高血压（否）	缺失值	总数	缺失率
29~31	636	12 283	626	13 545	4.62%
32~42	27 224	88 187	2 525	117 936	2.14%
总计	27 860	100 470	3 151	131 481	2.40%

由于问卷明确标注了孕晚期的孕周为大于等于 32 周，与早产的分析一致，我们认为这两段的缺失机制不完全相同，在计算各维生素 A、维生素 E 水平孕妇的妊娠期高血压患病率时，将分别计算 32~42 周和 29~42 周所有受查孕妇的患病率；最后建立妊娠期高血压对孕周、维生素 A、维生素 E 等变量的逻辑回归模型，考察它们之间的相关关系及可能影响妊娠期高血压的因素。

1. 维生素 A 水平过高或过低，孕妇妊娠期高血压患病率低（32 周≤孕周≤42 周）

经方差分析和均值检验知，在 0.05 的显著性水平下，妊娠期高血压孕妇的血清维生素 A 均值与无妊娠期高血压孕妇有显著差异（P 值远小于 0.01），但差异不大，均值差的置信区间为（0.005 8，0.008 9）；而二者均又明显高于记录"缺失"孕妇的维生素 A 水平（P 值远小于 0.01）。对该 4×2 列联表进行皮尔逊 χ^2 检验，得到的 P 值远小于 0.01，在 0.05 的显著性水平下，拒绝孕妇维生素 A 水平与妊娠期高血压独立的原假设，说明孕妇维生素 A 水平与妊娠期高血压存在相关关系。见表 335。

表 335　维生素 A 各水平下妊娠期高血压的频数及缺失比例

维生素 A	是	否	缺失值	总数	缺失率
缺乏	365	1 877	106	2 348	4.51%
边缘性缺乏	3 508	12 748	539	16 795	3.21%
正常范围	23 072	72 430	1 861	97 363	1.91%
超出正常范围	279	1 132	19	1 430	1.33%
总值	27 224	88 187	2 525	117 936	2.14%
均值	0.397 6	0.404 9	0.363 8		
标准差	0.108 3	0.127 7	0.116 6		

接下来我们计算维生素 A 各水平下的孕妇妊娠期高血压患病率(表 336)。根据对缺失值的不同处理得到的两组孕妇各维生素 A 水平下的妊娠期高血压患病率差别不大,且均表现出维生素 A 水平过高或过低,孕妇妊娠期高血压患病率更低,维生素 A 水平低于 0.20mg/L 的孕妇患妊娠期高血压的概率最低。

表 336　维生素 A 各水平下孕妇的妊娠期高血压患病率

维生素 A	缺乏	边缘性缺乏	正常范围	超出正常范围	缺失值处理
妊娠期高血压患病率	16.28%	21.58%	24.16%	19.77%	剔除缺失值
	15.55%	20.89%	23.70%	19.51%	将缺失值视为未患病

2. 维生素 E 水平低的孕妇妊娠期高血压患病率高(32 周 ≤ 孕周 ≤ 42 周)

经方差分析和均值检验知,在 0.05 显著性水平下,妊娠期高血压孕妇血清维生素 E 的均值与记录缺失孕妇没有显著差异(P 值等于 0.88),且高于无妊娠期高血压孕妇的维生素 E 均值水平(P 值远小于 0.01)。对该 4×2 列联表进行皮尔逊 χ^2 检验,得到的 P 值远小于 0.01,在 0.05 的显著性水平下,拒绝孕妇维生素 E 水平与妊娠期高血压独立的原假设,说明孕妇维生素 E 水平与妊娠期高血压存在相关关系。见表 337。

表 337　维生素 E 各水平下孕妇妊娠期高血压的频数及缺失比例

维生素 E	是	否	缺失值	总数	缺失率
缺乏	121	117	0	238	0.00%
不足	368	513	7	888	0.79%
正常范围	21 946	74 787	2 006	98 739	2.03%
超出正常范围	4 789	12 770	512	18 071	2.83%
总值	27 224	88 187	2 525	117 936	2.14%
均值	16.50	15.78	16.49		
标准差	4.338 7	4.359 8	4.775 6		

接下来我们计算维生素 E 各水平的孕妇妊娠期高血压患病率。从表 338 可以看出：

（1）对缺失值的不同处理得到的两组各维生素 E 水平下孕妇妊娠期高血压率基本一致。

（2）维生素 E 水平越低，孕妇妊娠期高血压的可能性越高，且维生素 E 水平低于 5mg/L 的孕妇妊娠期高血压患病率高达 50.84%；另外，当维生素 E 水平高到一定程度时，妊娠期高血压的患病率增加。

（3）比较维生素 A、维生素 E 各水平下孕妇的妊娠期高血压患病率，认为维生素 E 对妊娠期高血压的影响要明显大于维生素 A。

表 338　维生素 E 各水平下孕妇的妊娠期高血压患病率

维生素 E	缺乏	不足	正常范围	超出正常范围	缺失值处理
妊娠期高血压患病率	50.84%	41.77%	22.69%	27.27%	剔除缺失值
	50.84%	41.44%	22.23%	26.50%	将缺失值视为未患病

3. 维生素 A 水平过高或过低，孕妇妊娠期高血压患病率低（29 周≤孕周≤ 42 周）

经方差分析和均值检验知，在 0.05 的显著性水平下，妊娠期高血压孕妇的血清维生素 A 均值与无妊娠期高血压孕妇有显著差异（P 值远小于 0.01），但差异较小；而二者均又明显高于记录"缺失"孕妇的维生素 A 水平（P 值远小于 0.01）。见表 339。

表 339　维生素 A 各水平下妊娠期高血压的频数及缺失比例

维生素 A	有	无	缺失值	总数	缺失率
缺乏	376	2 061	122	2 559	4.77%
边缘性缺乏	3 595	14 402	635	18 632	3.41%
正常范围	23 606	82 793	2 374	108 773	2.18%
超出正常范围	283	1 214	20	1 517	1.32%
总值	27 860	100 470	3 151	131 481	2.40%
均值	0.397 7	0.404 5	0.368 4		
标准差	0.109 7	0.125 9	0.124 6		

接下来我们计算维生素 A 各水平下的孕妇妊娠期高血压患病率，见表 340。对缺失值的不同处理得到的两组孕妇各维生素 A 水平下的妊娠期高血压患病率差别不大，且均表现出维生素 A 水平过高或过低，孕妇妊娠期高血压率更低，维生素 A 水平低于 0.20mg/L 的孕妇患妊娠期高血压的概率最低。孕周在 29~42 周孕妇的妊娠期高血压患病率整体略低于 32~42 周孕妇的妊娠期高血压患病率，表明孕周在 29~31 周的孕妇妊娠期高血压患病率低于孕周在 32 周以上的孕妇。

表 340　维生素 A 各水平下孕妇的妊娠期高血压患病率

维生素 A	缺乏	边缘性缺乏	正常范围	超出正常范围	缺失值处理
妊娠期高血压患病率	15.43%	19.98%	22.19%	18.90%	剔除缺失值
	14.69%	19.29%	21.70%	18.66%	将缺失值视为未患病

4. 维生素 E 对妊娠期高血压患病率的影响可能随孕周的增加而增强(29 周≤孕周≤42 周)

经方差分析和均值检验知,在 0.05 显著性水平下,妊娠期高血压孕妇血清维生素 E 的均值与记录缺失孕妇有显著差异(P 值等于 0.009),且均高于无妊娠期高血压孕妇的维生素 E 均值水平(P 值远小于 0.01)。见表 341。

表 341　维生素 E 各水平下孕妇妊娠期高血压的频数及缺失比例

维生素 E	有	无	缺失值	总数	缺失率
缺乏	133	231	1	365	0.27%
边缘性缺乏	403	807	8	1 218	0.66%
正常范围	22 465	85 429	2 547	110 441	2.31%
超出正常范围	4 859	14 003	595	19 457	3.06%
总值	27 860	100 470	3 151	131 481	2.40%
均值	16.50	15.68	16.25		
标准差	4.354 7	4.366 6	4.714 2		

接下来我们计算维生素 E 各水平的孕妇妊娠期高血压患病率。从表 342 可以看出,29~42 周受查孕妇的妊娠期高血压患病率受维生素 E 影响的规律与 32~42 周的孕妇相似:

(1) 对缺失值的不同处理得到的两组各维生素 E 水平下孕妇妊娠期高血压率差异很小。

(2) 维生素 E 水平越低,孕妇妊娠期高血压的可能性越高;但当维生素 E 水平高到一定程度时,妊娠期高血压的患病率有所提高。

(3) 比较维生素 A、维生素 E 各水平下孕妇的妊娠期高血压患病率,认为维生素 E 对妊娠期高血压的影响要明显大于维生素 A。

此外,孕周在 29~42 周孕妇各维生素 E 水平下的妊娠期高血压患病率明显低于 32~42 周的孕妇,两者在维生素 E 低于 5mg/L 的患病率甚至相差 14% 以上。这表明:

(1) 孕周在 29~31 周的孕妇各维生素 E 水平下的妊娠期高血压患病率远低于孕周在 32 周以上的孕妇。

(2) 维生素 E 对妊娠期高血压患病率的影响可能随孕周的增加而增强。

表 342　维生素 E 各水平下孕妇的妊娠期高血压患病率

维生素 E	缺乏	不足	正常范围	超出正常范围	缺失值处理
妊娠期高血压患病率	36.54%	33.31%	20.82%	25.76%	剔除缺失值
	36.44%	33.09%	20.34%	24.97%	将缺失值视为未患病

5. 妊娠期高血压对维生素 A 和维生素 E 的逻辑回归模型

为考察妊娠期高血压与血清维生素 A、维生素 E 水平的相关关系,以及妊娠期高血压的影响因素,我们对 29~42 周所有受查孕妇建立以妊娠期高血压为因变量的多因素 logistic 回归模型,将孕周、维生素 A、维生素 E 及它们的交互项作为自变量,并将受查孕妇的血小板、红细胞、白细胞等指标纳入模型讨论。

影响妊娠期高血压的多因素 logistic 回归模型分析结果显示 P 值均 <0.05（表 343）：

（1）孕妇妊娠期高血压的患病率随孕周、血清维生素 E 水平、维生素 A 和维生素 E 的交互项的增加而增加，OR 值分别为 1.067、1.097 和 1.085。

（2）随维生素 A 水平的增加而降低，OR 值为 0.061。

（3）相比红细胞含量正常的孕妇，红细胞偏低的妊娠期高血压 OR 值为 1.374。

（4）相比白细胞含量正常的孕妇，白细胞偏低的妊娠期高血压 OR 值为 0.423，白细胞偏高的妊娠期高血压 OR 值为 4.026。

（5）相比 ALT 含量正常的孕妇，ALT 偏低的妊娠期高血压 OR 值为 0.421，ALT 偏高的妊娠期高血压 OR 值为 0.364。

（6）相比 AST 含量正常的孕妇，AST 偏低的妊娠期高血压 OR 值为 0.172，AST 偏高的妊娠期高血压 OR 值为 0.942。

（7）相比尿素氮含量正常的孕妇，尿素氮偏低的妊娠期高血压 OR 值为 0.582。

（8）相比尿蛋白检测为"+++"的孕妇，尿蛋白为阴性的孕妇妊娠期高血压 OR 值为 0.096，尿蛋白为"+"的妊娠期高血压 OR 值为 0.149，尿蛋白为"++"的妊娠期高血压 OR 值为 0.511。

（9）相比酮体检测为"+++"的孕妇，酮体为阴性的孕妇妊娠期高血压 OR 值为 0.482，酮体为"+"的妊娠期高血压 OR 值为 0.429。

表 343　妊娠期高血压的多因素 logistic 回归模型分析结果

因素	回归系数	标准误差	Wald 卡方值	OR(95%CI)值	P 值
孕周 / 周	0.064	0.011 5	31.115	1.067(1.043~1.091)	0.000
血清维生素 A 浓度 /(mg·L^{-1})	−2.796	0.721 3	15.024	0.061(0.015~0.251)	0.000
血清维生素 E 浓度 /(mg·L^{-1})	0.093	0.020 1	21.277	1.097(1.055~1.141)	0.000
血清维生素 A 浓度 * 血清维生素 E 浓度	0.082	0.013 0	39.643	1.085(1.058~1.113)	0.000
孕周 * 血清维生素 A 浓度	0.026	0.019 3	1.848	1.027(0.988~1.066)	0.174
孕周 * 血清维生素 E 浓度	−0.002	0.000 5	20.600	0.998(0.996~0.999)	0.000
血小板 /(10^9·L^{-1})					
［偏低↓（<100）］	−0.971	0.499 3	3.782	0.379(0.142~1.008)	0.052
［偏高↑（>300）］	0.743	0.496 2	2.241	2.102(0.795~5.559)	0.134
［正常（100~300）］	−0.371	0.490 1	0.574	0.69(0.264~1.803)	0.449
红细胞 /(10^{12}·L^{-1})					
［偏低↓（<3.5）］	0.318	0.037 0	73.868	1.374(1.278~1.477)	0.000
［偏高↑（>5.5）］	0.143	0.207 5	0.472	1.153(0.768~1.732)	0.492
［正常（3.5~5.5）］					1

续表

因素	回归系数	标准误差	Wald 卡方值	OR(95%CI)值	P 值
白细胞 /(10^9·L^{-1})					
［偏低↓(<4.0)］	−0.860	0.128 5	44.762	0.423(0.329~0.545)	0.000
［偏高↑(>10.0)］	1.393	0.023 2	3 590.201	4.026(3.847~4.214)	0.000
［正常(4.0~10.0)］				1	
ALT/(U·L^{-1})					
［偏低↓(<5)］	−0.866	0.095 6	82.009	0.421(0.349~0.507)	0.000
［偏高↑(>40)］	−1.010	0.134 9	56.082	0.364(0.279~0.474)	0.000
［正常(5~40)］				1	
AST/(U·L^{-1})					
［偏低↓(<8)］	−1.760	0.146 8	143.658	0.172(0.129~0.229)	0.000
［偏高↑(>40)］	−0.060	0.135 2	0.194	0.942(0.723~1.228)	0.660
［正常(8~40)］				1	
肌酐 /(μmol·L^{-1})					
［偏低↓(<44)］	0.010	0.032 3	0.098	1.01(0.948~1.076)	0.754
［偏高↑(>133)］	0.302	0.187 6	2.588	1.352(0.936~1.953)	0.108
［正常(44~133)］				1	
尿素氮 /(mmol·L^{-1})					
［偏低↓(<1.83)］	−0.542	0.092 4	34.379	0.582(0.485~0.697)	0.000
［偏高↑(>7.80)］	−0.764	0.407 1	3.525	0.466(0.21~1.034)	0.060
［正常(1.83~7.80)］				1	
尿蛋白					
［尿蛋白 = −］	−2.349	0.108 7	466.991	0.096(0.077~0.118)	0.000
［尿蛋白 = +］	−1.905	0.122 5	241.572	0.149(0.117~0.189)	0.000
［尿蛋白 =++］	−0.671	0.142 2	22.288	0.511(0.387~0.675)	0.000
［尿蛋白 =+++］				1	
酮体					
［酮体 = −］	−0.730	0.234 9	9.661	0.482(0.304~0.764)	0.002
［酮体 = +］	−0.847	0.249 1	11.559	0.429(0.263~0.699)	0.001
［酮体 =++］	−0.316	0.290 7	1.180	0.729(0.413~1.289)	0.277
［酮体 =+++］				1	

（五）妊娠期糖尿病与维生素 A、维生素 E 水平

同样地，妊娠期糖尿病也是孕晚期孕妇才需要填写和诊断的并发症。孕周在 29~31 周的孕妇有 615 例未填写是否患有妊娠期糖尿病，占该孕周段所有孕妇的 4.54%，孕周超过 31 周的孕妇有 2 552 例缺失，占该孕周段孕妇的 2.16%。见表 344。

表 344　频数表和缺失率

孕周	妊娠期糖尿病		缺失值	总数	缺失率
	是	否			
29~31	2 711	10 219	615	13 545	4.54%
32~42	58 791	56 593	2 552	117 936	2.16%
总计	61 502	66 812	3 167	131 481	2.41%

由于问卷明确标注了孕晚期的孕周为大于等于 32 周，与早产和妊娠期高血压的分析一致，我们认为这两段的缺失机制不完全相同，在计算各维生素 A、维生素 E 水平孕妇的妊娠期糖尿病患病率时，将分别计算 32~42 周和 29~42 周所有受查孕妇的患病率；最后建立妊娠期糖尿病对孕周、维生素 A、维生素 E 等变量的逻辑回归模型，考察它们之间的相关关系及可能影响妊娠期糖尿病的因素。

1. 维生素 A 水平处于 0.30~0.70mg/L 的孕妇妊娠期糖尿病患病率最高（32 周≤孕周≤42 周）

经方差分析和均值检验知，在 0.05 的显著性水平下，妊娠期糖尿病孕妇的血清维生素 A 均值与无妊娠期糖尿病孕妇有显著差异（P 值远小于 0.01），但差异不大，均值差的 95% 置信区间为（−0.0065，−0.0036）；而二者均又明显高于记录"缺失"孕妇的维生素 A 水平（P 值远小于 0.01）。对该 4×2 列联表进行皮尔逊 χ^2 检验，得到的 P 值远小于 0.01，在 0.05 的显著性水平下，拒绝孕妇维生素 A 水平与妊娠期糖尿病独立的原假设，说明孕妇维生素 A 水平与妊娠期糖尿病存在相关关系。见表 345。

表 345　维生素 A 各水平下妊娠期糖尿病的频数及缺失比例

维生素 A	是	否	缺失值	总数	缺失率
缺乏	1 034	1 206	108	2 348	4.60%
边缘性缺乏	7 369	8 886	540	16 795	3.22%
正常范围	49 721	45 759	1 883	97 363	1.93%
超出正常范围	667	742	21	1 430	1.47%
总值	58 791	56 593	2 552	117 936	2.16%
均值	0.405 7	0.400 6	0.365 7		
标准差	0.113	0.133	0.128 4		

接下来我们计算维生素 A 各水平下的孕妇妊娠期糖尿病患病率。见表 346。

表 346　维生素 A 各水平下的孕妇妊娠期糖尿病患病率

维生素 A	缺乏	边缘性缺乏	正常范围	超出正常范围	缺失值处理
妊娠期糖尿病患病率	46.16%	45.33%	52.07%	47.34%	剔除缺失值
	44.04%	43.88%	51.07%	46.64%	将缺失值视为未患病

　　根据对缺失值的不同处理得到的两组孕妇各维生素 A 水平下的妊娠期糖尿病患病率差别不大,且均表现出维生素 A 水平处于 0.30~0.70mg/L 的孕妇妊娠期糖尿病患病率最高,维生素 A 高于 0.70 或低于 0.30mg/L 的孕妇妊娠期糖尿病患病率都有一定程度的降低。

2. 维生素 E 水平处于 7~20mg/L 的孕妇妊娠期糖尿病患病率最高(32 周≤孕周≤ 42 周)

　　经方差分析和均值检验知,在 0.05 显著性水平下,无妊娠期糖尿病孕妇的血清维生素 E 均值与记录缺失孕妇均值有显著差异(P 值等于 0.00057),且均高于妊娠期糖尿病孕妇的维生素 E 均值(P 值远小于 0.01)。对该 4×2 列联表进行皮尔逊 χ^2 检验,得到的 P 值远小于 0.01,在 0.05 的显著性水平下,拒绝孕妇维生素 E 水平与妊娠期糖尿病独立的原假设,说明孕妇维生素 E 水平与妊娠期糖尿病存在相关关系。见表 347。

表 347　维生素 E 各水平下孕妇妊娠期糖尿病的频数及缺失比例

维生素 E	是	否	缺失值	总数	缺失率
缺乏	114	123	i	238	0.42%
不足	393	488	7	888	0.79%
正常范围	49 856	46 851	2 032	98 739	2.06%
超出正常范围	8 428	9 131	512	18 071	2.83%
总值	58 791	56 593	2 552	117 936	2.16%
均值	15.72	16.19	16.49		
标准差	4.355 6	4.362 8	4.758 7		

　　接下来我们计算维生素 E 各水平的孕妇妊娠期糖尿病患病率。从表 348 中可以看出:
　　(1) 对缺失值的不同处理得到的两组各维生素 E 水平下孕妇妊娠期糖尿病率差别不大。
　　(2) 维生素 E 水平处于 7~20mg/L 的孕妇妊娠期糖尿病患病率最高,患病率超过 50%。

表 348　维生素 E 各水平下孕妇的妊娠期糖尿病患病率

维生素 E	缺乏	不足	正常范围	超出正常范围	缺失值处理
妊娠期糖尿病患病率	48.10%	44.61%	51.55%	48.00%	剔除缺失值
	47.90%	44.26%	50.49%	46.64%	将缺失值视为未患病

3. 维生素 A 水平处于 0.30~0.70mg/L 的孕妇妊娠期糖尿病患病率最高(29 周≤孕周≤42 周)

　　经方差分析和均值检验知,在 0.05 的显著性水平下,妊娠期糖尿病孕妇的血清维生素 A

均值与无妊娠期糖尿病孕妇有显著差异（P 值远小于 0.01），但差异不大；而二者均又明显高于记录"缺失"孕妇的维生素 A 水平（P 值远小于 0.01）。见表 349。

表 349　维生素 A 各水平下妊娠期糖尿病的频数及缺失比例

维生素 A	是	否	缺失值	总数	缺失率
缺乏	1 084	1 351	124	2 559	4.85%
边缘性缺乏	7 684	10 318	630	18 632	3.38%
正常范围	52 050	54 332	2 391	108 773	2.20%
超出正常范围	684	811	22	1 517	1.45%
总值	61 502	66 812	3 167	131 481	2.41%
均值	0.405 7	0.400 5	0.370 0		
标准差	0.113 4	0.130 0	0.133 7		

接下来我们计算维生素 A 各水平下的孕妇妊娠期糖尿病患病率，见表 350。

表 350　维生素 A 各水平下孕妇的妊娠期糖尿病患病率

维生素 A	缺乏	边缘性缺乏	正常范围	超出正常范围	缺失值处理
妊娠期糖尿病患病率	44.52%	42.68%	48.93%	45.75%	剔除缺失值
	42.36%	41.24%	47.85%	45.09%	将缺失值视为未患病

维生素 A 水平处于 0.30~0.70mg/L 的孕妇妊娠期糖尿病患病率最高，维生素 A 高于 0.70 或低于 0.30mg/L 的孕妇妊娠期糖尿病患病率都有一定程度的降低；和孕周在 32~42 周的孕妇相比，妊娠期糖尿病患病率整体上有所降低，但各维生素 A 水平下的患病率规律一致。

4. 维生素 E 水平处于 7~20mg/L 的孕妇妊娠期糖尿病患病率最高（29 周≤孕周≤42 周）

经方差分析和均值检验知，在 0.05 显著性水平下，无妊娠期糖尿病孕妇的血清维生素 E 均值与记录缺失孕妇均值有显著差异（P 值远小于 0.01），且均高于妊娠期糖尿病孕妇的维生素 E 均值（P 值远小于 0.01）。见表 351。

表 351　维生素 E 各水平下孕妇妊娠期糖尿病的频数及缺失比例

维生素 E	是	否	缺失值	总数	缺失率
缺乏	114	249	2	365	0.55%
边缘性缺乏	424	786	8	1 218	0.66%
正常范围	52 267	55 615	2 559	110 441	2.32%
超出正常范围	8 697	10 162	598	19 457	3.07%
总值	61 502	66 812	3 167	131 481	2.41%
均值	15.67	16.01	16.28		
标准差	4.360 9	4.382 5	4.722 9		

接下来我们计算维生素 E 各水平的孕妇妊娠期糖尿病患病率。从表 352 可以看出：

（1）对缺失值的不同处理得到的两组各维生素 E 水平下孕妇妊娠期糖尿病患病率差别不大。

（2）维生素 E 水平处于 7~20mg/L 的孕妇妊娠期糖尿病患病率最高。

（3）与孕周在 32~42 周的受查孕妇相比，孕周在 29~42 周的孕妇妊娠期糖尿病患病率整体低一些，而对于维生素 E 低于 7mg/L 的孕妇，孕周在 29~42 周的孕妇患病率比 32~42 周的孕妇下降了 10% 以上。由此可知，维生素 E 低于 7mg/L 且孕周在 29~31 周的孕妇妊娠期糖尿病的患病率远低于该维生素 E 水平下孕周在 32~42 周的孕妇，这同时说明维生素 E 对妊娠期糖尿病的影响可能随孕妇孕周的增加而增强。

表 352　维生素 E 各水平下孕妇的妊娠期糖尿病患病率

维生素 E	缺乏	不足	正常范围	超出正常范围	缺失值处理
妊娠期糖尿病患病率	31.40%	35.04%	48.45%	46.12%	剔除缺失值
	31.23%	34.81%	47.33%	44.70%	将缺失值视为未患病

5. 妊娠期糖尿病对维生素 A 和维生素 E 的逻辑回归模型

为考察妊娠期糖尿病与血清维生素 A、维生素 E 水平的相关关系，以及妊娠期糖尿病的影响因素，我们对 29~42 周所有受查孕妇建立以妊娠期糖尿病为因变量的多因素 logistic 回归模型，将孕周、维生素 A、维生素 E 及它们的交互项作为自变量，并将受查孕妇的血小板、红细胞、白细胞等指标纳入模型讨论。详见表 353。

表 353　妊娠期糖尿病的多因素 logistic 回归模型分析结果

因素	回归系数	标准误差	Wald 卡方值	OR(95%CI)值	P 值
孕周 / 周	0.129	0.009 6	180.180	1.137(1.116~1.159)	0.000
血清维生素 A 浓度 /(mg·L^{-1})	4.816	0.579 0	69.175	123.413(39.676~383.879)	0.000
血清维生素 E 浓度 /(mg·L^{-1})	0.064	0.016 8	14.553	1.066(1.032~1.102)	0.000
血清维生素 A 浓度 * 血清维生素 E 浓度	−0.013	0.010 3	1.571	0.987(0.967~1.007)	0.210
孕周 * 血清维生素 A 浓度	−0.123	0.015 6	62.440	0.884(0.857~0.911)	0.000
孕周 * 血清维生素 E 浓度	−0.002	0.000 5	25.725	0.998(0.997~0.999)	0.000
血小板 /(10^9·L^{-1})					
［偏低↓(<100)］	−0.581	0.073 3	62.715	0.56(0.485~0.646)	0.000
［偏高↑(>300)］	0.864	0.082 8	108.860	2.373(2.017~2.791)	0.000
［正常(100~300)］				1	
红细胞 /(10^{12}·L^{-1})					
［偏低↓(<3.5)］	−0.152	0.031 7	22.858	0.859(0.808~0.914)	0.000
［偏高↑(>5.5)］	0.041	0.175 6	0.055	1.042(0.739~1.47)	0.814
［正常(3.5~5.5)］				1	

续表

因素	回归系数	标准误差	Wald 卡方值	OR(95%CI)值	P值
白细胞 /(10⁹·L⁻¹)					
［偏低↓(<4.0)］	−0.480	0.075 2	40.697	0.619(0.534~0.717)	0.000
［偏高↑(>10.0)］	0.441	0.023 2	360.591	1.554(1.485~1.627)	0.000
［正常(4.0~10.0)］				1	
ALT/(U·L⁻¹)					
［偏低↓(<5)］	−0.002	0.054 3	0.001	0.998(0.898~1.11)	0.975
［偏高↑(>40)］	−1.145	0.107 7	113.046	0.318(0.258~0.393)	0.000
［正常(5~40)］				1	
AST/(U·L⁻¹)					
［偏低↓(<8)］	0.559	0.060 8	84.481	1.748(1.552~1.97)	0.000
［偏高↑(>40)］	0.236	0.112 7	4.373	1.266(1.015~1.579)	0.037
［正常(8~40)］				1	
肌酐 /(μmol·L⁻¹)					
［偏低↓(<44)］	−0.591	0.028 1	440.941	0.554(0.524~0.585)	0.000
［偏高↑(>133)］	0.966	0.173 7	30.934	2.627(1.869~3.692)	0.000
［正常(44~133)］				1	
尿素氮 /(mmol·L⁻¹)					
［偏低↓(<1.83)］	0.469	0.061 3	58.444	1.598(1.417~1.802)	0.000
［偏高↑(>7.80)］	1.729	0.316 2	29.883	5.633(3.031~10.468)	0.000
［正常(1.83~7.80)］				1	
尿蛋白					
［尿蛋白=−］	0.218	0.099 2	4.808	1.243(1.023~1.51)	0.028
［尿蛋白=+］	−0.127	0.112 4	1.277	0.881(0.707~1.098)	0.258
［尿蛋白=++］	−0.105	0.133 2	0.627	0.9(0.693~1.168)	0.429
［尿蛋白=+++］				1	
酮体					
［酮体=−］	0.100	0.217 2	0.211	1.105(0.722~1.692)	0.646
［酮体=+］	0.720	0.228 6	9.915	2.054(1.312~3.215)	0.002
［酮体=++］	−0.197	0.267 7	0.540	0.821(0.486~1.388)	0.463
［酮体=+++］				1	

影响妊娠期糖尿病的多因素 logistic 回归模型分析结果显示（P 值均 <0.05）：

（1）孕妇妊娠期糖尿病的患病率随孕周、血清维生素 A、维生素 E 水平的增加而增加，OR 值分别为 1.137、123.413 和 1.066。

（2）孕妇妊娠期糖尿病的患病率随孕周与血清维生素 A、孕周与血清维生素 E 交互项的增加而降低，OR 值分别为 0.884 和 0.998。

（3）相比血小板含量正常的孕妇，血小板偏低的妊娠期糖尿病 OR 值为 0.56，血小板偏高的妊娠期糖尿病 OR 值为 2.373。

（4）相比红细胞含量正常的孕妇，红细胞偏低的妊娠期糖尿病 OR 值为 0.859。

（5）相比白细胞含量正常的孕妇，白细胞偏低的妊娠期糖尿病 OR 值为 0.619，白细胞偏高的妊娠期糖尿病 OR 值为 1.554。

（6）相比 ALT 含量正常的孕妇，ALT 偏高的妊娠期糖尿病 OR 值为 0.318。

（7）相比 AST 含量正常的孕妇，AST 偏低的妊娠期糖尿病 OR 值为 1.748，AST 偏高的妊娠期糖尿病 OR 值为 1.266。

（8）相比肌酐含量正常的孕妇，肌酐偏低的妊娠期糖尿病 OR 值为 0.554，肌酐偏高的妊娠期糖尿病 OR 值为 2.627。

（9）相比尿素氮含量正常的孕妇，尿素氮偏低的妊娠期糖尿病 OR 值为 1.598，尿素氮偏高的妊娠期糖尿病 OR 值为 5.633。

（10）相比尿蛋白检测为"+++"的孕妇，尿蛋白为阴性的孕妇妊娠期糖尿病 OR 值为 1.243。

（11）相比酮体检测为"+++"的孕妇，酮体为"+"的妊娠期糖尿病 OR 值为 2.054。

四、肝内胆汁淤积症、羊水异常等疾病与血清维生素 A、维生素 E 水平的相关关系

受查孕妇记录缺失率高于 25% 的 4 种疾病包括肝内胆汁淤积症、羊水异常、胎儿生长受限、胎膜早破。这 4 种并发症的检测对象是孕中期和孕晚期孕妇，问卷标注的孕中期指孕周处于 24~28 周，孕晚期指孕周处于 32~42 周。但由于缺失比例大且患病者少，本节不再以孕妇孕期作区分，而是将所有孕周处于 13~42 周受查孕妇作为研究对象，分析这 4 种疾病与维生素 A、维生素 E 的关系。

（一）肝内胆汁淤积症与维生素 A、维生素 E 水平

肝内胆汁淤积症的调查对象是所有前往合作医院进行产检的孕周处于孕中期和孕晚期的孕妇个体。表 354 的数据显示，孕周在 13~42 周的受查孕妇共 487 077 名，有肝内胆汁淤积症者 180 例，占 0.04%；无肝内胆汁淤积症者 223 737 例，占 45.93%；记录缺失 263 160 例，占 54.03%。接下来我们分析肝内胆汁淤积症与维生素 A、维生素 E 的相关关系。

表 354 肝内胆汁淤积症频数表

孕周	肝内胆汁淤积症		缺失值	总数
	有	无		
13~23	35(0.02%)	52 339(22.52%)	180 068(77.47%)	232 442
24~28	60(0.05%)	75 863(61.60%)	47 231(38.35%)	123 154
29~31	16(0.12%)	8 489(62.67%)	5 040(37.21%)	13 545
32~42	69(0.16%)	87 046(73.81%)	30 821(26.13%)	117 936
总计	180(0.04%)	223 737(45.93%)	263 160(54.03%)	487 077

1. 维生素 A 水平较低的孕妇肝内胆汁淤积症患病率高

首先,我们描述有无肝内胆汁淤积症及记录缺失者的维生素 A 各水平的分布,并计算相应的分布特征。

如图 244 所示,36.11% 的有肝内胆汁淤积症的孕妇维生素 A 低于 0.30mg/L,而无肝内胆汁淤积症者的这一比例为 11.17%,缺失者为 9.20%。说明有肝内胆汁淤积症孕妇的维生素 A 水平可能偏低。分布特征(表 355)则很明确地表明肝内胆汁淤积症孕妇维生素 A 水平偏低,其均值显著低于无肝内胆汁淤积症者(P 值远小于 0.01),而无肝内胆汁淤积症孕妇的维生素 A 水平的均值与缺失孕妇相差不大,二者均值差的 95% 置信区间为(0.0116,0.0129),且其分布特征高度一致。

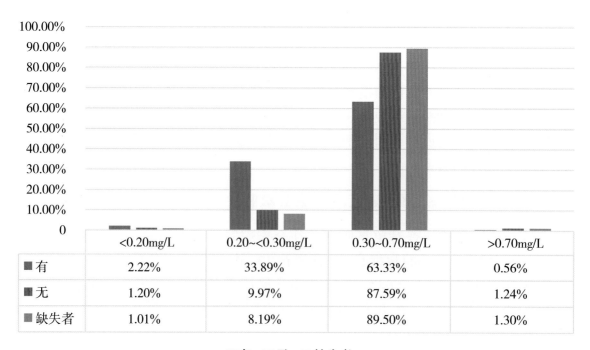

	<0.20mg/L	0.20~<0.30mg/L	0.30~0.70mg/L	>0.70mg/L
■有	2.22%	33.89%	63.33%	0.56%
■无	1.20%	9.97%	87.59%	1.24%
■缺失者	1.01%	8.19%	89.50%	1.30%

■有　■无　■缺失者

图 244 有无肝内胆汁淤积症及记录缺失者的维生素 A 各水平的分布

表 355　有无肝内胆汁淤积症孕妇的血清维生素 A 的分布特征

有无肝内胆汁淤积症	分布特征					
	最小值	1stQu.	中位数	均值 ± 标准差	3rdQu.	最大值
有	0.17	0.27	0.35	0.36 ± 0.11	0.43	0.74
无	0.06	0.34	0.41	0.42 ± 0.11	0.48	3.60
缺失值	0.06	0.36	0.42	0.43 ± 0.12	0.49	3.60

注:血清维生素 A 水平单位为 mg/L。

其次,我们考察维生素 A 各水平下的肝内胆汁淤积症患病率(表 356)。在本节 487 077 例受查孕妇中有 180 名肝内胆汁淤积症患者,占比 0.04%。而维生素 A 处于 0.20~0.30mg/L 的孕妇患病率为 0.14%,约为研究目标群体患病率的 3.5 倍;维生素 A 低于 0.20mg/L 的孕妇患病率为 0.07%,约为目标群体的 1.75 倍。表明维生素 A 水平较低时肝内胆汁淤积症的患病率会增加。

表 356　肝内胆汁淤积症在维生素 A 各水平的频数表

维生素 A 水平 /(mg·L^{-1})	有	无	缺失值
<0.20	4(0.07%)	2 692(50.34%)	2 652(49.59%)
0.20~<0.30	61(0.14%)	22 313(50.81%)	21 543(49.05%)
0.30~0.70	114(0.03%)	195 965(45.40%)	235 532(54.57%)
>0.70	1(0.02%)	2 767(44.62%)	3 433(55.36%)

注:括号内为该频数所占的百分比。

最后,对维生素 A 水平与肝内胆汁淤积症是否独立进行列联分析。由于存在观测频数小于 5 的情况,故将维生素 A 的 4 个水平合并为"<0.30""≥0.30"两个水平,与有无肝内胆汁淤积症构成 2×2 列联表,并进行皮尔逊 χ^2 检验,得到的 P 值远小于 0.01,在 0.05 的显著性水平下,拒绝孕妇维生素 A 水平与肝内胆汁淤积症独立的原假设,说明孕妇维生素 A 水平与肝内胆汁淤积症存在相关关系。

2. 维生素 E 水平较低的孕妇肝内胆汁淤积症患病率高

首先,我们描述有无肝内胆汁淤积症及记录缺失者的维生素 E 各水平的分布,并计算相应的分布特征。

如图 245 所示,29.44% 的有肝内胆汁淤积症的孕妇维生素 E 低于 7mg/L,而无肝内胆汁淤积症者的这一比例为 1.06%,缺失者为 1.72%。说明有肝内胆汁淤积症孕妇的维生素 E 水平相对偏低。分布特征(表 357)则明确表明肝内胆汁淤积症孕妇的维生素 E 水平偏低,其均值显著低于无肝内胆汁淤积症者(P 值远小于 0.01),且各分布特征值普遍较低;无肝内胆汁淤积症孕妇的维生素 E 均值最高。

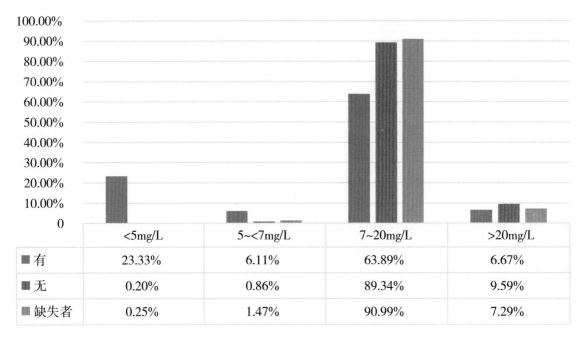

	<5mg/L	5~<7mg/L	7~20mg/L	>20mg/L
■ 有	23.33%	6.11%	63.89%	6.67%
■ 无	0.20%	0.86%	89.34%	9.59%
■ 缺失者	0.25%	1.47%	90.99%	7.29%

■ 有   ■ 无   ■ 缺失者

图 245　有无肝内胆汁淤积症及记录缺失者的维生素 E 各水平的分布

表 357　有无肝内胆汁淤积症孕妇的血清维生素 E 的分布特征

有无肝内胆汁淤积症	分布特征					
	最小值	1stQu.	中位数	均值 ± 标准差	3rdQu.	最大值
有	3.94	5.28	11.95	11.87 ± 5.88	15.53	32.00
无	0.60	11.90	14.30	14.75 ± 4.12	17.10	36.00
缺失值	0.06	10.80	13.10	13.71 ± 4.18	16.00	36.00

　　其次,我们考察维生素 E 各水平下的肝内胆汁淤积症患病率(表 358)。维生素 E 低于 5mg/L 的孕妇患病率为 3.66%,是研究目标群体患病率的 91.5 倍;维生素 E 处于 5~<7mg/L 的孕妇患病率为 0.19%,是目标群体的 4.75 倍。表明维生素 E 水平过低时肝内胆汁淤积症的患病率较高,且高于维生素 A 水平较低时的患病率。

表 358　肝内胆汁淤积症在维生素 E 各水平的频数表

维生素 E 水平 /(mg·L^{-1})	有	无	缺失值
<5	42(3.66%)	452(39.37%)	654(56.97%)
5~<7	11(0.19%)	1 934(33.28%)	3 866(66.53%)
7~20	115(0.03%)	199 889(45.49%)	239 456(54.49%)
>20	12(0.03%)	21 462(52.79%)	19 184(47.18%)

注:括号内为该频数所占的百分比。

最后,以维生素 E 的 4 个水平与有无肝内胆汁淤积症构成 4×2 列联表,并进行皮尔逊 χ^2 检验,得到的 P 值远小于 0.01,在 0.05 的显著性水平下,拒绝孕妇维生素 E 水平与肝内胆汁淤积症独立的原假设,说明孕妇维生素 E 水平与肝内胆汁淤积症存在相关关系。

(二) 羊水异常与维生素 A、维生素 E 水平

表 359 的数据显示,孕周在 13~42 周的受查孕妇共 487 077 名,有羊水异常者 809 例,占 0.16%;其中羊水过多孕妇 211 例(0.04%),羊水过少孕妇 598 例(0.12%)。无羊水异常者 223 164 例,占 45.82%;记录缺失 263 104 例,占 54.02%。接下来我们分析羊水异常与维生素 A、维生素 E 的相关关系。

表 359　羊水异常频数表

孕周 / 周	羊水			缺失值	总数
	过多	过少	无		
13~23	57(0.02%)	76(0.03%)	52 265(22.49%)	180 044(77.46%)	232 442
24~28	32(0.03%)	153(0.12%)	75 706(61.47%)	47 263(38.38%)	123 154
29~31	22(0.16%)	29(0.21%)	8 467(62.51%)	5 027(37.11%)	13 545
32~42	100(0.08%)	340(0.29%)	86 726(73.54%)	30 770(26.09%)	117 936
总计	211(0.04%)	598(0.12%)	223 164(45.82%)	263 104(54.02%)	487 077

1. 维生素 A 水平较低的孕妇羊水异常患病率高

首先,我们描述有无羊水异常及记录缺失者的维生素 A 各水平的分布,并计算相应的分布特征。

如图 246 所示,羊水异常孕妇血清维生素 A 低于 0.30mg/L 的比例高于无羊水异常者和

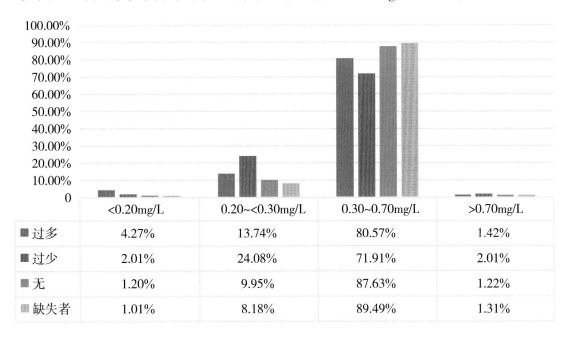

	<0.20mg/L	0.20~<0.30mg/L	0.30~0.70mg/L	>0.70mg/L
过多	4.27%	13.74%	80.57%	1.42%
过少	2.01%	24.08%	71.91%	2.01%
无	1.20%	9.95%	87.63%	1.22%
缺失者	1.01%	8.18%	89.49%	1.31%

图 246　有无羊水异常及记录缺失者的维生素 A 各水平的分布

缺失者,18.01% 的羊水过多孕妇维生素 A 低于 0.30mg/L,26.09% 的羊水过少孕妇维生素 A 低于 0.30mg/L。而无羊水异常者的这一比例为 11.15%,缺失者为 9.19%。分布特征(表 360)表明羊水异常孕妇维生素 A 水平偏低,其均值显著低于无羊水异常者(P 值远小于 0.01),而缺失孕妇维生素 A 水平的均值略高于无羊水异常孕妇(P 值远小于 0.01),但二者的分布特征比较接近一致。

表 360　有无羊水异常孕妇的血清维生素 A 的分布特征

有无羊水异常	分布特征					
	最小值	1st Qu.	中位数	均值 ± 标准差	3rd Qu.	最大值
缺失值	0.06	0.36	0.42	0.43 ± 0.12	0.49	3.60
过多	0.06	0.32	0.38	0.40 ± 0.13	0.49	0.90
过少	0.08	0.29	0.37	0.40 ± 0.17	0.48	3.00
无	0.06	0.34	0.41	0.42 ± 0.11	0.48	3.60

其次,我们考察维生素 A 各水平下的羊水异常患病率(表 361)。在本节 487 077 例受查孕妇中有 809 名羊水异常患者,占比 0.16%,其中羊水过多孕妇 211 例(0.04%),羊水过少孕妇 598 例(0.12%)。而维生素 A 低于 0.20mg/L 的孕妇羊水过多的比例为 0.17%,羊水过少的比例为 0.22%,分别约为目标群体的 4.25 倍和 1.83 倍;维生素 A 处于 0.20~0.30mg/L 的孕妇羊水过少的比例为 0.33%,是研究目标群体患病率的 2.75 倍。表明维生素 A 水平较低时羊水异常的患病率会增加,且羊水过少的患病比例增加的相对更大。

表 361　羊水异常在维生素 A 各水平的频数表

维生素 A 水平 /(mg·L⁻¹)	羊水			缺失值
	过多	过少	无	
<0.20	9(0.17%)	12(0.22%)	2 673(49.98%)	2 654(49.63%)
0.20~<0.30	29(0.07%)	144(0.33%)	22 209(50.57%)	21 535(49.04%)
0.30~0.70	170(0.04%)	430(0.10%)	195 550(45.31%)	235 461(54.55%)
>0.70	3(0.05%)	12(0.19%)	2 732(44.06%)	3 454(55.70%)

注:括号内为该频数所占的百分比。

最后,以维生素 A 的 4 个水平与有无羊水过多、有无羊水过少分别构建列联表,对低于 5 的频数进行并类处理后进行皮尔逊 χ^2 检验,得到的 P 值均小于 0.01,在 0.05 的显著性水平下,拒绝孕妇维生素 A 水平与羊水异常独立的原假设,说明孕妇维生素 A 水平与羊水异常存在相关关系。

2. 维生素 E 水平过低的孕妇羊水过少患病率高

首先,我们描述有无羊水异常及记录缺失者的维生素 E 各水平的分布,并计算相应的分布特征。

如图 247 所示,19.06% 的羊水过少孕妇维生素 E 低于 7mg/L,5.69% 的羊水过多孕妇维生素 E 低于 7mg/L,而无羊水异常者的这一比例为 1.04%,缺失者为 1.71%。说明有羊水过少孕妇的维生素 E 水平相对偏低。分布特征(表 362)表明羊水过少和记录缺失孕妇的维生素 E 水平偏低,各分位数普遍较低,而二者的维生素 E 均值无显著性差异(P 值为 0.3190),但均低于无羊水异常及羊水过多孕妇的均值(P 值小于 0.001);无羊水异常孕妇和羊水过多孕妇的维生素 E 均值则没有显著性差异(P 值为 0.8984)。

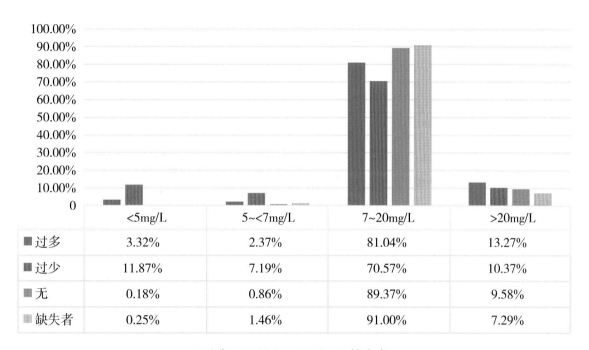

	<5mg/L	5~<7mg/L	7~20mg/L	>20mg/L
■ 过多	3.32%	2.37%	81.04%	13.27%
■ 过少	11.87%	7.19%	70.57%	10.37%
■ 无	0.18%	0.86%	89.37%	9.58%
■ 缺失者	0.25%	1.46%	91.00%	7.29%

■ 过多　■ 过少　■ 无　■ 缺失者

图 247　有无羊水异常及记录缺失者的维生素 E 各水平的分布

表 362　有无羊水异常孕妇的血清维生素 E 的分布特征

有无羊水异常	分布特征					
	最小值	1stQu.	中位数	均值 ± 标准差	3rdQu.	最大值
过多	3.38	11.80	14.70	14.71 ± 4.63	17.58	28.10
过少	3.00	10.22	14.00	13.47 ± 5.44	16.80	33.20
无	0.60	11.90	14.30	14.75 ± 4.12	17.10	36.00
缺失值	0.60	10.80	13.10	13.71 ± 4.18	16.00	36.00

注:血清维生素 E 水平单位为 mg/L。

其次,我们考察维生素 E 各水平下的羊水异常患病率(表 363)。维生素 E 低于 5mg/L 的孕妇羊水过少的比例为 6.18%,是研究目标群体患病率的 51.5 倍;维生素 E 处于 5~<7mg/L 的孕妇羊水过少的比例为 0.74%,约为目标群体的 6.17 倍;而维生素 E 高于 20mg/L 的孕妇羊水过少的比例为 0.15%,是目标群体的 1.25 倍。另外,维生素 E 低于 5mg/L 的孕妇羊水过多的比例为 0.61%,是研究目标群体患病率的 15.25 倍。表明维生素 E 水平过低时羊水异常的

患病率很高,尤其是羊水过少的比例增加较大,且维生素 E 水平过高时羊水过少的患病率有增高的可能。

表 363 羊水异常在维生素 E 各水平的频数表

维生素 E 水平 /(mg·L⁻¹)	羊水			
	过多	过少	无	缺失值
<5	7(0.61%)	71(6.18%)	412(35.89%)	658(57.32%)
5~<7	5(0.09%)	43(0.74%)	1 923(33.09%)	3 840(66.08%)
7~20	171(0.04%)	422(0.10%)	199 443(45.38%)	239 424(54.48%)
>20	28(0.07%)	62(0.15%)	21 386(52.60%)	19 182(47.18%)

注:括号内为该频数所占的百分比。

最后,以维生素 E 的 4 个水平与有无羊水过多、有无羊水过少分别构建列联表,并进行皮尔逊 χ^2 检验,得到的 P 值均小于 0.01,在 0.05 的显著性水平下,拒绝孕妇维生素 E 水平与羊水异常独立的原假设,说明孕妇维生素 E 水平与羊水异常存在相关关系。

(三) 胎儿生长受限与维生素 A、维生素 E 水平

如表 364 的数据显示,孕周在 13~42 周的受查孕妇共 487 077 名,有胎儿生长受限者 450 例,占 0.09%;无胎儿生长受限者 223 176 例,占 45.82%;记录缺失 263 451 例,占 54.09%。接下来我们分析胎儿生长受限与维生素 A、维生素 E 的相关关系。

表 364 胎儿生长受限频数表

孕周	胎儿生长受限 有	胎儿生长受限 无	缺失值	总数
13~23	85(0.04%)	52 138(22.43%)	180 219(77.53%)	232 442
24~28	129(0.10%)	75 720(61.48%)	47 305(38.41%)	123 154
29~31	33(0.24%)	8 460(62.46%)	5 052(37.30%)	13 545
32~42	203(0.17%)	86 858(73.65%)	30 875(26.18%)	117 936
总计	450(0.09%)	223 176(45.82%)	263 451(54.09%)	487 077

1. 维生素 A 水平较低的孕妇胎儿生长受限患病率高

首先,我们描述有无胎儿生长受限及记录缺失者的维生素 A 各水平的分布,并计算相应的分布特征。

如图 248 所示,29.56% 有胎儿生长受限的孕妇维生素 A 低于 0.30mg/L,而无胎儿生长受限者的这一比例为 11.18%,缺失者为 9.19%。说明有胎儿生长受限孕妇的维生素 A 水平可能偏低。

分布特征(表 365)则明确表明胎儿生长受限孕妇维生素 A 水平偏低,其均值显著低于无胎儿生长受限者(P 值远小于 0.01),且各分位数均普遍偏低;而无胎儿生长受限孕妇的维

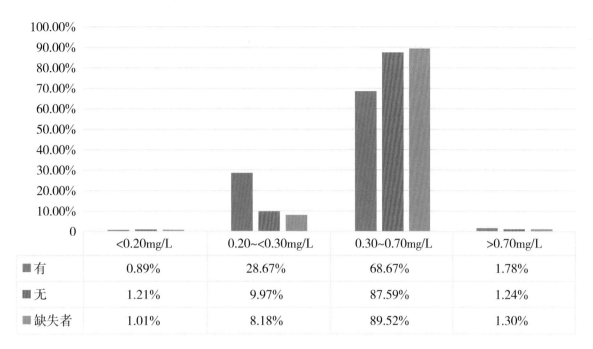

图 248　有无胎儿生长受限及记录缺失者的维生素 A 各水平的分布

生素 A 水平的均值显著低于缺失孕妇（P 值远小于 0.01）。

表 365　有无胎儿生长受限孕妇的血清维生素 A 的分布特征

有无胎儿生长受限	分布特征					
	最小值	1st Qu.	中位数	均值 ± 标准差	3rd Qu.	最大值
有	0.06	0.28	0.36	0.38 ± 0.13	0.45	1.33
无	0.06	0.34	0.41	0.42 ± 0.11	0.48	3.60
缺失值	0.06	0.36	0.42	0.43 ± 0.12	0.49	3.60

其次，我们考察维生素 A 各水平下的胎儿生长受限患病率（表 366）。在本节 487 077 例受查孕妇中有 450 名胎儿生长受限患者，占比 0.09%。而维生素 A 处于 0.20~<0.30mg/L 的孕妇患有胎儿生长受限的比例为 0.29%，约为研究目标群体患病率的 3.22 倍；维生素 A 高于 0.70mg/L 的孕妇患病率为 0.13%，约为目标群体的 1.44 倍。表明维生素 A 水平较低时胎儿生长受限的患病率较高，且孕妇维生素 A 水平过高时，胎儿生长受限率可能会增加。

表 366　胎儿生长受限在维生素 A 各水平的频数表

维生素 A 水平 /(mg·L⁻¹)	有胎儿生长受限	无胎儿生长受限	缺失值
<0.20	4(0.07%)	2 691(50.32%)	2 653(49.61%)
0.20~<0.30	129(0.29%)	22 250(50.66%)	21 538(49.04%)
0.30~0.70	309(0.07%)	195 470(45.29%)	235 832(54.64%)
>0.70	8(0.13%)	2 765(44.59%)	3 428(55.28%)

注：括号内为该频数所占的百分比。

最后,以维生素 A 的 4 个水平与有无胎儿生长受限构建列联表,对低于 5 的频数进行并类处理后进行皮尔逊 χ^2 检验,得到的 P 值小于 0.01,在 0.05 的显著性水平下,拒绝孕妇维生素 A 水平与胎儿生长受限独立的原假设,说明孕妇维生素 A 水平与胎儿生长受限存在相关关系。

2. 维生素 E 水平较低的孕妇胎儿生长受限患病率高

首先,我们描述有无胎儿生长受限及记录缺失者的维生素 E 各水平的分布,并计算相应的分布特征。

如图 249 所示,23.56% 有胎儿生长受限的孕妇维生素 E 水平低于 7mg/L,而无胎儿生长受限者的这一比例为 1.05%,缺失者为 1.71%。说明有胎儿生长受限孕妇的维生素 E 水平相对偏低。而分布特征(表 367)表明胎儿生长受限孕妇的维生素 E 水平偏低,其均值显著低于无胎儿生长受限者(P 值远小于 0.01),且各分布特征值普遍较低;无胎儿生长受限孕妇的维生素 E 均值最高。

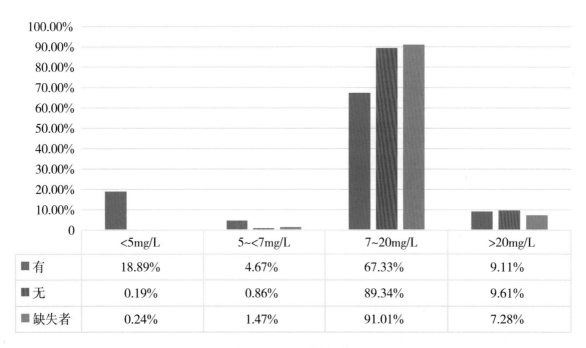

	<5mg/L	5~<7mg/L	7~20mg/L	>20mg/L
■ 有	18.89%	4.67%	67.33%	9.11%
■ 无	0.19%	0.86%	89.34%	9.61%
■ 缺失者	0.24%	1.47%	91.01%	7.28%

■ 有   ■ 无   ■ 缺失者

图 249 有无胎儿生长受限及记录缺失者的维生素 E 各水平的分布

表 367 有无胎儿生长受限孕妇的血清维生素 E 的分布特征

有无胎儿生长受限	分布特征					
	最小值	1st Qu.	中位数	均值 ± 标准差	3rd Qu.	最大值
有	2.90	8.80	13.40	12.79 ± 5.70	16.60	32.60
无	0.60	11.90	14.30	14.76 ± 4.12	17.10	36.00
缺失值	0.60	10.80	13.10	13.70 ± 4.18	16.00	36.00

其次,我们考察维生素 E 各水平下的胎儿生长受限患病率(表368)。维生素 E 低于 5mg/L 的孕妇患病率为 7.40%,约为研究目标群体患病率的 82.22 倍;维生素 E 处于 5~7mg/L 的孕妇患病率为 0.36%,是目标群体的 4 倍。表明维生素 E 水平过低时胎儿生长受限的患病率较高,且远高于维生素 A 水平较低时的患病率。

表 368　胎儿生长受限在维生素 E 各水平的频数表

维生素 E 水平 /(mg·L⁻¹)	有胎儿生长受限	无胎儿生长受限	缺失值
<5	85(7.40%)	419(36.50%)	644(56.10%)
5~<7	21(0.36%)	1 923(33.09%)	3 867(66.55%)
7~20	303(0.07%)	199 389(45.37%)	239 768(54.56%)
>20	41(0.10%)	21 445(52.74%)	19 172(47.15%)

注:括号内为该频数所占的百分比。

最后,以维生素 E 的 4 个水平与有无胎儿生长受限构建 4×2 列联表,并进行皮尔逊 χ^2 检验,得到的 P 值小于 0.01,在 0.05 的显著性水平下,拒绝孕妇维生素 E 水平与胎儿生长受限独立的原假设,说明孕妇维生素 E 水平与胎儿生长受限存在相关关系。

(四)胎膜早破与维生素 A、维生素 E 水平

数据显示(表369),孕周在 13~42 周的受查孕妇共 487 077 名,有胎膜早破者 1 889 例,占 0.39%;无胎膜早破者 223 146 例,占 45.81%;记录缺失 262 042 例,占 53.80%。接下来我们分析胎膜早破与维生素 A、维生素 E 的相关关系。

表 369　胎膜早破频数表

孕周	胎膜早破		缺失值	总数
	有	无		
13~23	210(0.09%)	52 383(22.54%)	179 849(77.37%)	232 442
24~28	312(0.25%)	75 767(61.52%)	47 075(38.22%)	123 154
29~31	77(0.57%)	8 497(62.73%)	4 971(36.70%)	13 545
32~42	1 290(1.09%)	86 499(73.34%)	30 147(25.56%)	117 936
总计	1 889(0.39%)	223 146(45.81%)	262 042(53.80%)	487 077

1. 维生素 A 水平较低的孕妇胎膜早破患病率高

首先,我们描述有无胎膜早破及记录缺失者的维生素 A 各水平的分布,并计算相应的分布特征。

如图 250 所示,14.19% 有胎膜早破的孕妇维生素 A 低于 0.30mg/L,而无胎膜早破者的这一比例为 11.15%,缺失者为 9.20%。分布特征(表370)则表明胎膜早破孕妇的维生素 A 水平相对较高,其均值显著高于无胎膜早破者(P 值远小于 0.01);而无胎膜早破和记录缺失

孕妇维生素 A 水平各分位数值差别不大。

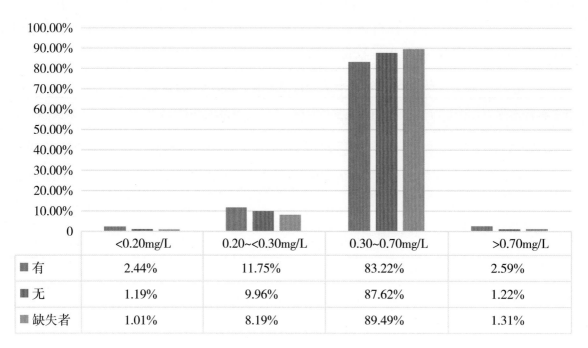

	<0.20mg/L	0.20~<0.30mg/L	0.30~0.70mg/L	>0.70mg/L
■ 有	2.44%	11.75%	83.22%	2.59%
■ 无	1.19%	9.96%	87.62%	1.22%
■ 缺失者	1.01%	8.19%	89.49%	1.31%

■ 有　■ 无　■ 缺失者

图 250　有无胎膜早破及记录缺失者的维生素 A 各水平的分布

表 370　有无胎膜早破孕妇的血清维生素 A 的分布特征

有无胎膜早破	分布特征					
	最小值	1stQu.	中位数	均值 ± 标准差	3rdQu.	最大值
有	0.06	0.35	0.45	0.46 ± 0.15	0.57	2.22
无	0.06	0.34	0.41	0.42 ± 0.11	0.48	3.60
缺失值	0.06	0.36	0.42	0.43 ± 0.12	0.49	3.60

其次,我们考察维生素 A 各水平下的胎膜早破患病率(表 371)。在本节 487 077 例受查孕妇中有 1 889 名胎膜早破患者,占比 0.39%。维生素 A 水平过高或过低的孕妇,均表现出更高的胎膜早破者比例:

(1)维生素 A 水平低于 0.20mg/L 的孕妇,胎膜早破患病率为 0.86%,是受查孕妇患病率的 2.21 倍。

(2)维生素 A 水平处于 0.20~0.30mg/L 的孕妇患有胎膜早破的比例为 0.51%,约为受查孕妇患病率的 1.31 倍。

(3)维生素 A 高于 0.70mg/L 的孕妇患病率为 0.79%,约为受查孕妇患病率的 2.03 倍。表明维生素 A 水平过高或过低时,孕妇胎膜早破的患病率更高。

表 371　胎膜早破在维生素 A 各水平的频数表

维生素 A 水平/(mg·L⁻¹)	有胎膜早破	无胎膜早破	缺失值
<0.20	46(0.86%)	2 666(49.85%)	2 636(49.29%)
0.20~<0.30	222(0.51%)	22 235(50.63%)	21 460(48.86%)
0.30~0.70	1 572(0.36%)	195 530(45.30%)	234 509(54.33%)
>0.70	49(0.79%)	2 715(43.78%)	3 437(55.43%)

注:括号内为该频数所占的百分比。

最后,以维生素 A 的 4 个水平与有无胎膜早破构建 4×2 列联表,并进行皮尔逊 χ^2 检验,得到的 P 值小于 0.01,在 0.05 的显著性水平下,拒绝孕妇维生素 A 水平与胎膜早破独立的原假设,说明孕妇维生素 A 水平与胎膜早破存在相关关系。

2. 维生素 E 水平过低的孕妇胎膜早破患病率高

首先,我们描述有无胎膜早破及记录缺失者的维生素 E 各水平的分布,并计算相应的分布特征。

如图 251 所示,11.65% 有胎膜早破的孕妇维生素 E 水平低于 7mg/L,而无胎膜早破者的这一比例为 1.07%,缺失者为 1.66%。暗示有胎膜早破孕妇的维生素 E 水平可能偏低。而分布特征(表 372)表明胎膜早破孕妇的维生素 E 水平略低于无胎膜早破孕妇,其均值显著低于无胎膜早破者(P 值远小于 0.01),且与缺失孕妇的维生素 E 均值差异不大(P 值等于 0.0132),均值差的 95% 置信区间为(-0.5064,-0.0591)。

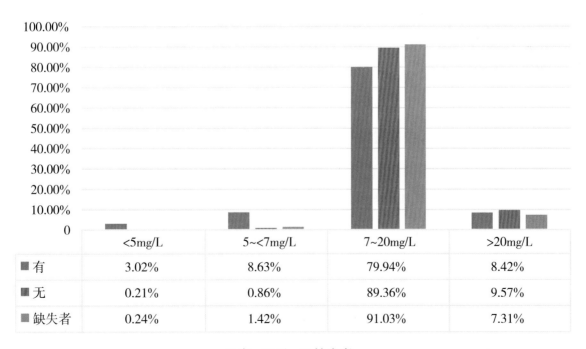

	<5mg/L	5~<7mg/L	7~20mg/L	>20mg/L
■有	3.02%	8.63%	79.94%	8.42%
■无	0.21%	0.86%	89.36%	9.57%
■缺失者	0.24%	1.42%	91.03%	7.31%

■有　■无　■缺失者

图 251　有无胎膜早破及记录缺失者的维生素 E 各水平的分布

表 372　有无胎膜早破孕妇的血清维生素 E 的分布特征

有无胎膜早破	分布特征					
	最小值	1st Qu.	中位数	均值 ± 标准差	3rd Qu.	最大值
有	0.87	10.89	14.37	13.99 ± 4.94	17.20	36.00
无	0.60	11.90	14.30	14.75 ± 4.12	17.10	36.00
缺失值	0.60	10.80	13.10	13.71 ± 4.18	16.00	36.00

其次,我们考察维生素 E 各水平下的胎膜早破患病率(表 373)。维生素 E 低于 5mg/L 的孕妇患病率为 4.97%,约为研究受查群体患病率的 12.74 倍;维生素 E 处于 5~<7mg/L 的孕妇患病率为 2.81%,约为受查孕妇的 7.21 倍。表明维生素 E 水平过低时胎膜早破的患病率较高,且高于维生素 A 水平较低时的患病率。

表 373　胎膜早破在维生素 E 各水平的频数表

维生素 E 水平 /(mg·L⁻¹)	有胎膜早破	无胎膜早破	缺失值
<5	57(4.97%)	461(40.16%)	630(54.88%)
5~<7	163(2.81%)	1 930(33.21%)	3 718(63.98%)
7~20	1 510(0.34%)	199 401(45.37%)	238 549(54.28%)
>20	159(0.39%)	21 354(52.52%)	19 145(47.09%)

注:括号内为该频数所占的百分比。

最后,以维生素 E 的 4 个水平与有无胎膜早破构建 4×2 列联表,并进行皮尔逊 χ^2 检验,得到的 P 值小于 0.01,在 0.05 的显著性水平下,拒绝孕妇维生素 E 水平与胎膜早破独立的原假设,说明孕妇维生素 E 水平与胎膜早破存在相关关系。

(五) 肝内胆汁淤积症、羊水异常等 4 种疾病的关系探究

通过上面的分析发现,肝内胆汁淤积症(ICP)、羊水异常(AAF)、胎儿生长受限(FGR)、胎膜早破(PROM)这 4 种并发症的缺失比例和结构十分相似,且都表现出维生素 A、维生素 E 水平过低时,孕妇发病率较高,其中受维生素 E 过低的影响可能更大。本节不考虑记录缺失的样品,就这 4 种疾病之间是否具有一定的联系进行讨论,主要通过条件概率与列联分析进行展开。

1. 肝内胆汁淤积症与羊水异常

肝内胆汁淤积症与羊水异常都进行了记录的孕妇共 223 229 例,其中羊水过多孕妇 190 例(约 0.09%),羊水过少孕妇 468 例(约 0.21%),有肝内胆汁淤积症孕妇 157 例(约 0.07%)。详见表 374。

表 374　肝内胆汁淤积症与羊水异常

AAF	ICP		总数
	有	无	
过多	6	184	190（0.09%）
过少	47	421	468（0.21%）
无	104	222 467	222 571
总数	157（0.07%）	223 072	223 229

表 375 表示有或无肝内胆汁淤积症的孕妇中羊水各症状的条件概率以及羊水各症状的孕妇患有肝内胆汁淤积症的条件概率。

表 375　条件概率

条件概率	过多	过少	无
P（AAF|ICP = 有）	3.82%	29.94%	66.24%
P（AAF|ICP = 无）	0.08%	0.19%	99.73%
P（ICP = 有 |AAF）	3.16%	10.04%	0.05%

患有肝内胆汁淤积症的受查孕妇中，3.82% 出现羊水过多，29.94% 出现羊水过少；而无肝内胆汁淤积症的受查孕妇只有 0.08% 羊水过多，0.19% 羊水过少。另一方面，羊水过多的受查孕妇中 3.16% 患有肝内胆汁淤积症，羊水过少的受查孕妇中有 10.04% 患有肝内胆汁淤积症，而无羊水异常孕妇该比例为 0.05%。这表明孕妇患有肝内胆汁淤积症或羊水异常时，很可能会使另一种并发症的患病率增加，肝内胆汁淤积症与羊水过少尤其如此。

对该 3×2 列联表进行皮尔逊 χ^2 检验，得到的 P 值远小于 0.01，在 0.05 的显著性水平下，拒绝 AAF 与 ICP 独立的原假设，说明孕妇肝内胆汁淤积症与羊水异常存在相关关系。

2. 肝内胆汁淤积症与胎儿生长受限

肝内胆汁淤积症与胎儿生长受限都记录了的孕妇共 223 223 例，其中有肝内胆汁淤积症孕妇 164 例（约 0.07%），有胎儿生长受限孕妇 417 例（约 0.19%）。见表 376。

表 376　肝内胆汁淤积症与胎儿生长受限

FGR	ICP		总数
	有	无	
有	65	352	417（0.19%）
无	99	222 707	222 806
总数	164（0.07%）	223 059	223 223

表 377 表示有或无肝内胆汁淤积症的孕妇患有胎儿生长受限的条件概率,以及有无胎儿生长受限的孕妇患有肝内胆汁淤积症的条件概率。

表 377　条件概率

条件概率	有	无
P（FGR= 有 ∣ICP）	39.63%	0.16%
P（ICP= 有 ∣FRG）	15.59%	0.04%

患有肝内胆汁淤积症的受查孕妇中,有 39.63% 患有胎儿生长受限,无肝内胆汁淤积症孕妇的该比例为 0.16%;患有胎儿生长受限的孕妇中,有 15.59% 患有肝内胆汁淤积症,无胎儿生长受限的孕妇该比例为 0.04%。同样地,这表明孕妇患有肝内胆汁淤积症或胎儿生长受限时,很可能会使另一种并发症的患病率增加。

对该 2 × 2 列联表进行 Fisher 精确检验,得到的 P 值远小于 0.01,在 0.05 的显著性水平下,拒绝 FGR 与 ICP 独立的原假设,且 OR 值为 410.595 6,说明孕妇患有胎儿生长受限时,患有肝内胆汁淤积症的可能性是无胎儿生长受限孕妇的 400 多倍。

3. 肝内胆汁淤积症与胎膜早破

肝内胆汁淤积症与胎膜早破都记录了的孕妇共 223 126 例,其中有肝内胆汁淤积症孕妇 160 例(约 0.07%),有胎膜早破孕妇 955 例(约 0.43%)。见表 378。

表 378　肝内胆汁淤积症与胎膜早破

PROM	ICP		总数
	有	无	
有	27	928	955（0.43%）
无	133	222 038	222 171
总数	160（0.07%）	222 966	223 126

表 379 为有或无肝内胆汁淤积症的孕妇患有胎膜早破的条件概率,以及有无胎膜早破的孕妇患有肝内胆汁淤积症的条件概率。

表 379　条件概率

条件概率	有	无
P（PROM= 有 ∣ICP）	16.88%	0.42%
P（ICP= 有 ∣PROM）	2.83%	0.06%

患有肝内胆汁淤积症的受查孕妇中,有 16.88% 患有胎膜早破,无肝内胆汁淤积症孕妇的该比例为 0.42%;患有胎膜早破的孕妇中,有 2.83% 患有肝内胆汁淤积症,无胎膜早破的孕妇该比例为 0.06%。同样地,这表明孕妇患有肝内胆汁淤积症或胎膜早破时,可能会使另一种并发症的患病率增加,但患病率增加程度没有肝内胆汁淤积症与胎儿生长受限之间

的大。

对该 2×2 列联表进行 Fisher 精确检验,得到的 P 值远小于 0.01,在 0.05 的显著性水平下,拒绝 PROM 与 ICP 独立的原假设,且 OR 值为 48.557 1,说明孕妇患有肝内胆汁淤积症时,患有胎膜早破的可能性约为无肝内胆汁淤积症孕妇的 48 倍。

4. 羊水异常与胎儿生长受限

胎儿生长受限与羊水异常都进行了记录的孕妇共 223 099 例,其中羊水过多孕妇 194 例(约 0.09%),羊水过少孕妇 468 例(约 0.21%),有胎儿生长受限孕妇 416 例(约 0.19%)。见表 380。

表 380　胎儿生长受限与羊水异常

AAF	FGR		总数
	有	无	
过多	45	149	194(0.09%)
过少	95	373	468(0.21%)
无	276	222 161	222 437
总数	416(0.19%)	222 683	223 099

表 381 为有或无胎儿生长受限的孕妇中羊水各症状的条件概率,以及羊水各症状的孕妇患有胎儿生长受限的条件概率。

表 381　条件概率

条件概率	过多	过少	无
P(AAF|FGR= 有)	10.82%	22.84%	66.35%
P(AAF|FGR= 无)	0.07%	0.17%	99.77%
P(FGR= 有 |AAF)	23.20%	20.30%	0.12%

患有胎儿生长受限的受查孕妇中,10.82% 出现羊水过多,22.84% 出现羊水过少;而无胎儿生长受限的受查孕妇只有 0.07% 羊水过多,0.17% 羊水过少。另一方面,羊水过多的受查孕妇中 23.20% 患有胎儿生长受限,羊水过少的受查孕妇中有 20.30% 患有胎儿生长受限,而无羊水异常孕妇该比例为 0.12%。这表明孕妇患有胎儿生长受限或羊水异常时,很可能会使另一种并发症的患病率增加,胎儿生长受限与羊水过少尤其如此,且可能比肝内胆汁淤积症与羊水异常之间的影响更大。

对该 3×2 列联表进行皮尔逊 χ^2 检验,得到的 P 值远小于 0.01,在 0.05 的显著性水平下,拒绝 AAF 与 FGR 独立的原假设,说明孕妇羊水过多或过少与胎儿生长受限具有相关关系。

5. 羊水异常与胎膜早破

胎膜早破与羊水异常都进行了记录的孕妇共 223 347 例,其中羊水过多孕妇 197 例 (约 0.09%),羊水过少孕妇 479 例(约 0.21%),有胎膜早破孕妇 979 例(约 0.44%)。 见表 382。

表 382　胎膜早破与羊水异常

AAF	PROM		总数
	有	无	
过多	19	178	197(0.09%)
过少	79	400	479(0.21%)
无	881	221 790	222 671
总数	979(0.44%)	222 368	223 347

表 383 为有或无胎膜早破的孕妇中羊水各症状的条件概率,以及羊水各症状的孕妇患 有胎膜早破的条件概率。

表 383　条件概率

条件概率	过多	过少	无
P(AAF|PROM= 有)	1.94%	8.07%	89.99%
P(AAF|PROM= 无)	0.08%	0.18%	99.74%
P(PROM= 有 |AAF)	9.64%	16.49%	0.40%

患有胎膜早破的受查孕妇中,1.94% 出现羊水过多,8.07% 出现羊水过少;而无胎膜早破 的受查孕妇只有 0.08% 羊水过多,0.18% 羊水过少。另一方面,羊水过多的受查孕妇中 9.64% 患有胎膜早破,羊水过少的受查孕妇中有 16.49% 患有胎膜早破,而无羊水异常孕妇该比例 为 0.40%。同样地,这表明孕妇患有胎膜早破或羊水异常时,很可能会使另一种并发症的患 病率增加,胎膜早破与羊水过少尤其如此,但两者之间的相互影响可能没有胎儿生长受限与 羊水异常之间的影响大。

对该 3×2 列联表进行皮尔逊 χ^2 检验,得到的 P 值远小于 0.01,在 0.05 的显著性水 平下,拒绝 AAF 与 PROM 独立的原假设,说明孕妇羊水过多或过少与胎膜早破具有相关 关系。

6. 胎儿生长受限与胎膜早破

胎儿生长受限与胎膜早破都记录了的孕妇共 223 025 例,其中有胎儿生长受限孕妇 419 例(约 0.19%),有胎膜早破孕妇 965 例(约 0.43%)。见表 384。

表 384　胎儿生长受限与胎膜早破

PROM	FGR		总数
	有	无	
有	49	916	965（0.43%）
无	370	221 690	222 060
总数	419（0.19%）	222 606	223 025

表 385 为有或无胎儿生长受限的孕妇患有胎膜早破的条件概率,以及有无胎膜早破的孕妇患有胎儿生长受限的条件概率。

表 385　条件概率

条件概率	有	无
P（PROM= 有 |FGR）	11.69%	0.41%
P（FGR= 有 |PROM）	5.08%	0.17%

患有胎儿生长受限的受查孕妇中,有 11.69% 患有胎膜早破,无胎儿生长受限孕妇的该比例为 0.41%;患有胎膜早破的孕妇中,有 5.08% 患有胎儿生长受限,无胎膜早破的孕妇该比例为 0.17%。同样地,这表明孕妇患有胎儿生长受限或胎膜早破时,可能会使另一种并发症的患病率增加,但患病率增加程度没有胎儿生长受限与肝内胆汁淤积症之间的大。

对该 2×2 列联表进行 Fisher 精确检验,得到的 P 值远小于 0.01,在 0.05 的显著性水平下,拒绝 PROM 与 FGR 独立的原假设,且 OR 值为 32.048 8,说明孕妇患有胎膜早破时,患有胎儿生长受限的可能性约为无胎膜早破孕妇的 32 倍。

结合前述分析,我们发现:

(1) 患有肝内胆汁淤积症的受查孕妇中,3.82% 出现羊水过多,29.94% 出现羊水过少;羊水过多的受查孕妇中 3.16% 患有肝内胆汁淤积症,羊水过少的受查孕妇中有 10.04% 患有肝内胆汁淤积症。

(2) 患有肝内胆汁淤积症的受查孕妇中,有 39.63% 患有胎儿生长受限;患有胎儿生长受限的孕妇中,有 15.59% 患有肝内胆汁淤积症。

(3) 患有肝内胆汁淤积症的受查孕妇中,有 16.88% 患有胎膜早破;患有胎膜早破的孕妇中,有 2.83% 患有肝内胆汁淤积症。

(4) 患有胎儿生长受限的受查孕妇中,10.82% 出现羊水过多,22.84% 出现羊水过少;羊水过多的受查孕妇中 23.20% 患有胎儿生长受限,羊水过少的受查孕妇中有 20.30% 患有胎儿生长受限。

(5) 患有胎膜早破的受查孕妇中,1.94% 出现羊水过多,8.07% 出现羊水过少;羊水过多的受查孕妇中 9.64% 患有胎膜早破,羊水过少的受查孕妇中有 16.49% 患有胎膜早破。

(6) 患有胎儿生长受限的受查孕妇中,有 11.69% 患有胎膜早破;患有胎膜早破的孕妇中,有 5.08% 患有胎儿生长受限。

　　综上所述,这 4 种妊娠并发症之间可能存在某种联系,尤其是肝内胆汁淤积症与羊水过少、肝内胆汁淤积症与胎儿生长受限、胎儿生长受限与羊水异常、胎膜早破与羊水过少之间可能存在某种联系。而这 4 种并发症与维生素 A、维生素 E 之间存在相似的关系,都表现出维生素 A、维生素 E 水平过低的孕妇患病率高的特点,尤其是维生素 E 水平过低的受查孕妇。我们推测这 4 种并发症的发生可能有某种或某些共同的致病因素,比如某些维生素水平的过低或过高,或是其他更深层次的原因(如基因表达等),也有可能是某一种并发症的发生继而导致了其他疾病的发生,这些机制有待进一步的实验和探讨。

第九章　膳食摄入与血清维生素 A、维生素 E 水平的相关关系

食物为机体提供能量及生长发育、维持生命活动所需要的营养素,是人体摄入营养的最主要来源。因此,研究食物营养构成与个体的饮食结构,为孕妇提供合理的膳食建议和营养搭配具有重要意义。

本章由两部分组成:第一部分分析食物对孕妇维生素 A、维生素 E 水平的影响,第二部分对健康孕妇与非健康孕妇、子痫前期孕妇与非子痫前期孕妇的饮食结构进行比较;前者以717 139 例孕妇临床检测数据为样本,后者分别以 717 139 例孕妇中的健康孕妇、非健康孕妇、子痫前期孕妇、非子痫前期孕妇的检测数据为样本进行分析。其中,第一部分以孕妇血清维生素 A、维生素 E 浓度为因变量,各种食物(包括维生素类药物)为自变量建立决策树模型,然后对食用各类食物不同频率下相应的维生素 A、维生素 E 水平进行比较,分析各类食物对维生素 A、维生素 E 水平的影响;第二部分通过比较健康孕妇与非健康孕妇、子痫前期孕妇与非子痫前期孕妇平时所吃各类食物的偏好顺序与食用频率统计,分析不同孕妇群体的饮食偏好。

一、食物与孕妇维生素 A、维生素 E 的摄取

维生素 A、维生素 E 是维持身体健康所必需的营养素,是人体自身无法合成的一类有机化合物,均需要通过食物或药物的摄入补充,而前者是维生素 A、维生素 E 的首要和最主要来源,因此研究孕妇的食物搭配对孕妇维生素 A、维生素 E 水平的影响,对孕妇维生素 A、维生素 E 的摄取具有指导意义。本节将课题组全部 717 139 例孕妇临床检测数据作为研究对象,以孕妇血清维生素 A、维生素 E 浓度为因变量,各种食物(包括维生素类药物)为自变量建立决策树模型,分析各类食物对维生素 A、维生素 E 水平的影响。

(一) 食物种类对血清维生素 A、维生素 E 水平的影响

本节研究孕妇血清维生素 A、维生素 E 水平与食物种类的相关关系问题。因变量为孕妇血清维生素 A、维生素 E 水平,属于数值变量;自变量为不同的食物搭配,属于分类变量。由于涉及的分类变量较多,且彼此之间的层次关系错综复杂,为了简明地将因变量与自变量以及自变量之间的关系一目了然地展示出来,选择决策树来进行分析。

决策树是一种数据挖掘方法,"树"的生长过程是对样本不断分组的过程,其实质是依次计算条件概率(或条件均值)。

决策树

决策树建立的过程就是决策树各个分枝依次形成的过程。

决策树的每个分枝在一定规则下完成对 n 维特征空间的区域划分。

决策树建立好后,n 维特征空间会被划分成若干个小的边界平行或垂直于坐标轴的矩形区域。确定每一步特征空间划分标准时,都同时兼顾由此将形成的两个区域,希望划分形成的两个区域所包含的样本点尽可能同时"纯正"。根据因变量的不同,度量"纯正"的指标可使用:信息熵、GINI 系数。

孕妇填写问卷时采集的有关饮食的变量表见表 386。

表 386 饮食类变量名及变量取值

变量名	变量取值
近一个月服用维生素类的药物	有,无(如果有,备注药物名称)
平时所吃食物排序 (食物包括主食、肉、鸡蛋或蛋黄、蔬菜、水果)	0~4(0 表示最多,4 表示最少)
每日摄入最多的肉类名称	鸡肉、牛羊肉、鱼肉、虾肉、猪肉、均不吃
每日摄入最多肉类的摄入量	0.5,1,1.5,2 等(以"个拳头"为计量单位)
食用动物肝脏名称	鸡肝、鸭肝、羊肝、猪肝、其他、均不吃等
食用相应动物肝脏频率	1~2 次 / 天,1~2 次 / 周,1~2 次 / 月,不吃
每日摄入奶类	牛奶,ml/ 天;羊奶,ml/ 天;配方奶,ml/ 天
每日摄入奶类的总摄入量	0,200,250,500 等
摄入蔬菜种类	胡萝卜、甘蓝菜、菠菜、西蓝花、南瓜、大白菜,其他名称
摄入相应蔬菜的频率	1~2 次 / 天,1~2 次 / 周,1~2 次 / 月,不吃
摄入水果种类	苹果、梨、香蕉、杏、西瓜、橘子,其他名称
摄入相应水果的频率	1~2 次 / 天,1~2 次 / 周,1~2 次 / 月,不吃
摄入坚果种类	核桃、榛子、葵花子仁、松子,其他名称
摄入相应坚果的频率	1~2 次 / 天,1~2 次 / 周,1~2 次 / 月,不吃

分析过程中发现,每日摄入最多肉类的摄入量和每日摄入奶类 / 总摄入量缺失值太多,故未将其纳入自变量参与模型建立;通过 R 语言构造决策树模型,剪枝后的结果见图 252。

图 253 是对维生素 A 水平和食物种类进行决策树分析的结果。由决策树结构可知:第一,经常吃葵花子仁(每天 1~2 次)的孕妇血清维生素 A 浓度的平均值为 0.43mg/L,高于不常吃

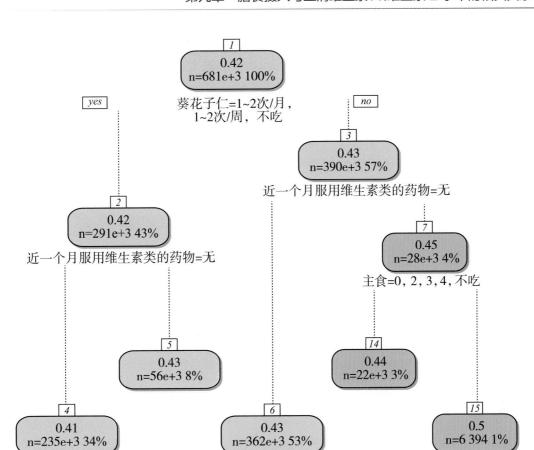

图 252　孕妇血清维生素 A 水平与饮食的决策树分析

或不吃的孕妇血清维生素 A 浓度的平均值 0.42mg/L；第二，服用维生素类药物的孕妇血清维生素 A 水平高于不服用相应药物的孕妇；第三，食用较多主食（主食 =1）的孕妇维生素 A 水平优于食用主食为"0,2,4,不吃"的孕妇维生素 A 水平。

　　同理构造孕妇血清维生素 E 水平与饮食的决策树模型，见图 253。

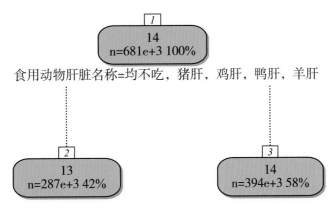

图 253　孕妇血清维生素 E 水平与饮食的决策树分析

由维生素 E 水平和食物种类进行决策树分析的结果可知：食用不同动物肝脏可以影响孕妇血清维生素 E 水平，且其他食物对孕妇血清维生素 E 水平影响较小。

（二）食用频次对孕妇血清维生素 A、维生素 E 水平的影响

本节计算食用各类食物情况下孕妇维生素 A、维生素 E 的平均浓度（表 387），并分别绘制摄入蔬菜、水果、坚果时孕妇血清维生素 A、维生素 E 水平的箱线图，进一步探索各类食物对维生素 A、维生素 E 水平的影响。

表 387　食用各类食物时孕妇维生素 A 浓度的均值

食物种类	频率			
	1~2 次/天	1~2 次/周	1~2 次/月	不吃
胡萝卜	0.43	0.42	0.42	0.42
甘蓝菜	0.43	0.42	0.42	0.41
菠菜	0.43	0.42	0.42	0.41
西蓝花	0.43	0.42	0.42	0.42
南瓜	0.43	0.42	0.42	0.42
大白菜	0.43	0.42	0.42	0.42
苹果	0.43	0.42	0.42	0.42
梨	0.43	0.42	0.42	0.42
香蕉	0.43	0.42	0.42	0.42
杏	0.43	0.42	0.42	0.42
西瓜	0.43	0.42	0.42	0.42
橘子	0.43	0.42	0.42	0.42
核桃	0.43	0.41	0.42	0.42
榛子	0.43	0.42	0.42	0.42
葵花子仁	0.43	0.42	0.42	0.42
松子	0.43	0.42	0.42	0.42

从表中可以看出，蔬菜、水果、坚果的摄入频率对孕妇血清维生素 A 水平有影响，但影响程度较小。同样的结论可通过观察根据各种食物绘制的箱线图得到（图 254 至图 256）：

同样地，计算食用各类食物情况下孕妇维生素 E 的平均浓度见表 388，表中数据告诉我们，摄入各类蔬菜、水果、坚果得到的孕妇血清维生素 E 水平相近，且均表现出食用频率越高，维生素 E 水平越高，但水果和坚果不同的摄入频率对维生素 E 浓度的影响没有蔬菜的大。

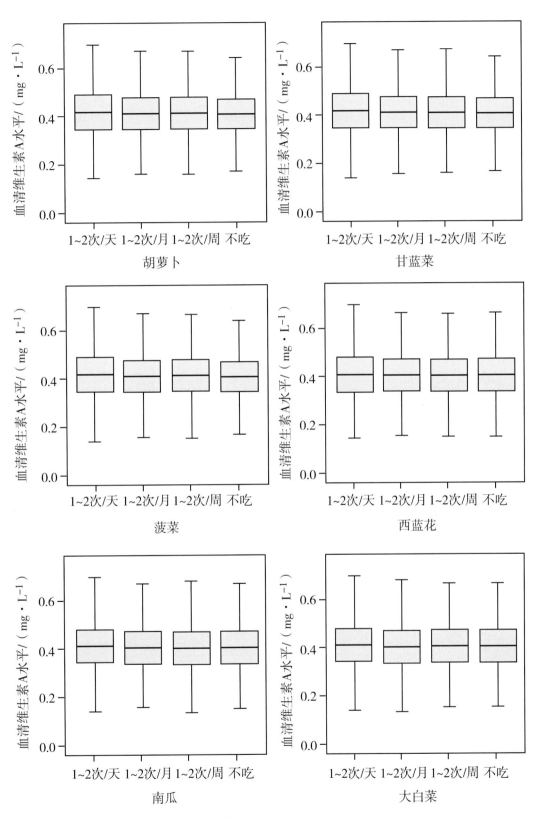

图 254 摄入各种蔬菜及不同频率时相应的孕妇维生素 A 水平的箱线图

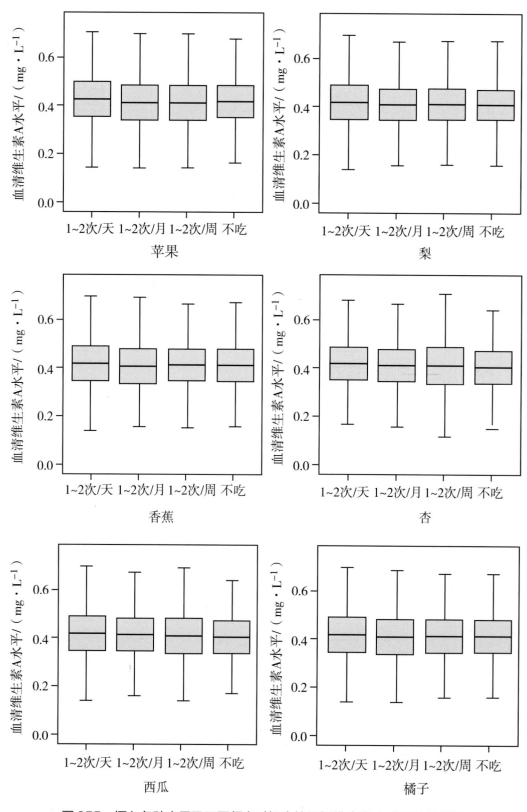

图 255 摄入各种水果及不同频率时相应的孕妇维生素 A 水平的箱线图

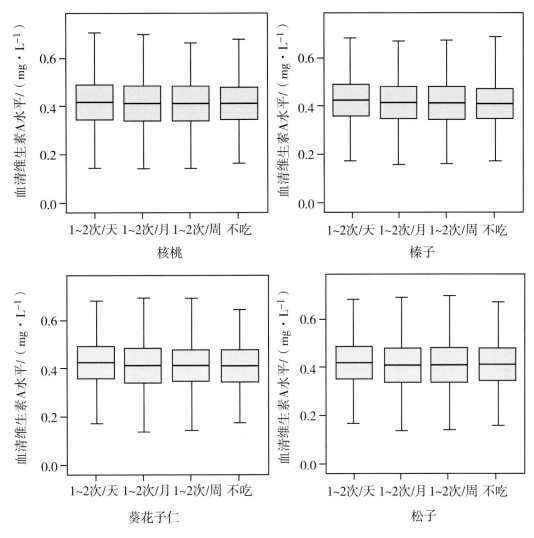

图 256　摄入各种坚果及不同频率时相应的孕妇维生素 A 水平的箱线图

表 388　食用各类食物时孕妇维生素 E 浓度的均值

食物种类	频率			
	1~2 次 / 天	1~2 次 / 周	1~2 次 / 月	不吃
胡萝卜	13.69	13.65	13.42	13.01
甘蓝菜	13.69	13.62	13.53	13.41
菠菜	13.67	13.59	13.61	13.30
西蓝花	13.69	13.51	13.59	13.34
南瓜	13.68	13.64	13.57	13.23
大白菜	13.68	13.56	13.49	13.38
苹果	13.64	13.56	13.47	13.87
梨	13.69	13.53	13.50	13.52
香蕉	13.65	13.55	13.54	13.61
杏	13.71	13.58	13.48	13.48
西瓜	13.69	13.51	13.42	13.58
橘子	13.68	13.51	13.57	13.45
核桃	13.65	13.56	13.56	13.51
榛子	13.71	13.51	13.53	13.49

续表

食物种类	频率			
	1~2次/天	1~2次/周	1~2次/月	不吃
葵花子仁	13.69	13.54	13.59	13.41
松子	13.71	13.48	13.57	13.46

同样的结论可通过观察根据各种食物绘制的箱线图得到（图 257 至图 259）：

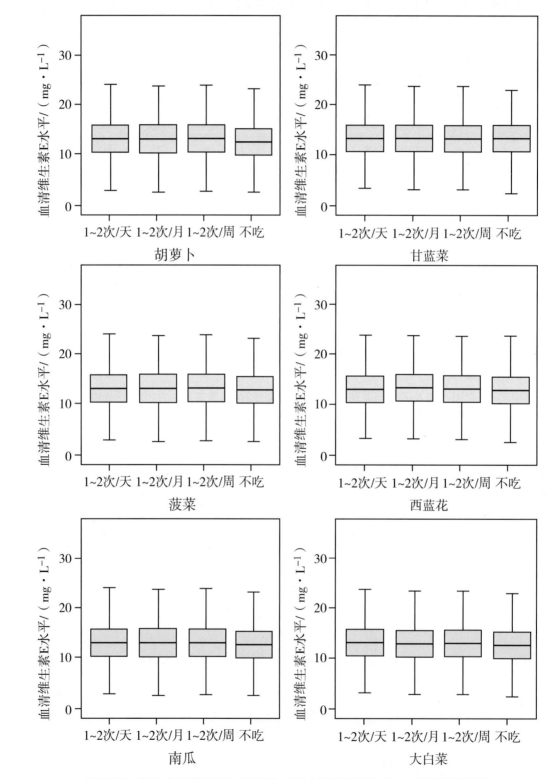

图 257　摄入各种蔬菜及不同频率时相应的孕妇维生素 E 水平的箱线图

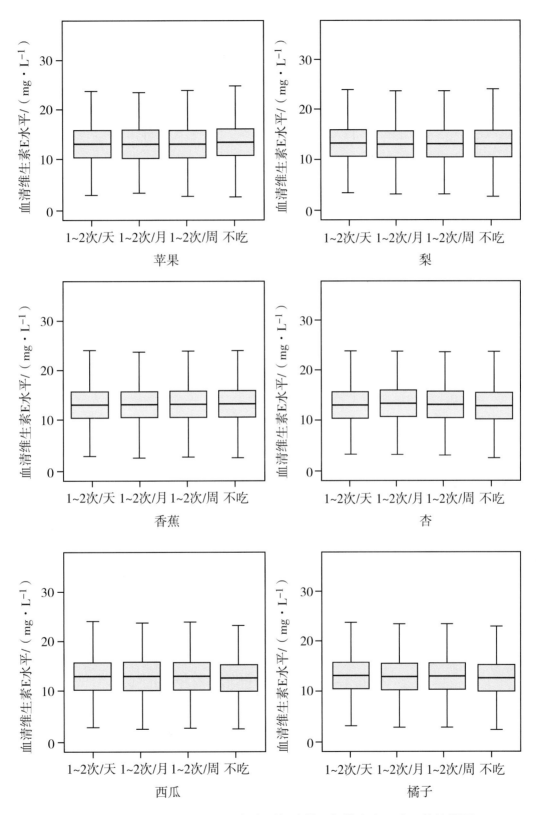

图 258　摄入各种水果及不同频率时相应的孕妇维生素 E 水平的箱线图

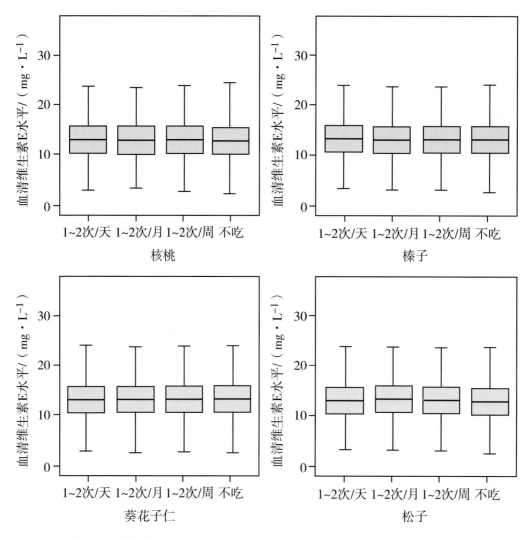

图 259　摄入各种坚果及不同频率时相应的孕妇维生素 E 水平的箱线图

综合上述分析结果发现,食用蔬菜、水果、坚果及摄入频率会影响孕妇的血清维生素 A、维生素 E 水平,且蔬菜的影响要大于水果和坚果。但由于收集数据时或是没有采集具体的摄入量,或是摄入量填写的缺失太多,导致食物对维生素 A、维生素 E 水平影响程度的分析存在很大的局限;以后进一步的研究,我们将致力于通过合理科学的方案获取个体具体的食物摄入量数据,从而更加精准地分析食物对维生素 A、维生素 E 及其他营养素吸收的影响。

二、不同健康状况孕妇的饮食结构比较

本节以全部 717 139 例孕妇临床检测数据中的 279 457 例健康孕妇与 437 682 例非健康孕妇、6 058 例子痫前期孕妇与 711 081 例非子痫前期孕妇为研究对象,将健康孕妇与非健康孕妇、子痫前期与非子痫前期孕妇的饮食结构进行比较,为合理的饮食搭配提供参考。

(一) 健康孕妇与非健康孕妇的饮食结构比较

参考本章第一节中的饮食类变量表,首先比较健康孕妇与非健康孕妇平时所吃食物排序的数据统计,从而了解两个群体的饮食偏好。见图 260。

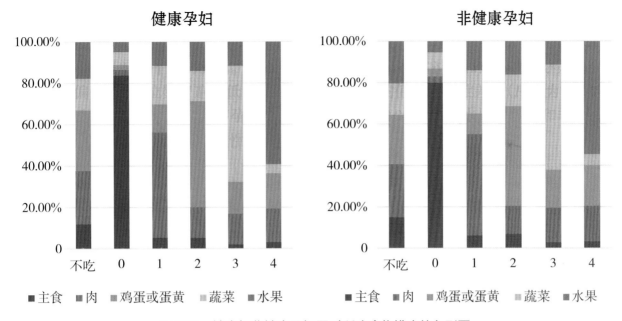

图 260　健康与非健康孕妇平时所吃食物排序的条形图

　　平时所吃食物按 0~4 排序,0 表示最多,4 表示最少,若不吃其中某类食物,记录为"不吃"。对比上面两个群体的平时所吃食物排序结果发现,健康孕妇与非健康孕妇所吃食物排序近似相同,均倾向于优先选择主食,其次是肉、鸡蛋或蛋黄;水果和蔬菜摄入偏少。

　　接下来我们对健康孕妇与非健康孕妇摄入蔬菜、水果、坚果的频率进行比较,相应的条形图见图 261 至图 263。

　　观察下面三组图可知,两个群体摄入蔬菜、水果、坚果的频率差异表现出相同的规律,即健康孕妇比非健康孕妇更频繁地摄入这三类食物,前者每天食用 1~2 次这三类食物的频率均比后者高出 10 个百分点以上。由此我们推测,平时摄入更多蔬菜、水果、坚果可能更易于

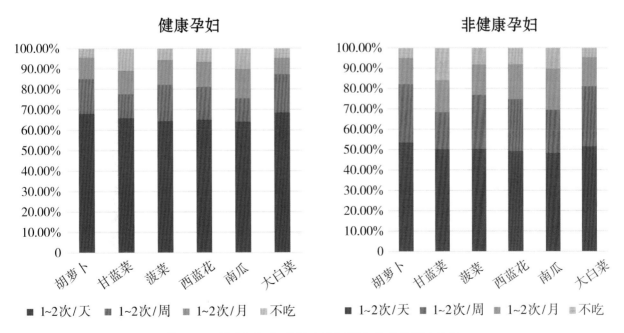

图 261　健康孕妇与非健康孕妇摄入蔬菜的频率比较

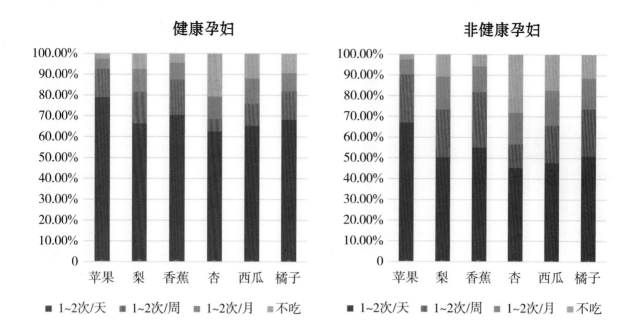

图262 健康孕妇与非健康孕妇摄入水果的频率比较

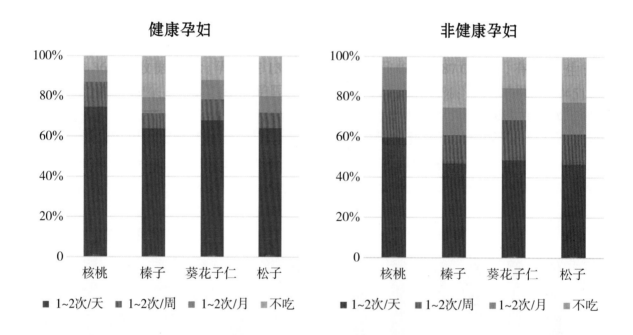

图263 健康孕妇与非健康孕妇摄入坚果的频率比较

保持孕妇身体健康。

(二)子痫前期孕妇与非子痫前期孕妇的饮食结构比较

同样地,首先对子痫前期孕妇与非子痫前期孕妇平时所吃食物排序的数据统计,从而了解两个群体的饮食偏好。见图264。

对比上面两个群体的平时所吃食物排序结果发现,相对于非子痫前期孕妇,子痫前期孕妇会更偏爱水果和蔬菜。

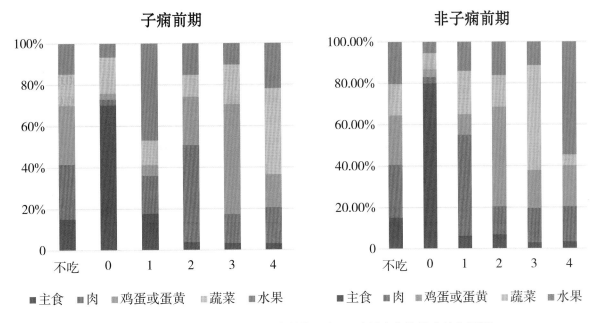

图 264　子痫前期与非子痫前期孕妇平时所吃食物排序的条形图

　　接下来我们对子痫前期孕妇与非子痫前期孕妇摄入蔬菜、水果、坚果的频率进行比较，相应的条形图见图 265 至图 267。

　　观察下面三组图可知，两个群体摄入蔬菜、水果、坚果的频率差异表现出相同的规律，即非子痫前期孕妇比子痫前期孕妇更频繁地摄入这三类食物，前者每天食用 1~2 次这三类食物的频率均比后者高出 30% 以上，要远高于健康孕妇与非健康孕妇相应的差异。从而我们推测，平时摄入更多蔬菜、水果、坚果可能影响子痫前期的患病率。

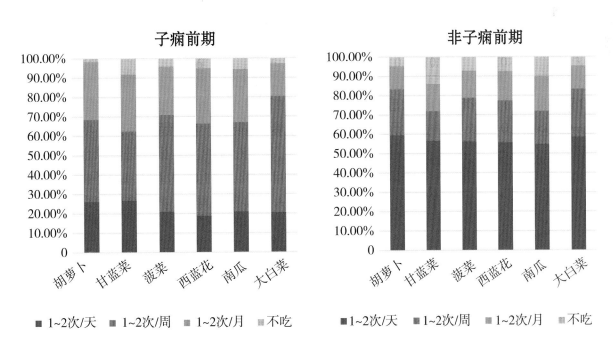

图 265　子痫前期孕妇与非子痫前期孕妇摄入蔬菜的频率比较

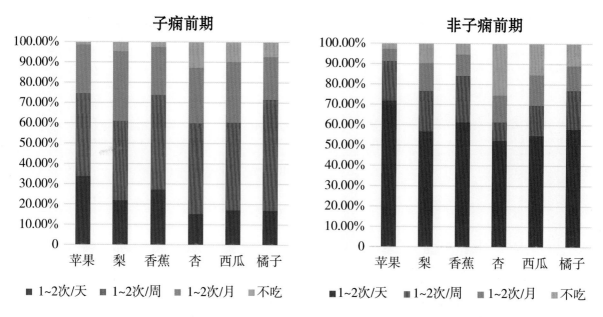

图266 子痫前期孕妇与非子痫前期孕妇摄入水果的频率比较

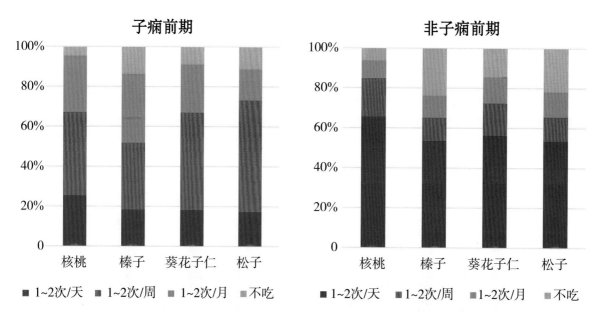

图267 子痫前期孕妇与非子痫前期孕妇摄入坚果的频率比较

附录 1:调查问卷

中心代码:□□医院代码:□□

病例报告表

（Case Report Form, CRF）

孕妇姓名:□□□□

孕妇编号:□□□□□

孕　　　周:_____周

开始时间:20____年____月____日

结束时间:20____年____月____日

问询医生:_____

登 记 号:_____

填写说明：

1. 请于每个问题后的适合答案前"□"中划"×"(如☒)，或在横线处填写相应内容。
2. 请用碳素笔、圆珠笔或墨水笔填写(不要用铅笔)，书写字迹清楚。
3. 孕妇姓名请以大写首字母代替，如：张三，填：☒ ☒。
4. 本表分为孕早、孕中、孕晚期三个部分，请根据临床情况选择相应的部分填写。
5. 中心编码说明：中心编码根据地理位置由北向南编排，仅作为分类依据。
6. 医院代码由各个中心牵头人根据各地区具体情况制定、分配。
7. 孕妇编号由 00001 开始，依次递加。
8. 登记号根据各个医院具体情况选择填写。
9. 填写错误时请在错误内容上划删除线后签字(姓名首字母)，并注明修改日期，如：~~错误~~ ZS、15/03/01

各个中心两位代码如下：

01	北京	02	黑龙江	03	吉林	04	辽宁	05	内蒙古
06	河北	07	天津	08	山西	09	山东	10	河南
11	陕西	12	浙江	13	四川	14	重庆	15	云南
16	贵州								

一、基本信息

年龄：□□周岁必填

身高：□□□cm 必填　孕前体重：□□.□kg 必填

民族：□汉□满□回□其他(民族：　　)必填

怀孕次数(包括流产)：＿＿ 次必填　受孕方式：□自然受孕　□辅助受孕必填

工作性质：□体力劳动　□脑力劳动　□两者兼顾　职业：＿＿＿＿＿必填

文化程度：□高中　□本科　□研究生　□其他：＿＿＿＿＿必填

居住现状：□城镇常住人口　□农村常住人口
　　　　　□流动人口(常住指在该地区居住半年以上)必填

联系电话 1：□□□□□□□□□□□必填

联系电话 2：□□□□□□□□□□□

二、既往病史

高血压：必填□无　□ 140~159mmHg 和 / 或 90~99mmHg(Ⅰ级)
　　　　□ 160~179mmHg 和 / 或 100~109mmHg(Ⅱ级)
　　　　□≥180 和 / 或≥110mmHg(Ⅲ级)
　　　　□≥140 和 / 或 <90mmHg(单纯收缩性高血压)　□ <140 和 / 或≥90mmHg

糖尿病：□无　□有　其他疾病：＿＿＿＿＿＿＿＿＿＿＿

家族史:□无　□有(疾病:　　　)　家族史(配偶):□无　□有(疾病:　　　)
遗传史:□无　□有(疾病:　　　)　遗传史(配偶):□无　□有(疾病:　　　)

致准妈妈的一封信

各位准妈妈:

您好!

子痫前期是妊娠期常见疾病,不仅危害孕妇自身的健康更影响宝宝的正常生长发育。大量的研究表明维生素 A、维生素 E 水平与孕期子痫前期的发生呈现出相关性。通过了解您的日常膳食和维生素补充情况,将有助于我们对您进行更好的指导,为子痫前期的诊疗提供依据。非常感谢您的配合! 这个研究将在全国多家医院同步进行,我们真诚邀请您加入,问卷填写将耽误您 5 分钟时间。我们将对您个人及家庭隐私进行严格保密。

在了解上述内容后,我自愿参加这次活动(□同意,□不同意)。

姓名:_____

医生 / 护士:_____

签字日期:20　年　月　日

孕早期(8~12w)

一、孕妇信息全部必填

体重:□□ . □ kg　孕周:□□周　先兆流产:□无　□有
胚胎数:□单胎　□双胎　□多胎(胚胎数:_____)

二、体检项目非必填

血压(mmHg):□ <139 和 / 或 <89　　　　　　　　□ 140~159 和 / 或 90~99(Ⅰ级)
　　　　　　□ 160~179 和 / 或 100~109(Ⅱ级)　　□ ≥180 和 / 或 ≥110(Ⅲ级)
　　　　　　□ ≥140 和 / 或 <90(单纯收缩性高血压)　□ <140 和 / 或 ≥90

血糖:□正常　□高　□低　血糖值:□□□ mmol/L　心率:□□□次 / 分
凝血功能:□未查　□正常　□异常
血清维生素 A 浓度:□□ . □□ mg/L　　血清维生素 E 浓度:□□ . □□ mg/L
血清维生素 D_2 浓度:□□ . □□ ng/mL　　血清维生素 D_3 浓度:□□ . □□ ng/mL
贫血:□无　□有　　　　　血红蛋白值:□□□ g/L
血常规项:
血小板(10^9/L):□ 100~300　□ <100　□ >300
红细胞(10^{12}/L):□ 3.5~5.5　　□ <3.5　□ >5.5

白细胞（10^9/L）：□ 4.0~10.0　□ <4.0　□ >10.0

肝功：

ALT（U/L）：□ 5~40　□ <5　□ >40　　　　　AST（U/L）：□ 8~40　□ <8　□ >40

肾功：

肌酐（μmol/L）：□ 44~133　□ <44　□ >133

尿素氮（mmol/L）：□ 1.83~7.80　□ <1.83　□ >7.80

尿常规：

尿蛋白：□ –　□ +　□ ++　□ +++ 或 □□□ g/24　酮体：□ –　□ +　□ ++　□ +++

三、近一月生活质量状况全部必填

妊娠呕吐：□无　□轻　□重　呕吐持续时间：□ 1 周以下　□ 2 周以下　□ 1 月以下

偏食：□无　□有　喜_____食物

食欲：0　1　2　3　4　5　6　7　8　9
　　　　极差　　　　　　　　　　很好

睡眠质量：0　1　2　3　4　5　6　7　8　9　活动：0　1　2　3　4　5　6　7　8　9
　　　　极差　　　　　　　很好　　　卧床　　　　　　　　活动量大

四、近期服药情况（包含维生素 A、维生素 E 药物）填写有无，有则全部填写

药物种类	药品名称	剂量（粒）	日服用次数	服用时间（月）			近 3 天
				1	2	3	是否服用
复合维生素类							
维生素 A 类							
维生素 E 类							

五、近一个月饮食情况全部必填

根据平时所吃食物，按量多少排序（1 表示食用该食物最多，2 表示食用该食物次多，一个月内未食用打"×"）

□主食　□肉　□鸡蛋白或蛋黄　□蔬菜　□水果

① 平时每日吃哪种肉类最多（单选）：□猪肉　□牛羊肉　□鸡肉　□鱼肉　□虾　□均不吃

每日总摄入_____个拳头（熟食、以本人拳头为准）

② 食用动物肝脏（多选）：□猪肝　□羊肝　□鸡肝　□鸭肝　□其他　□均不吃

频率：□ 1~2 次 / 天，□ 1~2 次 / 周，□ 1~2 次 / 月

③ 每日摄入奶类：（填写有无，有则全部填写）

□牛奶_____ml/ 天　□羊奶_____ml/ 天　□配方奶（名称：_____）_____ml/ 天

④ 摄入蔬菜种类：

胡萝卜（□ 1~2 次 / 天，□ 1~2 次 / 周，□ 1~2 次 / 月）

甘蓝菜(□ 1~2 次 / 天, □ 1~2 次 / 周, □ 1~2 次 / 月)

菠菜(□ 1~2 次 / 天, □ 1~2 次 / 周, □ 1~2 次 / 月)

西蓝花(□ 1~2 次 / 天, □ 1~2 次 / 周, □ 1~2 次 / 月)

南瓜(□ 1~2 次 / 天, □ 1~2 次 / 周, □ 1~2 次 / 月)

大白菜(□ 1~2 次 / 天, □ 1~2 次 / 周, □ 1~2 次 / 月)

其他:＿＿＿＿＿(填写除上述之外摄入最多的一种, □ 1~2 次 / 天, □ 1~2 次 / 周, □ 1~2 次 / 月)

⑤摄入水果种类:

苹果(□ 1~2 次 / 天, □ 1~2 次 / 周, □ 1~2 次 / 月)

梨(□ 1~2 次 / 天, □ 1~2 次 / 周, □ 1~2 次 / 月)

香蕉(□ 1~2 次 / 天, □ 1~2 次 / 周, □ 1~2 次 / 月)

杏(□ 1~2 次 / 天, □ 1~2 次 / 周, □ 1~2 次 / 月)

西瓜(□ 1~2 次 / 天, □ 1~2 次 / 周, □ 1~2 次 / 月)

橘子(□ 1~2 次 / 天, □ 1~2 次 / 周, □ 1~2 次 / 月)

其他:＿＿＿＿＿(填写除上述之外摄入最多的一种, □ 1~2 次 / 天, □ 1~2 次 / 周, □ 1~2 次 / 月)

⑥摄入坚果种类:

核桃(□ 1~2 次 / 天, □ 1~2 次 / 周, □ 1~2 次 / 月)

榛子(□ 1~2 次 / 天, □ 1~2 次 / 周, □ 1~2 次 / 月)

葵花籽仁(□ 1~2 次 / 天, □ 1~2 次 / 周, □ 1~2 次 / 月)

松子(□ 1~2 次 / 天, □ 1~2 次 / 周, □ 1~2 次 / 月)

其他:＿＿＿＿＿(填写除上述之外摄入最多的一种, □ 1~2 次 / 天, □ 1~2 次 / 周, □ 1~2 次 / 月)

问卷调查方式:①调查人员询问　②自填

医师签字:＿＿＿＿＿＿＿＿＿

调查日期:＿＿＿＿＿＿＿＿＿

孕中期(24~28w)

一、孕妇信息全部必填

体重:□□.□ kg　孕周:□□周

胚胎数:□单胎　□双胎　□多胎(胚胎数:＿＿＿＿＿)

二、体检项目非必填

血压(mmHg):□ <139 和 / 或 <89　　□ 140~159 和 / 或 90~99(Ⅰ级)

□ 160~179 和 / 或 100~109（Ⅱ级）

□ ≥180 和 / 或 ≥110（Ⅲ级）　　□ ≥140 和 / 或 <90（单纯收缩性高血压）

□ <140 和 / 或 ≥90

血糖：□正常　□高　□低　血糖值：□□□ mmol/L　　　　心率：□□□次 / 分

凝血功能：□未查　□正常　□异常

血清维生素 A 浓度：□□.□□ mg/L　　　　血清维生素 E 浓度：□□.□□ mg/L

血清维生素 D$_2$ 浓度：□□.□□ ng/mL　　　血清维生素 D$_3$ 浓度：□□.□□ ng/mL

贫血：□无□有　　　　血红蛋白值：□□□ g/L

血常规项：

血小板（10^9/L）：□ 100~300　□ <100　□ >300

红细胞（10^{12}/L）：□ 3.5~5.5　　□ <3.5　□ >5.5

白细胞（10^9/L）：□ 4.0~10.0　　□ <4.0　□ >10.0

肝功：ALT（U/L）：□ 5~40　□ <5　□ >40　　　AST（U/L）：□ 8~40　□ <8　□ >40

肾功：

肌酐（μmol/L）：□ 44~133　□ <44　□ >133

尿素氮（mmol/L）：□ 1.83~7.80　□ <1.83　□ >7.80

尿常规：

尿蛋白：□ － □ + □ ++ □ +++ 或 □□□ g/24　酮体：□ － □ + □ ++ □ +++

并发症：

①子痫前期：□否　□是　　　②子痫症状：□无　□有

③肝内胆汁淤积症：□无　□有　　④羊水异常：□无　□过多　□过少

⑤胎儿生长受限（单胎）：□无　□有　⑥胎儿选择性生长受限（双胎）：□无　□有

⑦胎膜早破：□无　□有　　　⑧先兆流产：□无　□有

三、近一个月生活质量状况 全部必填

妊娠呕吐：□无　□轻　□重　呕吐持续时间：□ 1 周以下　□ 2 周以下　□ 1 月以下

偏食：□无　□有　　喜_____食物

食欲：0　1　2　3　4　5　6　7　8　9
　　　极差　　　　　　　　　　很好

睡眠质量：0　1　2　3　4　5　6　7　8　9　活动：0　1　2　3　4　5　6　7　8　9
　　　　极差　　　　　　　很好　　　卧床　　　　　　　　　活动量大

四、近期服药情况（包含维生素 A、维生素 E 药物）填写有无，有则全部填写

药物种类	药品名称	剂量（粒）	日服用次数	服用时间（月）			近 3 天
				1	2	3	是否服用
复合维生素类							
维生素 A 类							
维生素 E 类							

五、近一个月饮食情况全部必填

根据平时所吃食物,按量多少排序(1表示食用该食物最多,2表示食用该食物次多,一个月内未食用打"×")

　　□主食　□肉　□鸡蛋白或蛋黄　□蔬菜　□水果

① 平时每日吃哪种肉类最多(单选):□猪肉　□牛羊肉　□鸡肉　□鱼肉　□虾　□均不吃

每日总摄入_____个拳头(熟食、以本人拳头为准)

② 食用动物肝脏(多选):□猪肝　□羊肝　□鸡肝　□鸭肝　□其他　□均不吃

　　　　　　　　　频率:□1~2次/天,□1~2次/周,□1~2次/月

③ 每日摄入奶类:(填写有无,有则全部填写)

□牛奶_____ml/天　□羊奶____ml/天　□配方奶(名称:_____)____ml/天

④ 摄入蔬菜种类:

胡萝卜(□1~2次/天,□1~2次/周,□1~2次/月)

甘蓝菜(□1~2次/天,□1~2次/周,□1~2次/月)

菠菜(□1~2次/天,□1~2次/周,□1~2次/月)

西蓝花(□1~2次/天,□1~2次/周,□1~2次/月)

南瓜(□1~2次/天,□1~2次/周,□1~2次/月)

大白菜(□1~2次/天,□1~2次/周,□1~2次/月)

其他:_____(填写除上述之外摄入最多的一种,□1~2次/天,□1~2次/周,□1~2次/月)

⑤ 摄入水果种类:

苹果(□1~2次/天,□1~2次/周,□1~2次/月)

梨(□1~2次/天,□1~2次/周,□1~2次/月)

香蕉(□1~2次/天,□1~2次/周,□1~2次/月)

杏(□1~2次/天,□1~2次/周,□1~2次/月)

西瓜(□1~2次/天,□1~2次/周,□1~2次/月)

橘子(□1~2次/天,□1~2次/周,□1~2次/月)

其他:_____(填写除上述之外摄入最多的一种,□1~2次/天,□1~2次/周,□1~2
　　次/月)

⑥ 摄入坚果种类:

核桃(□1~2次/天,□1~2次/周,□1~2次/月)

榛子(□1~2次/天,□1~2次/周,□1~2次/月)

葵花籽仁(□1~2次/天,□1~2次/周,□1~2次/月)

松子(□1~2次/天,□1~2次/周,□1~2次/月)

其他:_____(填写除上述之外摄入最多的一种,□1~2次/天,□1~2次/周,□1~2
　　次/月)

　　　　　　　　　　　　　　问卷调查方式:①调查人员询问　②自填

医师签字:_____

调查日期:_____

孕晚期（≥32w）

一、孕妇信息 全部必填

体重：□□.□ kg　孕周：□□ 周

胚胎数：□单胎　□双胎　□多胎（胚胎数：_____）

二、体检项目 非必填

血压（mmHg）：□ <139 和 / 或 <89　　　　　　　　□ 140~159 和 / 或 90~99（Ⅰ级）

　　　　　　　□ 160~179 和 / 或 100~109（Ⅱ级）　　□ ≥180 和 / 或 ≥110（Ⅲ级）

　　　　　　　□ ≥140 和 / 或 <90（单纯收缩性高血压）　□ <140 和 / 或 ≥90

血糖：□正常　□高　□低　血糖值：□□□ mmol/L　　心率：□□□ 次 / 分

是否被诊断为妊娠期高血压：□是　□否　是否被诊断为妊娠期糖尿病：□是　□否

凝血功能：□未查　□正常　□异常

血清维生素 A 浓度：□□.□□ mg/L　　　　血清维生素 E 浓度：□□.□□ mg/L

血清维生素 D_2 浓度：□□.□□ ng/mL　　　血清维生素 D_3 浓度：□□.□□ ng/mL

贫血：□无　□有　血红蛋白值：□□□ g/L

血常规项：

血小板（10^9/L）：□ 100~300　□ <100　□ >300

红细胞（10^{12}/L）：□ 3.5~5.5　□ <3.5　□ >5.5

白细胞（10^9/L）：□ 4.0~10.0　□ <4.0　□ >10.0

肝功：ALT（U/L）：□ 5~40　□ <5　□ >40

AST（U/L）：□ 8~40　□ <8　□ >40

肾功：肌酐（μmol/L）：□ 44~133　□ <44　□ >133

尿素氮（mmol/L）：□ 1.83~7.80　□ <1.83　□ >7.80

尿常规：

尿蛋白：□–　□+　□++　□+++ 或 □□□ g/24　酮体：□–　□+　□++　□+++

并发症：

①子痫前期：□否　□是　　　　②子痫症状：□无　□有

③肝内胆汁淤积症：□无　□有　　④羊水异常：□无　□过多　□过少

⑤胎儿生长受限（单胎）：□无　□有　⑥胎儿选择性生长受限（双胎）：□无　□有

⑦胎膜早破：□无　□有　　　　⑧早产：□无　□有　分娩孕周：_____ 周

三、近一个月生活质量状况 全部必填

妊娠呕吐：□无　□轻　□重　呕吐持续时间：□ 1 周以下　□ 2 周以下　□ 1 月以下

偏食：□无　□有　喜_____ 食物

食欲：0　1　2　3　4　5　6　7　8　9

　　　极差　　　　　　　　　　　　　很好

睡眠质量:0　1　2　3　4　5　6　7　8　9　　　活动:0　1　2　3　4　5　6　7　8　9
　　　　　极差　　　　　　　　　很好　　　　卧床　　　　　　　活动量大

四、近期服药情况(包含维生素 A、维生素 E 药物)填写有无,有则全部填写

药物种类	药品名称	剂量(粒)	日服用剂量	服用时间(月)			近 3 天
				1	2	3	是否服用
复合维生素类							
维生素 A 类							
维生素 E 类							

五、近一个月饮食情况全部必填

根据平时所吃食物,按量多少排序(1 表示食用该食物最多,2 表示食用该食物次多,一个月内未食用打"×")

□主食　□肉　□鸡蛋白或蛋黄　□蔬菜　□水果

① 平时每日吃哪种肉类最多(单选):□猪肉　□牛羊肉　□鸡肉　□鱼肉　□虾　□均不吃

每日总摄入_____个拳头(熟食、以本人拳头为准)

② 食用动物肝脏(多选):□猪肝　□羊肝　□鸡肝　□鸭肝　□其他　□均不吃

　　　　　　　频率:□ 1~2 次 / 天,□ 1~2 次 / 周,□ 1~2 次 / 月

③ 每日摄入奶类:(填写有无,有则全部填写)

□牛奶____ ml/ 天　□羊奶____ ml/ 天　□配方奶(名称:_____)___ ml/ 天

④ 摄入蔬菜种类:

胡萝卜(□ 1~2 次 / 天,□ 1~2 次 / 周,□ 1~2 次 / 月)

甘蓝菜(□ 1~2 次 / 天,□ 1~2 次 / 周,□ 1~2 次 / 月)

菠菜(□ 1~2 次 / 天,□ 1~2 次 / 周,□ 1~2 次 / 月)

西蓝花(□ 1~2 次 / 天,□ 1-2 次 / 周,□ 1~2 次 / 月)

南瓜(□ 1~2 次 / 天,□ 1~2 次 / 周,□ 1~2 次 / 月)

大白菜(□ 1~2 次 / 天,□ 1~2 次 / 周,□ 1~2 次 / 月)

其他:_____(填写除上述之外摄入最多的一种,□ 1~2 次 / 天,□ 1~2 次 / 周,□ 1~2
　　　次 / 月)

⑤ 摄入水果种类:

苹果(□ 1~2 次 / 天,□ 1~2 次 / 周,□ 1~2 次 / 月)

梨(□ 1~2 次 / 天,□ 1~2 次 / 周,□ 1~2 次 / 月)

香蕉(□ 1~2 次 / 天,□ 1~2 次 / 周,□ 1~2 次 / 月)

杏(□ 1~2 次 / 天,□ 1~2 次 / 周,□ 1~2 次 / 月)

西瓜(□ 1~2 次 / 天,□ 1~2 次 / 周,□ 1~2 次 / 月)

橘子(□ 1~2 次 / 天,□ 1~2 次 / 周,□ 1~2 次 / 月)

其他:_____(填写除上述之外摄入最多的一种,□ 1~2 次 / 天,□ 1~2 次 / 周,□ 1~2

次 / 月)

⑥摄入坚果种类:

核桃(□ 1~2 次 / 天,□ 1~2 次 / 周,□ 1~2 次 / 月)

榛子(□ 1~2 次 / 天,□ 1~2 次 / 周,□ 1~2 次 / 月)

葵花籽仁(□ 1~2 次 / 天,□ 1~2 次 / 周,□ 1~2 次 / 月)

松子(□ 1~2 次 / 天,□ 1~2 次 / 周,□ 1~2 次 / 月)

其他:＿＿＿＿＿＿(填写除上述之外摄入最多的一种,□ 1~2 次 / 天,□ 1~2 次 / 周,□ 1~2
次 / 月)

问卷调查方式:①调查人员询问 ②自填

医师签字:＿＿＿＿＿＿＿＿＿＿

调查日期:＿＿＿＿＿＿＿＿＿＿

附录 2:检验报告单

检验报告单

姓名	样本编号	送检医院	
性别	样本类型	临床诊断	
年龄	送检科室	送检医师	病历号

中文名称	结果	单位	参考值
维生素 A		mg/L	0.30~0.70
维生素 E		mg/L	5.0~20.0

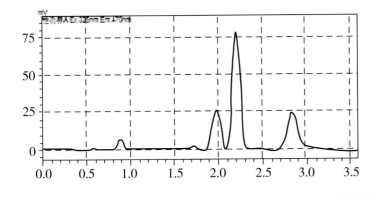

检验结果与建议:

维生素检测结果	解释与建议	膳食建议
低于参考值	请在医师指导和定期水平监测下进行相应的膳食补充、药物治疗等干预措施,避免补充不足或过量	膳食摄入和良好的生活方式是保障维生素均衡安全有效的方法。富含维生素的膳食如下: 维生素 A:动物肝脏、含油鱼类、蛋类、胡萝卜、辣椒、桃等黄或绿色果蔬 维生素 D:鱼肝油、强化牛奶等;增加阳光照射是补充维生素 D 的有效方式 维生素 E:大豆油、玉米油等植物油、谷物、核桃、松子、黄豆、绿豆等
高于参考值	请及时咨询医师;制定适宜的营养方案;在大量摄入富含维生素的食物或长期服用维生素制剂时,需及时监测维生素水平	
处于参考值范围	提示机体目前的维生素水平适宜;生活习惯、饮食结构改变或长期服用维生素制剂时,需监测维生素水平	

维生素失衡危害：

维生素种类	缺乏 / 不足危害	过量危害
维生素 A	视觉障碍、眼干燥症；免疫力低下、感染易感性增高；贫血、出生缺陷等疾病发生风险增加	骨质吸收、变形；血钙、尿钙增高；肝脏肿大，肝功能改变
维生素 D	佝偻病；骨质疏松；免疫力低下，易发急性感染；哮喘、妊娠期高血压、妊娠期糖尿病等疾病发生风险增加	高钙血症；心脏、血管、肺和肾小管等钙沉积，肌肉乏力、关节疼痛等
维生素 E	机体抗氧化能力、免疫力下降；神经系统功能低下；溶血性贫血、妊娠期并发症等发生风险和严重程度增加	增加出生缺陷发生风险；高血压；激素代谢紊乱；降低维生素 A、K 的利用；凝血功能障碍等

仪器名称:高效液相色谱仪 / 串联质谱仪 　　检测方法:色谱法 / 质谱法 　　备注:

送检日期:2018/06/19 　　　　　　　　　采样日期:2018/06/19 　　　　报告日期:2018/06/24

检验单位:北京和合医学检验所 　　　　　检验者:佟洪梅 　　　　　　审核者:孟忻　　第 1 页共 1 页

地址:北京市北京经济技术开发区经海六路 5 号院 14 号楼 　　　　　　　电子邮箱:lab@labhh.com

电话 Tel:86-10-64261530-822;86-10-84241371 　　　　　　　　　　　传真 Fax:86-10-64246613

附录 3:维生素 A、维生素 E 项目检测规程

1. 适用范围

检验项目原则上采用高效液相色谱法。

本方法参照体液中脂溶性维生素的提取及测定方法,使用 HPLC(高效液相色谱仪)对血清样本中维生素 A 和维生素 E 进行定量测定。

2. 检验原理

血清样本经除蛋白等前处理过程后,利用液相色谱柱实现维生素 A 和维生素 E(VA、VE,结构见图)的色谱分离,并按照不同保留时间到达荧光检测器内,得到维生素 A 和维生素 E 样本的色谱图。通过维生素 A/E 出峰的峰面积与内标物峰面积的比值对应溶液浓度制作标准曲线,从而计算出待测样本中维生素 A/E 的浓度含量。

注: A为维生素A(视黄醇)结构; B为维生素E(α-生育酚)结构

3. 样本类型及储存

维生素 A/E:血清样本;不加抗凝剂的全血样本采集后需放置在 0~4℃冷藏避光环境下,并且在采血后 24 小时内应离心处理得到血清。

4. 标本采集

4.1　采样前要求

维生素 A(VitA):采集标本前至少 1 天以上禁食富含维生素 A 保健品及药物。

维生素 E(VitE):采集标本前至少 1 天以上禁食富含维生素 E 的保健品及药物。

4.2　采样

维生素 A 与维生素 E 血清浓度监测为血清标本,红帽分离胶标本采集管。

标本拒收标准:标本标志不明;血清标本不足 1 毫升;出现凝血、乳糜等现象。

5. 检验流程

5.1 收样室录入、检查、保存及分发

样本运输至本检验所后,首先由收样室工作人员检查样本和单据,若合格则依次进行样本登记 / 处理 / 保存 / 分发。

5.1.1 核对样本和申请单信息,录入检验所 LIS 系统。

5.1.2 将初步处理得到样本分装保存及送检样本。

5.1.3 留取部分样本冷冻保存(保存期限至少一个月)。

5.1.4 样本 24 小时内送往前处理室进行进一步处理。

5.2 收样室出库流程

核对出库样本信息—样本出库并登记

5.3 试剂与仪器设备

5.3.1 试剂

(1)纯水:娃哈哈。

(2)甲醇:色谱级。

5.3.2 仪器设备

(1)氮吹仪:MD200-2,杭州奥盛。

(2)离心机:湘仪高速离心机,中国。

(3)1290 高效液相色谱仪,Agilent。

5.4 样本处理过程(前处理室)

按照项目前处理的操作规程分步骤依次完成处理并留下相应记录。

处理过程:取样本于离心管中,除蛋白与杂质,加入萃取剂萃取有效成分,取上清,吹干,流动相复溶后进样。

5.5 仪器检测过程

按照仪器操作规程和项目优化条件完成仪器检测过程,保存原始记录至少 6 个月以上。

5.5.1 基本流程

开机—准备流动相—平衡仪器—进样采集数据—数据分析—冲洗仪器系统—关机。

5.5.2 仪器条件

(1)色谱柱:Agilent,C18。

(2)柱温:室温。

(3)流动相:甲醇 - 纯水。

(4)流速:1.0mL/min。

5.6 数据处理

5.6.1 根据仪器检测标准物质的数据,制作标准曲线方程(标曲方程的相关系数人 r≥0.99 为合格可出具检测报告),相对标准偏差应小于 15%。

5.6.2 根据标准曲线方程计算质控样本和待测样本的测定结果,如果质控值均在 X±2SD 之间为合格,则判断分析批在控,并且可报告患者的结果。

5.6.3 每批次检测样本至少双质控。若单批次样本超出 60 份,则质控数目≥样本数目的 5%。

6. 参考范围

检测项目	样本类型	正常值参考范围	单位
维生素 A	血清	0.30~0.70	mg/L
维生素 E	血清	7.0~20.0	mg/L

附件 4：不足与展望

鉴于本课题采用的维生素 A、维生素 E 检测数据多为自费检测项目，纳入人群可能偏向于经济条件相对较好的孕妇。同时由于中国地域辽阔、各地区经济发展存在一定差异，且对于下一代的健康尤其重视，农村等经济欠发达地区或许更遵从医嘱进行维生素水平检测。因此尚需进行更大规模、覆盖更全面的系统研究，使报告结果与全国孕妇维生素水平的真实情况差异更小，更趋于一致。

附录5:国家卫生健康委员会关于"维生素A、E水平与儿童呼吸道感染及孕期子痫前期相关性研究"课题的通知

国家卫生计生委医药卫生科技发展研究中心文件

卫技中〔2014〕38 号

关于申报"维生素A、E水平与儿童呼吸道感染及孕期子痫前期相关性研究"课题的通知

各有关单位:

维生素A、E是促进人体物质代谢必不可少的脂溶性微量营养素。二者在机体生长发育以及维持正常生理功能方面都发挥着非常重要的作用。

随着人们对维生素营养问题的日趋重视,越来越多的研究已经开始将维生素A、E水平与临床上儿童常见疾病的发生、发展联系起来,但受到临床研究条件的限制,这方面的研究仍没有深入和细化,与某些疾病的相关性仍未阐释清楚,尤其缺少后续干预和监测的规范化研究。

目前已证实,维生素A、E水平与机体抗氧化能力密切相关,其缺乏可导致体内多组织氧化应激的发生。也有研究发现维生素A、E水平显著降低时,机体氧化应激可引起子痫前期的发生发展。但目前国内外的研究结果并不一致,可能与维生素A、E参与抗氧化过程中的反应程度及方式有关。

为了探讨维生素A、E水平与儿童呼吸道感染及孕期子痫前期相关性研究设立本课题研究。现将有关事宜通知如下:

357

一、课题研究方向：

方向一：维生素 A、E 水平与儿童反复呼吸道感染疾病发生、发展的相关性研究

研究内容：

1. 评价非反复呼吸道感染儿童维生素 A、E 水平；

2. 评价反复呼吸道感染儿童维生素 A、E 水平；

3. 分析非反复呼吸道感染儿童、反复呼吸道感染儿童维生素 A、E 水平的差别；

4. 评价非反复呼吸道感染儿童 CRP（C 反应蛋白），白细胞数，血红蛋白水平；

5. 评价反复呼吸道感染儿童 CRP（C 反应蛋白），白细胞数，血红蛋白水平；

6. 分析非反复呼吸道感染儿童、反复呼吸道感染儿童 CRP（C 反应蛋白），白细胞数，血红蛋白水平的差别。

方向二：维生素 A、E 水平与孕期子痫前期相关性研究

研究内容：

1. 了解两组孕妇血清维生素 A、E 水平；

2. 分析维生素 A、E 水平与轻度、重度孕期子痫前期发病的相关性。

3. 分析病例组维生素 A、E 水平与疾病相关重要指标（例如血压、体重、血尿常规、肝肾功能等）的相关性；

4. 对于病例组人群合理化用药指导、膳食调整指导等，分析治疗前和治疗后维生素 A、E 水平变化，以及维生素 A、E 摄入对病情的影响。

二、课题研究期限：自 2015 年 3 月至 2017 年 3 月，为期二年。

三、课题申报要求：

1. 申请人应具有副高以上技术职称，从事相关临床工作 5 年以上，为所在工作单位的学科带头人，并能组织管理相关人员开展研究工作；

2. 课题申报单位须为三级及以上医院。

四、申请时间: 2014 年 12 月—2015 年 1 月,截止日期为 2015 年 1 月 30 日。

五、研究经费:

每一课题的课题经费为 20 万元人民币。

课题经费的拨付依照课题的进度和课题完成情况分期分批执行。各课题承担单位按照 1∶1 的配套原则提供配套研究经费。

请各单位根据《课题申报指南》的要求,认真填写《课题申请书》,于 2015 年 1 月 30 日前将《课题申请书》纸质版加盖公章后一式两份报我中心,并将《课题申请书》的电子版本发到联系人指定邮箱。我中心将组织专家进行评选,对中标单位下达课题任务。

联系地址: 北京市海淀区学院路 38 号 国家卫生计生委科技发展
中心(行政 2 号楼 220 室)

邮政编码: 100191

联 系 人: 黄燕华

联系电话: 010-82801194 、58744983

邮箱: dcmst2015@sina.com

附件: 1. 课题申报指南

2. 课题申请书

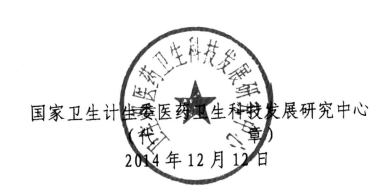

国家卫生计生委医药卫生科技发展研究中心
(代 章)
2014 年 12 月 12 日

国家卫生计生委医药卫生科技发展研究中心文件

卫科发〔2016〕7 号

关于申报"维生素 A、E 水平与儿童呼吸道感染及孕期子痫前期相关性研究"第二期课题的通知

各有关单位：

根据卫技中〔2015〕第 5 号"关于公布'维生素 A、E 水平与儿童呼吸道感染及孕期子痫前期相关性研究'中标课题的通知"的精神，各课题承担单位按照《课题任务合同书》的要求和进度，做了大量的研究工作，也初步取得了一些研究成果。为了进一步探讨维生素 A、E 水平与儿童呼吸道感染及孕期子痫前期相关性，根据专家建议，决定开展第二期相关课题研究。现将有关事宜通知如下：

一、课题研究方向：

方向一：维生素 A、E 水平与儿童反复呼吸道感染疾病发生、发展的相关性研究

研究内容：

1. 评价非反复呼吸道感染儿童维生素 A、E 水平；

2. 评价反复呼吸道感染儿童维生素 A、E 水平；

3. 分析非反复呼吸道感染儿童、反复呼吸道感染儿童维生素A、E水平的差别;

4. 评价非反复呼吸道感染儿童CRP(C反应蛋白)、白细胞数,血红蛋白水平;

5. 评价反复呼吸道感染儿童CRP(C反应蛋白)、白细胞数,血红蛋白水平;

6. 分析非反复呼吸道感染儿童、反复呼吸道感染儿童CRP(C反应蛋白)、白细胞数,血红蛋白水平的差别。

方向二：维生素A、E水平与孕期子痫前期相关性研究

研究内容：

1. 了解两组孕妇血清维生素A、E水平;

2. 分析维生素A、E水平与轻度、重度孕期子痫前期发病的相关性;

3. 分析病例组维生素A、E水平与疾病相关重要指标(例如血压、体重、血尿常规、肝肾功能等)的相关性;

4. 对于病例组人群合理化用药指导、膳食调整指导等,分析治疗前和治疗后维生素A、E水平变化,以及维生素A、E摄入对病情的影响。

二、**课题研究期限:** 自2016年5月至2018年5月,为期二年。

三、**课题申报要求:**

1. 申请人应具有副高以上技术职称,从事相关临床工作 5 年以上,为所在工作单位的学科带头人,并能组织管理相关人员开展研究工作;

2. 课题申报单位须为三级及以上医院。

四、**申请时间:** 2016年3月—4月,截止日期为2016年4月29日。

五、研究经费:

每一课题的课题经费为 20 万元人民币。

课题经费的拨付依照课题的进度和课题完成情况分期分批执行。各课题承担单位按照 1:1 的配套原则提供配套研究经费。

请各单位根据《课题申报指南》的要求,认真填写《课题申请书》,于 2016 年 4 月 29 日前将《课题申请书》纸质版加盖公章后一式两份报我中心,并将《课题申请书》的电子版本发到联系人指定邮箱。我中心将组织专家进行评选,对中标单位下达课题任务。

联系地址: 北京市海淀区学院路 38 号 国家卫生计生委科技发展中心(行政 2 号楼 220 室)

邮政编码: 100191

联系人: 黄燕华

联系电话: 010-82801194 、58744983

邮箱: dcmst2016@sina.com

附件: 1.《课题申报指南》

　　　 2.《课题申请书》

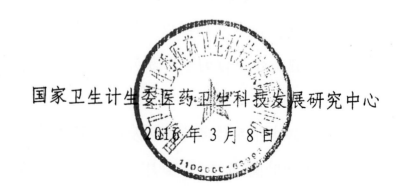

国家卫生计生委医药卫生科技发展研究中心

2016 年 3 月 8 日

鸣　谢

《中国孕妇维生素 A、E 水平与妊娠期疾病》一书的成功出版,感谢所有参与编委的支持和辛苦付出,感谢各级领导对出版的大力支持以及在书籍编写、修改过程中的指导。特别感谢首都医科大学附属北京妇产医院、首都儿科研究所、中国疾病预防控制中心营养与健康所、中国人民大学统计学院、中国科学技术大学附属第一医院(安徽省立医院)、对外经济贸易大学、南方医科大学南方医院、东莞市人民医院、广西壮族自治区人民医院、河北医科大学第二医院、哈尔滨医科大学附属第四医院、哈尔滨市红十字中心医院、郑州大学第三附属医院、湖南省人民医院、吉林大学第一医院、长春市妇产医院、江苏省人民医院、大连市妇幼保健院、沈阳市妇婴医院、内蒙古自治区人民医院、山东大学齐鲁医院、太原市妇幼保健院、西安交通大学第一附属医院、西北妇女儿童医院、川北医学院附属医院、成都市妇女儿童中心医院、昆明市延安医院、浙江省人民医院、浙江大学医学院附属第二医院、北京大学第三医院、中日友好医院、马鞍山妇幼保健院等各省项目牵头单位负责人及其团队成员,感谢他们在课题顺利进展、数据收集、传输过程中所付出的极大努力,同时感谢所有课题协作单位的大力支持。

参考文献

［1］乔宠,杨小梅,林其得.子痫前期的流行病学研究进展.中国计划生育和妇产科,2013,5(6):5-8.

［2］万波,王莹,赵烨,等.中山市妊娠期高血压疾病防治措施对母婴妊娠结局的影响.中国妇幼保健,2011,26(24):3705-3707.

［3］冯秋霞.孕产妇妊娠期高血压疾病流行病学特点分析.中国实用医药,2012,7(3):27-28.

［4］屠京慧,张莹.妊娠期高血压疾病426例临床分析.中国当代医药,2009,16(13):9-11.

［5］YE C,RUAN Y,ZOU L,et al. The 2011 Survey on Hypertensive Disorders of Pregnancy(HDP)in China:Prevalence,Risk Factors,Complications,Pregnancy and Perinatal Outcomes. PLoS ONE,2014,9(6):e100180.

［6］XIAO J,SHEN F,XUE Q,et al. Is ethnicity a risk factor for developing preeclampsia? An analysis of the prevalence of preeclampsia in China. Journal of Human Hypertension,2014,28(11):694-698.

［7］LI X,TAN H,HUANG X,et al. Similarities and differences between the risk factors for gestational hypertension and preeclampsia:A population based cohort study in south China. Pregnancy Hypertension:An International Journal of Women's Cardiovascular Health,2016,6(1):66-71.

［8］王德智,乔宠.妊娠期高血压疾病治疗现状与进展.继续医学教育,2005(5):64-67.

［9］乐杰.妇产科学.北京:人民卫生出版社,2008:114.